Erste Operationen Berliner Chirurgen
1817–1931

Sonderausgabe zum 107. Kongreß
der Deutschen Gesellschaft für Chirurgie
1990 in Berlin

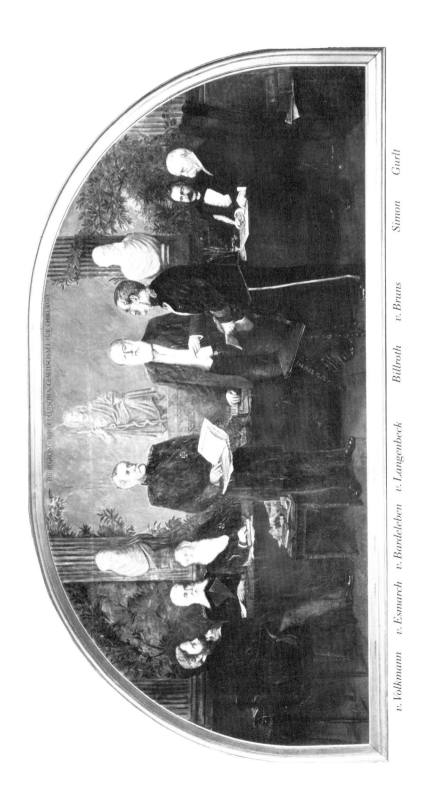

v. Volkmann v. Esmarch v. Bardeleben v. Langenbeck Billroth v. Bruns Simon Gurlt

»Die Begründer der Deutschen Gesellschaft für Chirurgie« von Ismael Gentz 1893/1894

Heinz-Peter Schmiedebach, Rolf Winau, Rudolf Häring

Erste Operationen Berliner Chirurgen 1817–1931

Walter de Gruyter
Berlin · New York 1990

Die Herausgabe dieses Buches wurde großzügig unterstützt durch:
>Berliner Sparkasse
>Colonia Versicherungsgruppe, Köln
>Convatec-Division, Squibb, von Heyden GmbH, München
>Deutsche Bank Berlin AG
>Fresenius AG, Oberursel

CIP-Titelaufnahme der Deutschen Bibliothek

Erste Operationen Berliner Chirurgen 1817–1931 /
Heinz-Peter Schmiedebach ... – Berlin ; New York :
de Gruyter, 1990
  ISBN 3-11-011951-X
NE: Schmiedebach, Heinz-Peter [Hrsg.]

© Copyright 1990 by Walter de Gruyter & Co., D-1000 Berlin 30
Dieses Werk einschließlich aller seiner Teile ist urheberrechtlich geschützt. Jede Verwertung außerhalb der engen Grenzen des Urheberrechtsgesetzes ist ohne Zustimmung des Verlages unzulässig und strafbar. Das gilt insbesondere für Vervielfältigungen, Übersetzungen, Mikroverfilmungen und die Einspeicherung und Verarbeitung in elektronischen Systemen.
Der Verlag hat für die Wiedergabe aller in diesem Buch enthaltenen Informationen (Programme, Verfahren, Mengen, Dosierungen, Applikationen etc.) mit Autoren bzw. Herausgebern große Mühe darauf verwandt, diese Angaben genau entsprechend dem Wissensstand bei Fertigstellung des Werkes abzudrucken. Trotz sorgfältiger Manuskriptherstellung und Korrektur des Satzes können Fehler nicht ganz ausgeschlossen werden. Autoren bzw. Herausgeber und Verlag übernehmen infolgedessen keine Verantwortung und keine daraus folgende oder sonstige Haftung, die auf irgendeine Art aus der Benutzung der in dem Werk enthaltenen Informationen oder Teilen davon entsteht.
Die Wiedergabe von Gebrauchsnamen, Handelsnamen, Warenbezeichnungen und dergleichen in diesem Buch berechtigt nicht zu der Annahme, daß solche Namen ohne weiteres von jedermann benutzt werden dürfen. Vielmehr handelt es sich häufig um gesetzlich geschützte, eingetragene Warenzeichen, auch wenn sie nicht eigens als solche gekennzeichnet sind.
Satz und Druck: Wagner GmbH, Nördlingen
Buchbinderische Verarbeitung: Lüderitz & Bauer GmbH, Berlin
Printed in Germany

Vorwort

Nachdem vor wenigen Jahren der 100. Kongreß der »Deutschen Gesellschaft für Chirurgie« in Berlin stattfinden konnte, ist erneut Berlin zum Tagungsort gewählt und der bedeutenden chirurgischen Tradition dieser Stadt Rechnung getragen worden. Anliegen dieses Buches, das aus Anlaß des 107. Kongresses erscheint, ist es, diese Tradition in ihren Ursprüngen zurückzuverfolgen und die innovativen Momente in der Berliner Chirurgie aufzuspüren. Es sind Beschreibungen von Operationen dokumentiert, die in Berliner Kliniken erstmals ausgeführt wurden. Darunter finden sich so bahnbrechende Eingriffe wie die Cholezystektomie *Langenbuchs* und die Entfernung eines Aneurysmas der rechten Herzkammer durch *Sauerbruch*.

Doch sollten nicht nur die spektakulären und bekannten Leistungen berücksichtigt werden, die nicht selten auch von den Patienten große Opfer verlangten. Auch die kleinen Fortschritte im chirurgischen Alltag, die nicht immer gleich den erwarteten Erfolg mit sich brachten und häufig vergessen wurden, sollen dargestellt werden, denn rückschauend wird klar, wie viele Bausteine zu finden und zusammenzufügen waren, auf die sich unser heutiges Wissensfundament gründet.

Bei der Auswahl der Quellentexte war dem pragmatischen Aspekt der schnellen Verfügbarkeit der Originale Rechnung zu tragen. Aus diesem Grund ist die vorliegende Sammlung nicht umfassend. Der Leser mag die eine oder andere bekannte Persönlichkeit vermissen oder manche Operationsmethode vergeblich suchen. Wir bitten für diese Unvollständigkeit um Nachsicht.

Andererseits ist auch ein Text eines Verfassers aufgenommen worden, der zum Zeitpunkt der Veröffentlichung nicht mehr in Berlin weilte. Dies schien uns aber gerechtfertigt, da die Vorarbeit in dieser Stadt geleistet wurde.

Die oftmals sehr umfangreichen Arbeiten mußten häufig gekürzt werden, weil sonst nur eine kleine Anzahl von Originalen hätte aufgenommen werden können, so daß ein zu einseitiges Bild entstanden wäre. Dieser Kürzung fielen auch Literaturangaben und Fußnoten der einzelnen Aufsätze zum Opfer. Grundsätzlich aber ist die Beschreibung der Operationsmethode in ihrer ursprünglichen Form wiedergegeben. Genaue Quellenangaben finden sich im Anhang, so daß sich der interessierte Leser leicht am Original orientieren kann. Die ursprünglichen Abbildungen waren leider oft von schlechter Qualität, so daß nicht alles Sehenswerte in diesem Buch aufgenommen werden konnte. Die Rechtschreibung in den Originalarbeiten wurde beibehalten. Sie unterscheidet sich nicht nur von der heutigen, sondern ist auch innerhalb eines Artikels nicht immer einheitlich.

Die einzelnen Beiträge sind in 8 Kapiteln zusammengefaßt und in möglichst chronologischer Ordnung dargestellt. Jedem Kapitel ist eine historische Einleitung, die mit dem Lebensweg der verschiedenen Autoren bekannt macht, vorangestellt. Sie soll dem Leser die historische Zuordnung der Originalmitteilungen erleichtern und ihm die Bezüge zur jeweils aktuellen medizinischen Entwicklung aufzeigen.

Zum Erscheinen dieses Buches haben das Interesse des Walter de Gruyter-Verlages und zahlreiche finanzielle Zuwendungen beigetragen. Allen Sponsoren sei an dieser

Stelle gedankt. Ebenso danken wir Frau Almuth Kliesch und Frau Jutta Buchin für ihre Recherchen und Frau Brigitte Zierau, die bei der Abfassung des Manuskriptes beteiligt war und Herrn Klaus von Fleischbein-Brinkschulte, der die Reproduktion der Fotografien vornahm.

Berlin, im Frühjahr 1990

H. P. Schmiedebach
R. Winau
R. Häring

Inhalt

Abdominal- und Allgemeinchirurgie 1

Eugen Hahn: Eine neue Methode der Gastrostomie (1890) 18

Wilhelm Braun: Zur Behandlung der akut lebensgefährlichen Blutungen bei Ulcus ventriculi (1908) 20

Carl Langenbuch: Ein Fall von Exstirpation der Gallenblase wegen chronischer Cholelithiasis. Heilung (1882) 27

Hans Kehr: Zur Verbesserung der Hepaticusdrainage (1912) 32

Werner Körte: Zur chirurgischen Behandlung der Pankreas-Eiterung und Pankreas-Necrose (1894) 35

Walter Kausch: Das Carcinom der Papilla duodeni und seine radikale Entfernung (1912) 40

Max Schüller: Allgemeine acute Peritonitis in Folge von Perforation des Wurmfortsatzes, Laparotomie und Excision des Wurmfortsatzes (1889) 51

Erich Lexer: Myome des Mastdarmes (1902) 55

Carl Langenbuch: Ein Fall von Resection eines linksseitigen Schnürlappens der Leber. Heilung (1888) 59

James Israel: Vorstellung eines Falles von Operation eines Leberechinococcus von der Brusthöhle aus (1879) 62

James Israel: Ein Fall von Exstirpation eines Lebercavernoms (1911) 64

Paul Rosenstein: Ueber operative Anastomosenbildung zwischen Vena cava inferior und der Vena portarum (Eck'sche Fistel) bei Lebercirrhose (1912) . . . 65

Paul Rosenstein: Ventilbildung an der Harnblase zur Ableitung der Ascitesflüssigkeit (1914) 68

Chirurgie der Thoraxorgane 71

Friedrich Trendelenburg: Die Tamponnade der Trachea (1870) 78

Ernst von Bergmann: Ueber den Oesophagusdivertikel und seine Behandlung (1892) 81

Georg Axhausen: Zur totalen Oesophagoplastik (1916) 88

Rudolf Nissen: Exstirpation eines ganzen Lungenflügels (1931) 95

Chirurgie der Gefäße und des Herzens 99

Eugen Hahn: Ueber Nierenaneurysma (1894) 109

Ernst Jeger: Eine neue Klemme zur Herstellung von Seit-zu-Seitanastomosen zwischen Blutgefäßen ohne Unterbrechung des Blutstromes (1912) 112

Willi Felix: Ueber die Möglichkeit, Insuffizienzzustände des Herzens mit extrakardialen Eingriffen chirurgisch zu beeinflussen (1928) 115

Fritz Brüning: Die operative Behandlung der Angina pectoris durch Exstirpation des Hals-Brustsympathicus und Bemerkungen über die operative Behandlung der abnormen Blutdrucksteigerung (1923) 117

Werner Forßmann: Ueber Kontrastdarstellung der Höhlen des lebenden rechten Herzens und der Lungenschlagader (1931) 122

Ferdinand Sauerbruch: Erfolgreiche operative Beseitigung eines Aneurysma der rechten Herzkammer (1931) 127

Plastische Chirurgie 131

Johann Nepomuk Rust: Neue Methode, verstümmelte und durchbrochene Nasen auszubessern. Ein Beitrag zur Geschichte der Nasen-Restaurationen (1817) 142

Carl Ferdinand von Graefe: Die Gaumennath, ein neuentdecktes Mittel gegen angeborene Fehler der Sprache (1820) 146

Johann Friedrich Dieffenbach: Beiträge zur Gaumennath (1826) 156

Johann Friedrich Dieffenbach: Neue Methode der Lippenbildung, bereits durch die Erfahrung bewährt (1828) 161

Bernhard von Langenbeck: Ueber eine neue Methode der totalen Rhinoplastik (1864) 162

Bernhard von Langenbeck: Ueber Zungenamputation mittelst des Thermocauters (1881) 165

Julius Wolff: Die Naht der Spalten und Defekte des Gaumensegels ohne Durchschneidung der Gaumenmuskeln (1890) 169

Fedor Krause: Ersatz des Daumens aus der grossen Zehe (1906) 171

August Bier: Demonstration zur Krebsbehandlung (1914) 174

Jacques Joseph: Ungewöhnlich große Gesichtsplastik (1918) 175

Chirurgie der Knochen und Gelenke 179

Walter Kausch: Zur Technik der Amputation bei Gangrän und Phlegmone (Diabetes) (1910) 184

Rudolf Klapp: Die operative Erweiterung der Schultergelenkkapsel. Eine Methode zur blutigen Mobilisierung von Schultersteifigkeiten (1916) 189

Werner Block: Ein neuer Distraktionsapparat und Spannbügel für die Drahtextension (1923) 191

Neurochirurgie 195

Themistokles Gluck: Ueber Neuroplastik auf dem Wege der Transplantation (1880) 198

Moritz Borchardt: Zur Technik der Trepanation (1906) 204

Urologische Chirurgie 207
Albert Koehler: Zur operativen Behandlung der Varicocele. (1893) 211
James Israel: Beiträge zur Chirurgie des Harnleiters. I. Ersatz des Ureters (1903) 213
Ernst Unger: Ueber Nierentransplantationen (1909) 216
Eugen Joseph: Eine neue Methode zur Behandlung der Blasengeschwülste. Vorläufige Mitteilung (1919) 223

Anästhesiologie 227
Curt Schimmelbusch: Maske für Chloroform- und Aethernarkosen (1890) . . . 231
Carl Ludwig Schleich: Die Infiltrationsanästhesie (locale Anästhesie) und ihr Verhältnis zur allgemeinen Narcose (Inhalationsanästhesie) (1892) 233
August Bier: Ueber Venenanästhesie (1909) 238

Verzeichnis der Quellen 251
Weiterführende Literatur 255
Biographische Literatur 257
Namenregister 259

Abdominal- und Allgemeinchirurgie

Chirurgie des Magens

Verletzungen des Magens waren auch den Ärzten des Altertums bekannt. Während jedoch *Hippokrates* (460–etwa 377 v. Chr.) und *Celsus* (um Christi Geburt), der Verfasser von berühmten medizinischen Werken der römischen Literatur, die Magenwunden für tödlich hielten, berichtete *Galen von Pergamon* (geb. 131 n. Chr.) von Heilungen bei Magenverletzungen. Eine operative Eröffnung des Abdomens war damals wie auch in den folgenden Jahrhunderten unvorstellbar.

Die 1602 und 1635 durchgeführten *Gastrotomien*, die beide der Extraktion von verschluckten Messern dienten, waren für die Zeit ungewöhnliche Einzelfälle. Bis ins 19. Jahrhundert sah man wegen der großen Gefährlichkeit dieser Eingriffe davon ab. In der ersten Hälfte des letzten Jahrhunderts findet man erneute Versuche, Fremdkörper durch Mageneröffnung zu entfernen. Bis zum Jahr 1848 waren zehn dieser Eingriffe veröffentlicht worden.

Aus der Zeit um die Jahrhundertmitte datieren die wichtigen Entdeckungen, die vollkommen neue und verbesserte Grundlagen für eine Weiterentwicklung der Chirurgie auf allen Gebieten schufen. Bereits 1847 hatte *Ignaz Philipp Semmelweis* (1818–1865), damals Assistent an der »geburtshülflichen Klinik« in Wien, vor den Untersuchungen der Schwangeren die Händewaschung mit wässriger Chlorkalklösung eingeführt und die Desinfektion von Instrumenten und Verbandsmaterial propagiert. Als Folge dieser Maßnahmen sank die Mortalität durch Puerperalfieber von 9,9% auf 1,27%. Noch lange jedoch stießen diese Maßnahmen auf allgemeine Ablehnung. Erst mit der Veröffentlichung von *Joseph Lister* (1827–1912) über die Desinfektion von Wunden mit Karbollösung aus dem Jahr 1867, die auf den Lehren von *Louis Pasteur* (1822–1895) aufbaute, wurden *Antisepsis* und *Asepsis* in die Wege geleitet, wobei die Durchsetzung dieser Maßnahmen nicht ohne Widerstand ablief.

Die Einführung der *Inhalationsnarkose* mit Äther und Chloroform in den Jahren 1846 bis 1848 brachte für die Chirurgie einen weiteren außergewöhnlichen Nutzen. Diese neuen Errungenschaften setzten einen Innovationsschub hinsichtlich der chirurgischen Operationstechnik in Gang, so daß viele Operationen im Verlauf der zweiten Hälfte des letzten Jahrhunderts zu Routineeingriffen werden konnten.

Um 1837 hatte der norwegische Arzt *Christian August Egebert* (1809–1874) vorgeschlagen, bei Kranken, denen eine Nahrungsaufnahme aufgrund einer Ösophagusstenose nicht mehr möglich war, eine Magenfistel anzulegen, um die Ernährung sicherzustellen. Im November 1849 wagte *Charles Emmanuel Sédillot* (1804–1883) aus Straßburg die *Gastrostomie* bei einem Patienten mit Ösophagusstenose, nachdem die Tierexperimente von *Nicolas Blondlot* (1810–1877) erwiesen hatten, daß Hunde auf diese Weise am Leben erhalten werden konnten und Magenwunden nicht notwendigerweise den Tod zur Folge haben würden.

In den folgenden Jahrzehnten wurden über dreißig dieser Operationen veröffentlicht. Da jedoch die Patienten, bedingt durch die weit fortgeschrittene Grundkrankheit und die noch nicht ausgereifte Operationstechnik, kaum die nächsten Tage überlebten, erfuhr diese Operation keine starke Verbreitung. Einen dauerhaften Erfolg erzielte erst *Aristide-Auguste Verneuil* (1823–1895) im Jahr 1876. Trotz dieses Erfolgs blieben weitere Probleme ungelöst: meist verursachte der ausfließende Mageninhalt entweder schmerzhafte Ekzeme oder gar Peritonitiden. Überlebten die Patienten längere Zeit, so erweiterte sich häufig die Fistelöffnung. In den letzten beiden Dezennien bemühte man sich deshalb, möglichst suffiziente *Sphinctermechanismen* zu entwickeln. Aus der Vielzahl der operativen Varianten waren besonders die Verfahren von *Oskar Witzel* (1856–1925) und von *Bronislaw Kader* (1863–1937) aus den Jahren 1891 und 1896 von Bestand. *Witzel* bildete über einem Schlauch einen horizontalen Kanal, während *Kader* einen vertikalen Kanal um eine senkrecht in den Magen eingeführte Tube formte und die zwei Magenfalten vor und hinter dem eingeführten Schlauch mit Einzelnähten vernähte.

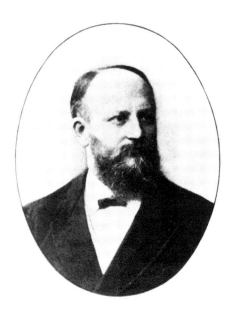

Eugen Hahn (1841–1902)

1866 Promotion
1871 Assistent an der chirurgischen Abteilung bei Robert Wilms am Krankenhaus Bethanien in Berlin
1880 Chefarzt der chirurgischen Abteilung am Krankenhaus im Friedrichshain in Berlin
1881 Einführung der Nephropexie
1899 Präsident der Deutschen Gesellschaft für Chirurgie

Wesentliche Arbeiten zur Magen-Darm-Chirurgie und zur Chirurgie der Schädel- und Rückenmarkserkrankungen

Auch der Chefarzt der chirurgischen Abteilung des Berliner Krankenhauses im Friedrichshain *Eugen Hahn* (1841–1902) bemühte sich um bessere Verschlußmöglichkeiten. 1887 zog er eine Kuppe des Magens durch den 8. Interkostalraum und benutzte dabei den Rippenknorpel als »Quetschhahn«.

Der in Ortelsburg/Ostpreußen geborene *Hahn* studierte in Königsberg, Breslau und Berlin, wo er 1866 promoviert wurde. Nach seiner Teilnahme an den Kriegen 1866 und 1870/71 wurde er Assistent bei *Robert Wilms* (1824–1880), der seit 1862 die chirurgische Abteilung am Bethanien-Krankenhaus in Berlin leitete. 1880 ging *Hahn* als Chefarzt an die chirurgische Abteilung des Krankenhauses im Friedrichshain, 1899 wurde er Präsident der Deutschen Gesellschaft für Chirurgie. In zahlreichen Arbeiten beschäftigte er sich mit der Magen-Darm-Chirurgie und der Chirurgie der Gehirn- und

Rückenmarkskrankheiten. 1881 hat er die Nephropexie eingeführt. Außerdem widmete er sich den Techniken der Kropfoperation. Am 1. November 1902 verstarb der bedeutende und angesehene Praktiker in Berlin.

Erst als sich im 17. und 18. Jahrhundert die Untersuchungen an Leichen häuften, entstanden die genaueren Beschreibungen von *Magenulcera*. Die erste systematische pathologisch-anatomische Abhandlung einschließlich der Beschreibung der klinischen Symptomatik, der Komplikationen und der differentialdiagnostischen Abgrenzung gegenüber dem Karzinom lieferte 1829 *Leon Jean Baptiste Cruveilhier* (1791–1874). Als Folge dieser klaren Charakterisierung nahmen in den folgenden Jahrzehnten sowohl die Erforschung wie auch die Theorien über die Ulcusentstehung zu.

Der chirurgische Eingriff am Magen konzentrierte sich im 19. Jahrhundert zunächst auf die Karzinombehandlung. Bereits 1810 hatte *Daniel Karl Theodor Merrem* (1790–1859) die *Pylorusresektion* bei Hunden vorgenommen. Unabhängig davon unternahmen 1874 *Carl Gussenbauer* (1842–1903) und *Alexander von Winiwarter* (1848–1917) gleiche Versuche. 1879 resezierte *Jules Péan* (1830–1898) den Pylorus zum ersten Mal beim Menschen und legte eine End-zu-End-Gastroduodenostomie an; der Patient verstarb jedoch am fünften postoperativen Tag. Erfolgreich war zwei Jahrzehnte später *Theodor Billroth* (1829–1894) in Wien, der nach Resektion des krebsigen Pylorus den Magenrest teilweise vernähte und ebenfalls eine *End-zu-End-Gastroduodenostomie* bildete (Billroth I). Seine als »Billroth II« bekannt gewordene Operationsmethode, die nach der Resektion des Pylorus Magen und Duodenum blind verschloß und die Passage durch eine antekolische Gastroenterostomie aufrecht erhielt, entstand im Januar 1885.

Im Zentrum der operativen Behandlung des Ulcus standen besonders die gutartigen Magenausgangsstenosen, das perforierte Ulcus und die akute Ulcusblutung. Angeregt durch die Erfolge der zur Karzinomentfernung benutzten Methoden, wurde in den achtziger Jahren häufig bei gutartiger Stenose die antekolische Gastroenterostomie der Resektion vorgezogen. 1886 und 1887 entwickelten unabhängig voneinander *Walther Hermann Heineke* (1834–1901) und *Johann von Mikulicz-Radecki* (1850–1905) mit der Längsspaltung und Quervernähung des Pylorus die *Pylorusplastik*. 1892 konnte erstmals ein Patient mit einem perforierten Ulcus durch Vernähung der Perforationsstelle gerettet werden. Als in den zwanziger Jahren unseres Jahrhunderts die Bedeutung des Antrums für die Magensekretion immer bekannter wurde und bei Tierversuchen nach Resektion dieses Magenteils eine Verringerung der Säureproduktion festgestellt werden konnte, wurde die ⅔-Resektion des Magens mit Wiederherstellung der Passage nach den Billrothschen Verfahren für lange Zeit die Standardmethode.

Zur Behandlung der massiven *akuten Ulcusblutung* war 1881 die Resektion vorgeschlagen, jedoch zunächst nicht ausgeführt worden. Der Versuch, die Ulcusblutung durch Kauterisation und Anlegen einer Gastroenterostomie zu heilen, gelang Anfang der neunziger Jahre. Um die Jahrhundertwende war eine allgemeine Zurückhaltung gegenüber einem umfassenden chirurgischen Vorgehen bei massiven Ulcusblutungen zu verzeichnen. Häufig überforderte die Operation die Widerstandskraft des durch großen Blutverlust geschwächten Patienten.

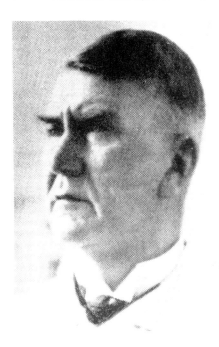

Wilhelm Braun (1871–1945)

1896 Approbation und Promotion
Assistent am anatomischen Institut Marburg
1898 Assistent an der chirurgischen Abteilung des Krankenhauses Altona
1901 Oberarzt an der chirurgischen Abteilung Fedor Krauses am Augusta Hospital in Berlin
1903 Oberarzt an der chirurgischen Abteilung des Krankenhauses im Friedrichshain in Berlin
1917 Titularprofessor
1920 Chefarzt am Krankenhaus im Friedrichshain

Bedeutende Arbeiten zur Epithelpfropfung, zur Chirurgie des Schädels und des Rückenmarks und zur chirurgischen Intervention beim Ileus

Auf der Suche nach einem schonenderen Eingriff propagierte *Wilhelm Braun* (1871–1945) die Unterbindung der zuführenden Magenarterien, die er im Tierversuch vorbereitet hatte. Der in Wesel geborene *Braun* wurde 1896 in Königsberg approbiert und im gleichen Jahr in Göttingen promoviert. Als Assistent am anatomischen Institut in Marburg begann er seine Laufbahn und wechselte 1898 an die chirurgische Abteilung des Krankenhauses Altona. Von 1901 bis 1903 war er als Oberarzt bei *Fedor Krause* (1857–1937) am Augusta-Hospital in Berlin. In gleicher Funktion führte er dann seine Tätigkeit an der chirurgischen Abteilung des Krankenhauses im Friedrichshain fort, deren Leitung er 1920 übernahm. Bereits seit 1917 besaß er den Professorentitel der Friedrich-Wilhelms-Universität. Sein wissenschaftliches Interesse galt zunächst der Chirurgie des Schädels, Rückenmarks und Gehirns; später wandte er sich der Abdominalchirurgie zu und arbeitete u. a. über die chirurgische Intervention beim Ileus. Bedeutung haben seine Arbeiten über die *Epithelpfropfung* erlangt. Außerdem veröffentlichte er verschiedene Aufsätze zur Diphtheriebekämpfung und -schutzimpfung.

Gallenwege und Pankreas

Die entscheidenden Schritte in der Chirurgie der Gallenblase und der Gallenwege wurden in den letzten beiden Jahrzehnten des 19. Jahrhunderts unternommen. Sie führten auch für die heutige Chirurgie zu akzeptablen Ergebnissen.
Die erste sichere Beobachtung über *Gallensteine* findet sich im 14. Jahrhundert. Im 17. und 18. Jahrhundert kam es verschiedentlich zu Tierexperimenten, bei denen die

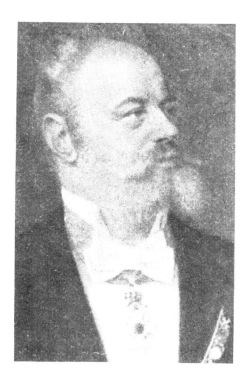

Carl Langenbuch (1846–1901)

1871   Assistent bei Robert Wilms am Krankenhaus Bethanien in Berlin
1873–1901   Chefarzt der chirurgischen Abteilung des Lazarus-Krankenhauses in Berlin
1882   Erste erfolgreiche Cholezystektomie

Bahnbrechende Arbeiten auf dem Gebiet der Gallenblasen- und Leberchirurgie

Gallenblase entfernt und der Ductus cysticus ligiert wurden. In dieser Zeit war auch schon das Bild der Gallensteinkolik bekannt. Für die chirurgische Behandlung dieser Leiden waren die Arbeiten des französischen Chirurgen *Jean-Louis Petit* (1674–1760) aus dem Jahr 1743 entscheidend. Er beschäftigte sich mit differentialdiagnostischen Fragen und empfahl bei der Stauung der Gallenblase die Punktion und bei Cholecystolithiasis die Schnitteröffnung zur Extraktion der Steine. Als Voraussetzung für die Eröffnung forderte er die Verwachsung der Gallenblase mit der Bauchwand, was durch eine fehlende Verschieblichkeit und eine entzündliche Schwellung der Bauchdecken diagnostiziert werden sollte.

Um das Peritoneum und die Abdominalhöhle vor Gallensekret zu bewahren, galt bis ins 19. Jahrhundert das Prinzip, die Verwachsung der Blase mit der Bauchdecke abzuwarten oder diese Verwachsung durch eine Vernähung herbeizuführen und erst in einem zweiten Schritt nach entstandenen Adhäsionen die Eröffnung durchzuführen. Im Jahr 1882 entfernte *Carl Langenbuch* (1846–1901) erstmals erfolgreich bei einem Patienten mit chronischer Cholecystolithiasis die Gallenblase. Gestützt auf Beobachtungen aus der Pathologie, hatte er die Technik der Operation zuvor an Leichen erprobt. Von 1873 war er bis zu seinem Tod im Jahr 1901 leitender Arzt der chirurgischen Abteilung des Lazarus-Krankenhauses in Berlin. In Kiel, wo er geboren wurde, hatte er auch studiert und promoviert. Nach dem Krieg 1870/71 ging er nach Berlin und wurde zunächst Assistent im Diakonissenhaus Bethanien. Sein Hauptverdienst lag auf dem Gebiet der Gallenblasen- und Leberchirurgie. In den Jahren 1894 bis 1897 veröffentlichte er den ersten und zweiten Band seiner berühmten »Chirurgie der Leber und der Gallenblase«. Mit seinem Namen verknüpft ist auch der Versuch, das Prinzip der therapeutischen Dehnung am Rückenmark und den großen Nervenstämmen bei Tabes und anderen Rückenmarkserkrankungen einzuführen.

Ebenfalls 1882 stellte *Alexander von Winiwarter* in sechs Operationsschritten bei einem Patienten mit Choledochusverschluß unbekannter Genese eine Anastomose zwischen Gallenblase und Colon her. Damit nahm die Chirurgie der »*bilidigestiven Anastomose*« ihren Anfang. 1887 verband *Nestor Dimitrijewitsch Monastirski* (1847–1888) eine hochgezogene Dünndarmschlinge mit der Gallenblase, und ein Jahr später gelang *Bernhard Riedel* (1846–1916) die erste Choledochoduodenostomie. 1904 berichtete *Hans Kehr* (1862–1916), der sich um die Entwicklung der Gallenwegschirurgie außergewöhnlich verdient gemacht hat, von seiner »Hepato-Cholangio-Enterostomie«.

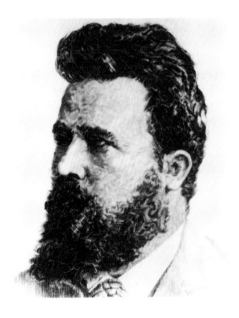

Hans Kehr (1862–1916)

1886 Chirurgischer Assistent in Gotha
1889 Eröffnung einer chirurgischen Privatklinik in Halberstadt
1895 Ernennung zum Professor
1910 Übersiedlung nach Berlin und Tätigkeit an der Ungerschen Privatklinik in Berlin-Tiergarten

Grundlegende Arbeiten zur Gallenwegschirurgie, über 2600 Gallenwegsoperationen, erste Resektion des Choledochus wegen Narbenschrumpfung und Karzinom

Der im thüringischen Waltershausen geborene *Kehr* studierte in Jena, Halle, Freiburg und Berlin. Ab 1886 war er für ein Jahr chirurgischer Assistent in Gotha. Nach einer Hospitantenzeit in Wien und Berlin ließ er sich in Halberstadt als Chirurg nieder und eröffnete 1889 eine Privatklinik. Hier begann er, sich systematisch mit der Gallenchirurgie zu beschäftigen. 1895 wurde er für seine Verdienste auf diesem Gebiet zum Professor ernannt. 1910 siedelte er nach Berlin über und arbeitete an der Ungerschen Privatklinik in Berlin-Tiergarten. Zwischen 1890 und 1915 führte er mehr als 2600 Gallenwegsoperationen aus. Sein Hauptverdienst bestand in der methodischen Entwicklung von Ektomie und Hepatikusdrainage. Seine diesbezüglichen Arbeiten verbesserte er immer wieder durch neue Vorschläge. Nachfolgend ist ein solcher Vorschlag für die Hepatikusdrainage aus dem Jahr 1912 dokumentiert. Das »*T-Rohr*« bei der Drainage, der »*Wellenschnitt*« und die erste Resektion des Choledochus wegen

Narbenschrumpfung und Karzinom sind mit seinem Namen verbunden. 1916 infizierte sich *Kehr*, der zuckerkrank war, bei der Operation eines Kollegen und verstarb am 20. Mai an den Folgen einer Armphlegmone.

Die Bedeutung des Pankreas und seine Funktion wurden lange Zeit verkannt. *Galen* sprach zwar von einem »drüsenartigen Körper«, gestand dem Organ jedoch nur eine Schutzfunktion für Gefäße und Gallengänge zu und betrachtete es zudem als »Polster« für den Magen. Erst im 17. Jahrhundert ergaben sich neue Gesichtspunkte als *Moritz Hofmann* (1622–1698) 1641 den *Ductus pancreaticus* beim Truthahn und 1642 *Johann Georg Wirsung* (gest. 1643) diesen Gang beim Menschen entdeckten. Wenngleich *Wirsung* schon den »trüben Saft« dieses Organs beschrieben hat, der auf eine silberne Sonde wie ätzende Flüssigkeit wirke, kam es erst aufgrund der chemischen Analysen in der ersten Hälfte des 19. Jahrhunderts zu weiteren Aufschlüssen. 1834 erkannte *Johann Nepomuk Eberle* die stärkeabbauende Wirkung, der berühmte französische Physiologe *Claude Bernard* (1813–1878) entdeckte die fettspaltende Eigenschaft, *Gabriel Gustav Valentin* (1810–1883) und *Appollinaire Bouchardat* (1806–1886) fanden unabhängig voneinander die diastatische Fähigkeit. 1867 konnte *Wilhelm Kühne* (1837–1900) ein eiweißspaltendes Ferment isolieren, das er 1877 Trypsin nannte.

Erkenntnisse über die *innere Sekretion* erbrachten die Exstirpationsversuche, die *Joseph von Mering* (1849–1908) und *Oskar Minkowski* (1858–1931) in den Jahren 1889/90 durchführten und die einen Zusammenhang zwischen der Drüsenentfernung und dem Auftreten von Diabetes mellitus zeigten. Bereits 1869 hatte *Paul Langerhans* (1847–1888) über »besondere Zellhaufen« im Pankreas berichtet, deren Bedeutung aber erst 1905 erkannt wurde.

Die topographische Lage des Organs, die relativ späte Kenntnis über die genaue Funktion und die fehlende Labordiagnostik haben den operativen Zugriff zur Bauchspeicheldrüse lange Zeit verzögert. 1888 meinte *Nicholas Senn* (1844–1908) in Chicago, daß die chirurgische Behandlung von Pankreasgeschwülsten im allgemeinen unmöglich sei, da eine sichere Diagnose erst gestellt werden könne, wenn der Tumor schon eine gewisse Größe erreicht habe. Bis zum Jahr 1898 waren erst neun Operationen von »festen Pankreasgeschwülsten« in der Literatur zu finden.

Pankreaszysten waren erstmals 1881 durch Totalexstirpation und 1882 durch Einnähen in die Bauchwand erfolgreich behandelt worden. Diesen Weg der Masurpialisation hatte *Carl Gussenbauer* beschritten. Kurz vor der Jahrhundertwende begannen die Versuche, bei *akuter und chronischer Pankreatitis* operativ vorzugehen, nachdem *Werner Körte* (1853–1937) 1894 seine Abhandlung über die chirurgische Behandlung bei Pankreaseiterung und -nekrose veröffentlicht hatte, die nachstehend dokumentiert ist. Doch die hohe Sterblichkeit bewegte noch 1938 *Otto Nordmann* (1878–1946), in seinem Referat auf dem Deutschen Chirurgenkongreß die Richtigkeit der unbedingten Operationsanzeige anzuzweifeln.

Werner Körte, der auf dem Gebiet der Leber-, Gallenblasen- und Pankreaschirurgie Fundamentales geschaffen hat, wurde am 21. Oktober 1853 in Berlin geboren. Nach dem Studium in Berlin, Bonn und Straßburg begann er sein ärztliches Wirken an der chirurgischen Universitätsklinik in Straßburg, wo er von 1874 bis 1876 tätig war. 1878 wechselte er nach Berlin und arbeitete bei *Robert Wilms* am Krankenhaus Bethanien. Obwohl er nach dessen Tod 1880 die Klinik kommissarisch leitete, wurde er nicht zu

Abdominal- und Allgemeinchirurgie

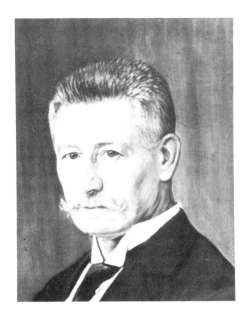

Werner Körte (1853–1937)

- 1874 Assistent an der chirurgischen Universitätsklinik Straßburg
- 1877 Assistent bei Robert Wilms am Krankenhaus Bethanien in Berlin
- 1880 Kommissarischer Leiter der chirurgischen Abteilung am Krankenhaus Bethanien
- 1889–1924 Chefarzt der chirurgischen Abteilung im Krankenhaus am Urban in Berlin
- 1905 Ablehnung eines Rufs nach Königsberg, Verleihung des Professorentitels

Fundamentale Arbeiten zur Gallenblasen- und Pankreaschirurgie

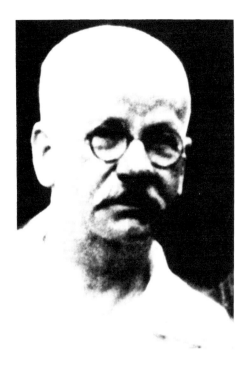

Walter Kausch (1867–1928)

- 1891 Promotion und Tätigkeit an der psychiatrisch-neurologischen Klinik in Straßburg
- 1892 Assistent an der inneren Klinik in Straßburg
- 1896 Habilitation für innere Medizin
- 1896–1905 Chirurgischer Assistent bei Johann von Mikulicz-Radecki in Breslau
- 1899 Habilitation für Chirurgie
- 1902 Titularprofessor
- 1905 Chefarzt der chirurgischen Abteilung am Auguste-Viktoria-Krankenhaus in Berlin

Wesentliche Arbeiten zur Abdominalchirurgie, Entwicklung der Duodenopankreatektomie, Einführung der »Grenzzonenamputation«

dessen Nachfolger bestellt. 1889 übernahm er die Leitung der chirurgischen Abteilung des Krankenhauses am Urban. In dieser Stellung blieb er 35 Jahre lang bis zum Jahr 1924. Einen Ruf nach Königsberg hat er 1905 abgelehnt und von der Berliner Universität den Professorentitel erhalten. Große Verdienste hat er sich um das ärztliche Fortbildungswesen erworben. In seinen letzten Lebensjahren bestimmte seine politische Einstellung auch sein Äußeres. Dem von ihm verehrten *Hindenburg* glich er sich in Haar- und Barttracht mehr und mehr an.

Auf all diesen Erfahrungen in der Darm-, Gallenwegs- und Pankreaschirurgie aufbauend, entwickelte *Walter Kausch* (1867–1928) zur Behandlung des Papillenkarzinoms eine Operationsmethode, die er 1912 vorstellte. Dabei ging er von der Einschätzung aus, daß aufgrund der relativ späten Metastasierung des Papillenkarzinoms ein möglichst frühzeitiger und radikaler Eingriff Heilung bringen könne. Die brauchbare Methode sah er in der zweizeitigen *Duodenopankreatektomie*. Dieses Verfahren wurde dann in den dreißiger Jahren – vor allem von *Allen Oldfather Whipple* (1881–1963) – weiter ausgebaut. Bis 1961 sollen über achtzig Varianten dieser Methode entwickelt worden sein.

Kausch war ein ausgesprochen vielseitiger Arzt, was sich in seinem ärztlichen Werdegang wiederspiegelt. In Königsberg geboren, ging er zum Studium nach Straßburg, wo er 1891 promoviert wurde. Zunächst arbeitete er dort an der psychiatrisch-neurologischen Klinik, wechselte dann 1892 zur inneren Abteilung und habilitierte sich 1896 für Innere Medizin. Danach wandte er sich der Chirurgie zu. Von 1896 bis 1905 erhielt er seine Ausbildung bei *Johann Mikulicz-Radecki* in Breslau. 1899 habilitierte er sich für Chirurgie und wurde 1902 Titularprofessor. 1905 übernahm er in Berlin die Leitung der ersten chirurgischen Abteilung des städtischen Auguste-Viktoria-Krankenhauses. Neben verschiedenen Arbeiten auf dem Gebiet der inneren Medizin veröffentlichte *Kausch* besonders über die Chirurgie des Magens, Darms und über den Ileus. Außerdem trat er für die »Grenzzonenamputation« bei diabetischer Gangrän ein und publizierte 1905 seine Abhandlungen über die Erkrankungen der Brustdrüse.

Appendix vermiformis

Zwar existieren schon aus dem Altertum Berichte über Abszesse im rechten Unterbauch, jedoch stellte man keinen Zusammenhang mit der Appendix her. Anfang des 18. Jahrhunderts gab es vereinzelte und vage Vermutungen über die Möglichkeit, daß die Appendix Vereiterungen hervorrufen könne. Bis in die erste Hälfte des 19. Jahrhunderts hielten die meisten Ärzte die Mucosa des Caecums für den Ursprungsort der Entzündung, das Krankheitsbild wurde als »*Perityphlitis*« bezeichnet. Bei der Behandlung dominierte das konservative Vorgehen. Blutegel, Aderlässe, Kataplasmen sowie Abführmittel und Klystiere bei Obstipation bestimmten die Therapie. Seit der Mitte des 19. Jahrhunderts praktizierte man verstärkt die Kälteapplikation. Einen chirurgischen Eingriff zog man erst dann in Erwägung, wenn der Abszeß bis zur Haut vorgedrungen war. In diesen Fällen schritt man dann zur einfachen Inzision oder punktierte mit dem Trokar.

Anfang der achtziger Jahre richtete sich die Aufmerksamkeit vermehrt auf den Wurmfortsatz. Im Jahr 1883 führte der Engländer *Symonds* den ersten geplanten Eingriff an diesem rudimentären Darmteil aus, entfernte einen Kotstein und vernähte die Inzision.

Die erste Entfernung einer gesamten entzündeten Appendix unternahm *Rudolf Krönlein* (1847–1910) 1884 in Zürich. Der 17jährige Patient verstarb zwei Tage nach der Operation. 1886 veröffentlichte *Reginald Fitz* (1843–1913) aus Boston seine pathologisch-anatomischen Studien und trat dafür ein, nach Diagnosestellung einer Appendizitis den Wurmfortsatz sofort zu entfernen. Sehr schnell setzte sich seine Anschauung in den USA durch und wurde u. a. auch von *Charles McBurney* (1845–1913) unterstützt.

In Deutschland dagegen operierte man erst beim Auftreten einer diffusen Peritonitis. Unter dem Einfluß der Diskussion in den USA setzten sich im letzten Jahrzehnt des 19. Jahrhunderts auch deutsche Chirurgen mit dem Operationszeitpunkt bei der Appendizitis auseinander. Während *Körte* und *Eduard Sonnenburg* (1848–1915), die grundlegende Arbeiten zur Appendizitis veröffentlicht hatten, für die Intervalloperation plädierten, bevorzugten *Ludwig Rehn* (1849–1930) und *Bernhard Riedel* die möglichst frühzeitige Appendektomie beim Anfall. Diese Haltung wurde jedoch erst ab 1910 allgemeiner Konsens.

Die erste erfolgreiche *Appendektomie* in Deutschland führte *Max Schüller* (1843–1907) im Jahr 1889 in Berlin aus. Bei dem 31jährigen Patienten war die Appendix perforiert und eine allgemeine Peritonitis eingetreten. *Schüller* eröffnete das Abdomen mit einem medianen zwischen Symphyse und Nabel gelegten Schnitt. Einen »Wechselschnitt« benutzte *McBurney* seit dem Jahre 1894. Den Pararektalschnitt führte *William Henry Battle* (1855–1936) 1895 ein.

Max Schüller (1843–1907)

1869	Promotion in Leipzig Assistent an der chirurgischen Abteilung des Städt. Krankenhauses in Hannover
1871	Gerichtswundarzt in Sachsen und praktischer Arzt
1876	Assistent an der chirurgischen Universitätsklinik Greifswald, Habilitation für Chirurgie
1880	Titularprofessor
1883	Übersiedlung nach Berlin, Chefarzt der chirurgischen Poliklinik des Vereins für häusliche Gesundheitspflege
1889	erste erfolgreiche Appendektomie in Deutschland

Der aus Molsdorf (Koburg-Gotha) stammende *Schüller* studierte in Jena und Leipzig, wurde 1869 promoviert und absolvierte seine chirurgische Ausbildung in Greifswald, wo er sich auch 1876 habilitierte. Vier Jahre später erhielt er den Professorentitel. 1883 siedelte er nach Berlin über und leitete hier die chirurgische Poliklinik des Vereins für häusliche Gesundheitspflege. 1907 starb er in Berlin. Er arbeitete über die Tracheotomie, Laryngotomie und Exstirpation des Kehlkopfes. Außerdem beschäftigte er sich intensiv mit der Pathologie und Therapie der Gelenksentzündungen, der »chirurgischen Tuberkulose« und den Krebserkrankungen.

Darm

Diejenigen Erkrankungen des Rectums und des Anus, die seit der Antike bis in die frühe Neuzeit im Mittelpunkt der Behandlung standen, waren vor allem die angeborenen Mißbildungen, Fisteln, Strikturen, Hämorrhoiden und der Prolaps. Mit kleinen chirurgischen Eingriffen, der Ätzung, der Ligatur und der instrumentellen Erweiterung des Anus behandelte man diese Krankheiten.

Deutlichere Beschreibungen des *Rectumkarzinoms* finden sich im 17. und 18. Jahrhundert. *Giovanni Battista Morgagni* (1682–1771), der besonders der pathologischen Anatomie wichtige Impulse gab, beschrieb ein Adenokarzinom des Rectums und sprach sich eingehend über die Unmöglichkeit aus, solche Verhärtungen, die zumeist tief in den Mastdarm hineinreichen würden, durch Operationen zu heilen.

Bis ins 19. Jahrhundert beschränkte man sich bei dieser Erkrankung im allgemeinen auf eine palliative Behandlung. 1822 forderte der Pariser Professor der Anatomie *Pierre-Augustin Béclard* (1785–1825), bei krebsiger Verhärtung den unteren Mastdarmabschnitt zu exstirpieren. Diesen Eingriff wagte nach vorausgegangenen sorgfältigen topographischen Studien *Jacques Lisfranc* (1790–1847) im Jahr 1830. Er umschnitt den After zirkulär, löste den Mastdarm unter Mitnahme des Sphincters durch trichterförmige Präparation aus dem periproctalen Gewebe, durchtrennte den Darm oberhalb der Geschwulst und vernähte das obere Darmende mit dem Wundrand als Anus sacralis.

1826 war es *Antoine Lembert* (1802–1851) gelungen, eine Nahttechnik für den Darm zu entwickeln, die die serösen Flächen miteinander verband, indem er Einzelnähte nur durch Serosa und Muscularis führte, so daß die Adaption der Serosa unter Umstülpung der freien Wundränder nach innen erfolgte. Diese Nahttechnik war für die Herstellung haltbarer Anastomosen von großer Bedeutung. 1840 versuchte *Johann Friedrich Dieffenbach* (1792–1847), den Schließmuskel bei der Rectumoperation zu erhalten. Durch einen vorderen und hinteren Schnitt verschaffte er sich den Zugang, durchtrennte den Darm über der Afteröffnung und oberhalb der Geschwulst und vereinigte die beiden Wundränder nach Resektion des kranken Darmteils. Obwohl diese Operationen zum Teil erfolgreich verliefen, vergrößerten sich in der Folgezeit die Bedenken, da mitunter der Tumor entgegen dem digitalen Befund so weit nach oben reichte, daß er über die Umschlagfalte des Peritoneums hinausging, und die Operation zu einer Eröffnung des Bauchfells führte. Dies hatte häufig die tödliche Retroperitonitis zur Folge.

Erst in den siebziger Jahren wandte man sich erneut der chirurgischen Therapie dieses Krankheitsbildes zu und versuchte, den Zugang zum Rectum durch Exzision des Steißbeins oder durch Entfernung der linken Hälfte des Kreuzbeins zu erreichen. Die chirurgische Intervention bei den selten vorkommenden *Myomen* des Mastdarms wurde erst im letzten Jahrzehnt des vergangenen Jahrhunderts praktiziert. *Erich Lexer* (1867–1937) berichtete von einer solchen Operation im Jahre 1902. Bis zu diesem Zeitpunkt waren ihm nur elf dieser Eingriffe bekannt. Unter der Vorstellung, ein vom Os sacrum ausgehendes Sarkom zu operieren, nahm auch er nach einem Parasacralschnitt die Resektion des unterhalb der dritten Sacrallöcher gelegenen Abschnitts des Kreuzbeins vor.

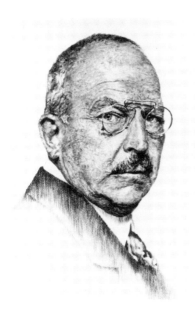

Erich Lexer (1867–1937)

1889 Assistent am anatomischen Institut in Göttingen
1892 Assistent an der chirurgischen Universitätsklinik in der Ziegelstraße in Berlin bei Ernst von Bergmann
1898 Habilitation für Chirurgie
1902 Extraordinarius
1905 Ordinariat in Königsberg
1910 Ordinariat in Jena
1919 Ordinariat in Freiburg
1928 Übernahme des Ordinariats in München als Nachfolger Sauerbruchs

Bedeutende Arbeiten zur Osteomyelitis und »freien Transplantation« von Gefäßen, Hauptvertreter der plastischen Chirurgie

Der in Freiburg geborene *Lexer* war außerordentlich künstlerisch begabt, was ihm später bei der plastischen Chirurgie zugute kommen sollte. Nach seinem Studium in Würzburg wurde er 1889 Assistent am anatomischen Institut in Göttingen. Ab 1892 war er dann in Berlin bei *Ernst von Bergmann* (1836–1907) tätig. 1898 habilitierte er sich, 1902 wurde er außerordentlicher Professor. 1904 leitete er für ein Jahr die chirurgische Poliklinik, bis er 1905 einem Ruf nach Königsberg folgte. 1910 ging er nach Jena, 1919 nach Freiburg, und 1928 übernahm er als Nachfolger *Ferdinand Sauerbruchs* (1875–1951) das Ordinariat in München bis zum Jahr 1936. Seinen wissenschaftlichen Weg begann er mit bakteriologischen und histologischen Studien über die Osteomyelitis. 1897 erschien seine erste große Arbeit zur Ätiologie der Knochenmarksentzündung. Auf dem Gebiet der plastischen Chirurgie galt er als deren Hauptvertreter. Durch die freie Transplantation von Gefäßen entwickelte *Lexer* eine besondere Technik der Operation größerer Aneurysmen. Außerdem beschäftigte er sich mit der operativen Therapie der Gaumenspalte. Sein berühmtes, 1903 entstandenes »Lehrbuch der allgemeinen Chirurgie« erlebte 26 Auflagen.

Leber und portale Hypertension

Berichte über Symptome und Heilbarkeit von Leberverletzungen existieren seit der Antike. Verschiedene Wundärzte des 16. und 17. Jahrhunderts machten Mitteilung von schweren Leberverletzungen, die geheilt werden konnten. Im 18. Jahrhundert wurden bei Kriegsverletzungen vereinzelt Abtragungen des lädierten Leberteils vorgenommen. Im letzten Jahrhundert wurde nicht nur das Wissen über chemische und physiologische Funktionen dieses Organs erweitert, sondern auch die Kenntnis über diejenigen Prozesse, die bei Leberverletzungen ablaufen.
1879 erbrachte *Emil Ponfick* (1844–1913) im Tierversuch den Beweis, daß der Leber nach Resektion von großen Gewebsteilen eine hohe Regenerationskraft zukomme. *Richard H. Meade* berichtet in seiner »Introduction to the History of General Surgery«, daß *Victor von Bruns* (1812–1883) bereits 1870 bei einem Patienten mit einer Leberschußverletzung den betroffenen Abschnitt reseziert habe. 1887 gab es den ersten Versuch, ein Adenom mit fibröser Kapsel zu entfernen. Der von *Lius* operierte Patient starb jedoch sechs Stunden nach der Operation an einer starken Blutung.
Ebenfalls im Jahr 1887 resezierte *Carl Langenbuch* (s. S. 5) erfolgreich einen linksseitigen Schnürlappen der Leber mit einem Gewicht von 370 g. Im Unterschied zu *Victor von Hacker* (geb. 1852), der ein Jahr zuvor in Wien einen rechtsseitigen Schnürlappen festgenäht hatte, entschied sich Langenbuch für die Resektion, weil er die linksseitige Veränderung nicht als eine auszugleichende Heterotopie des Organs ansah, sondern als »örtlich-mechanische störende partiale Verbildung«.
Bis in die dreißiger Jahre des 19. Jahrhunderts wurde der *Leberabszeß* in einem zweizeitigen Verfahren operiert, wobei man zunächst ein Verwachsen der Abszeßkapsel mit der Bauchwand, häufig durch die Applikation von Ätzmitteln, herbeiführte, um das Einfließen des Eiters in die Bauchhöhle zu vermeiden. 1834 gab *Wilhelm Edmonds Horner* (1793–1853) aus Philadelphia sein Verfahren der einzeitigen Schnittmethode bekannt. Nach Eröffnung der Bauchhöhle vernähte er die Leber mit den Rändern der Bauchwunde und legte sofort einen Trokar ein, dessen Kanüle einige Tage belassen wurde.
Seit dem Altertum besaß der *Leberechinococcus* große pathologische Bedeutung. Die tierische Natur des Gebildes war 1760 bekannt geworden. Im dritten Jahrzehnt des 19. Jahrhunderts setzte sich langsam die operative Behandlung dieser Erkrankung durch. Nachdem sich als erste chirurgische Methode die Punktion zur Verödung des Sackes etabliert hatte, stellte sich jedoch bald heraus, daß sie nicht nur wirkungslos, sondern auch mit der Gefahr der Zystenverjauchung und Bauchfellentzündung verbunden war. Später hat *Richard von Volkmann* (1830–1889) auch auf die Gefahr einer Ausstreuung von Echinococcuskeimen in die Bauchhöhle hingewiesen. Um die fehlende Wirksamkeit der alleinigen Punktion zu überwinden, kombinierte man sie mit der Einspritzung von Medikamenten wie Jodtinktur, Ochsengalle, Alkohol und Sublimat. Parallel zu dieser Methode entwickelte sich eine Behandlung analog der Operation des Leberabszesses im zweizeitigen Verfahren. In den sechziger und siebziger Jahren ging man verstärkt dazu über, nach Eröffnung des Abdomens den vorgezogenen Echinococcussack aufzuschneiden und dessen Wundränder mit den Rändern der Bauchwunde zu vernähen. Die Enukleation des Echinococcus setzte sich erst gegen Ende des 19. Jahrhunderts durch.

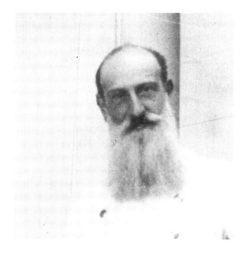

James Israel (1848–1926)

1870 Promotion in Berlin über die Brightsche Nierenerkrankung, Assistenzarzt in Wien
1872 Assistent an der chirurgischen Abteilung des Jüdischen Krankenhauses in Berlin
1875 Stellvertretender Leiter der chirurgischen Abteilung des Jüdischen Krankenhauses
1880 Chefarzt der chirurgischen Abteilung des Jüdischen Krankenhauses
1894 Titularprofessor

Fundamentale Arbeiten über die Aktinomykose beim Menschen, Begründer der urologischen Chirurgie

1879 gab *James Israel* (1848–1926) ein dreizeitiges Vorgehen an, bei dem eine in der Konvexität der Leber gelegene *Echinococcuszyste* von der Brusthöhle aus erfolgreich entfernt werden konnte. Den Plan zu diesem Verfahren hatte *Wilhelm Roser* (1817–1888) bereits 1864 dargelegt. Eine zweite Arbeit von *Israel*, der sich auf vielen Gebieten der Chirurgie auszeichnete und besonders der urologischen Chirurgie so zahlreiche Impulse gab, daß sie sich als eigenes Fach konstituierte, ist im folgenden dokumentiert. 1911 exstirpierte er ein Lebercavernom, das erstmals präoperativ auch als solches diagnostiziert worden war. Bis zu diesem Zeitpunkt waren erst sechs Lebercavernome entfernt worden, jedoch immer unter anderen Diagnosen. Die von *Israel* praktizierte Operationsmethode war 1893 von *Anton von Eiselsberg* (1860–1939) in Wien entwickelt worden.

Der in Berlin geborene *James Israel* erhielt von seinem Vater als Zeichen für die Verehrung, die dieser England und dem englischen Lebensstil entgegenbrachte, den englischen Vornamen. Nach seinem Studium in Berlin, das er mit einer Dissertation über die Brightsche Nierenerkrankung 1870 bei dem berühmten Kliniker *Ludwig Traube* (1818–1876) abschloß, ging er für zwei Jahre nach Wien und trat 1872 als Assistenzarzt in das Krankenhaus der Berliner Jüdischen Gemeinde ein. Nach einem Studienaufenthalt in England wurde er 1875 zunächst stellvertretender und 1880 definitiver Leiter der chirurgischen Abteilung. In den neunziger Jahren bot man *Israel* ein Ordinariat unter der Bedingung an, daß er sich christlich taufen ließe. Er lehnte dies jedoch ab. 1894 wurde ihm schließlich doch der Professorentitel verliehen. *Israels* wissenschaftliches Werk läßt folgende Schwerpunkte erkennen: die Erforschung der Aktinomykose des Menschen, die plastische Chirurgie, die Abdominal- und Neurochirurgie und die urologische Chirurgie. Seine erste Mitteilung über eine Nierenoperation stammt aus dem Jahre 1882. Die Physiologie und Pathologie der Nieren, die Diagnostik ihrer Erkrankungen und besonders die operative Technik behandelte er aufs gründlichste. Unter *Israel* wurde aus dem relativ unbedeutenden Jüdischen Krankenhaus eine Anstalt mit internationalem Ansehen, in der die neue Disziplin der urologischen Chirurgie systematisch gelehrt und weiterentwickelt wurde.

Das Phänomen der »*Bauchwassersucht*« war schon in der Antike bekannt. *Hippokrates* unterschied zwischen einem Ascites, bei dem im Abdomen mehr Flüssigkeit als Luft vorhanden sei, und einem Tympanites, der durch das umgekehrte Verhältnis gekennzeichnet sei. Über Eröffnung und Ablassung der Flüssigkeit gab es seit der Antike unterschiedliche Meinungen, und je nach Theorie über die Entstehung wechselten die Methoden. Punktionen wurden nicht nur auf der rechten oder linken Seite des Abdomens vorgenommen, sondern auch durch die Scheide und das Rectum. Außerdem skarifizierte man das Scrotum, den Ober- und Unterschenkel. Im 19. Jahrhundert war man allgemein der Ansicht, das Abdomen möglichst vollständig zu entleeren und die Stichöffnung durch eine Naht zu verschließen.

Die Existenz der *portalen Hypertension* und ihre pathophysiologischen Mechanismen wurden erst in den dreißiger Jahren unseres Jahrhunderts bewiesen und geklärt. Insbesondere in Amerika und England bestimmten um die Jahrhundertwende und in den ersten Dezennien des 20. Jahrhunderts die theoretischen Vorstellungen des Florenzer Pathologen *Guido Banti* (1852–1925) das operative Vorgehen. *Banti* hatte 1882 eine Erkrankung beschrieben, die in drei Stadien verlaufe: auf eine Splenomegalie mit Anämie folge nach einem Intermediärstadium eine dritte Phase mit fortschreitender Splenomegalie, Ascites und Leberveränderungen. Als Ursache vermutete er ein in der Milz gebildetes Toxin, das über die Pfortader in die Leber gelange und dort zu einer Zirrhose führen würde. Konsequenterweise empfahl er als Therapie die *Splenektomie*. Unter dem Einfluß von *William Osler* (1849–1919) setzte sich dieses Vorgehen in den USA schnell durch und wurde gegen Ende des 19. Jahrhunderts mit der Omentopexie verknüpft, wodurch man die Bildung von Kollateralgefäßen des Portalsystems fördern wollte. 33% der operierten Patienten sollen auf diese Weise vom Ascites geheilt worden sein.

In Frankreich und Deutschland existierten weder für die pathogenetischen Ansichten Bantis noch für die in den USA praktizierten Operationsmethoden Anhänger. Anastomosen zwischen Pfortader und Vena cava waren in den dreißiger Jahren des letzten Jahrhunderts beschrieben worden. Das gleiche gilt für die Ösophagusvarizen. Jedoch erst um die Jahrhundertwende erkannte man den Zusammenhang mit der Leberzirrhose. Der Franzose *Augustin-Nicolas Gilbert* (1858–1927) hatte bei Druckmessungen des Ascites einen erhöhten Druck festgestellt und gefolgert, daß der Druck im Pfortadersystem noch höher sein müsse. In Deutschland betrachtete man eine Venenobstruktion als wesentliche Ursache für Ascites und Splenomegalie.

Mit Hilfe von tierexperimentellen Studien und Ligatur der Pfortader versuchte man, Aufschluß über die Pathophysiologie zu erlangen. 1877 operierte in Petersburg *Nikolai Wladimirowich Eck* (1848–1908) acht Hunde. Er stellte bei diesen Tieren eine *Anastomose zwischen Pfortader und Vena cava inferior* her und ligierte dann die Pfortader. Einer der Hunde überlebte diese Operation mehrere Wochen. Von Eck selbst war dieses Verfahren als Therapiemethode des Ascites vorgesehen. Seine Anregungen wurden in der Folgezeit vielfach aufgenommen. *Iginio Tansini* (geb. 1855) aus Palermo legte 1902 an Leichen und später auch bei Hunden portocavale Shunts an. Mit verschiedenen Modifikationen erfolgten bald die klinischen Anwendungen. *August Bier* (1861–1949) versuchte die Operation bei zwei Patienten, mußte jedoch einmal wegen zu starker Blutung, im anderen Fall wegen Schwielenbildung im Peritoneum aufgeben. 1911 veröffentlichte *Ernst August Franke* (geb. 1875) aus Rostock seine eben-

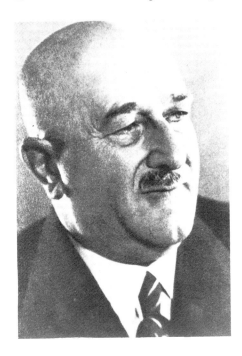

Paul Rosenstein (1875–1964)

1899– 1906	Assistent am pathologischen-anatomischen Institut in Königsberg, dann am gleichen Ort in der Gynäkologie, chirurgische Ausbildung bei von Eiselsberg in Königsberg und bei James Israel am Jüdischen Krankenhaus in Berlin
1906	Niederlassung als Chirurg in Berlin
1909	Chefarzt der chirurgischen Klinik am Krankenhaus Hasenheide in Berlin
1917	Chefarzt der chirurgischen Poliklinik am Jüdischen Krankenhaus
1919	Professorentitel
1923	Leitung der chirurgischen Abteilung am Jüdischen Krankenhaus
1938	Emigration in die USA und nach Brasilien

Wesentliche Arbeiten zur Bauchchirurgie, erste erfolgreiche portocavale Anastomose beim Menschen in Deutschland, Weiterentwicklung der urologischen Chirurgie

falls an Hunden und menschlichen Leichen durchgeführten Versuche. Im gleichen Jahr hat *Paul Rosenstein* (1875–1964), auf diese Ergebnisse zurückgreifend, die portocavale Anastomose bei einer 60jährigen Patientin ausgeführt. Der Erste Weltkrieg hat die Weiterentwicklung dieser schwierigen Operation weltweit unterbrochen. Erst in den dreißiger Jahren wurde die Erforschung der portalen Hypertension in Theorie und praktisch-chirurgischer Hinsicht weitergeführt.

Bei der Suche nach weniger komplizierten Eingriffen zur Therapie des Ascites war es wiederum *Paul Rosenstein*, der drei Jahre später eine Methode vorstellte, um mit Hilfe einer *Ventilbildung* an der Harnblase die Ascitesflüssigkeit abzuleiten. Dabei führte er auch diese Operation bei derselben Patientin durch, da die portocavale Anastomose nicht die erwartete Reduzierung des Ascites erbracht hatte.

Der in Graudenz als Sohn eines liberalen Rabbiners geborene *Rosenstein* hat sich – wie er selbst schreibt – aus kindlichen Idealvorstellungen für den Beruf des Arztes entschieden. Sein Studium absolvierte er in Berlin und Königsberg, wo er 1898 promoviert wurde. Nach seinem Studium folgte eine 7jährige Ausbildung, die er am pathologisch-anatomischen Institut in Königsberg begann und in der Gynäkologie fortführte. Seine chirurgischen Lehrer waren *von Eiselsberg* und *James Israel*. Nachdem er einige Jahre in Berlin als niedergelassener Chirurg praktiziert hatte, bekam er 1906 die Leitung der chirurgischen Abteilung am Krankenhaus Hasenheide. 1917 übernahm er die Direktion der chirurgischen Poliklinik am Jüdischen Krankenhaus, 1923 die Leitung der chirurgischen Abteilung und später die Chefarztposition an der neu gegründeten urologischen Abteilung. Seit 1919 besaß er den Professorentitel. Ab 1933 wurde es ihm unter der nationalsozialistischen Herrschaft zunehmend erschwert, seine vielen praktisch-therapeutischen Ideen zu verwirklichen. 1938 gelang ihm die Flucht über

Amsterdam nach New York. Zwei Jahre später siedelte er von dort nach Brasilien über, wo er sein weiteres Leben verbrachte. In seiner 1954 erschienen Autobiographie hat er seinen Lebensweg beeindruckend beschrieben.

Rosenstein, der mehr Befriedigung empfand, wenn er ohne großen Eingriff heilen konnte, scheute dennoch vor kühnen Operationen nicht zurück und empfand es immer als reizvoll, die chirurgische Operationstechnik zu verbessern. Sein Wirken hat die Bauchchirurgie und vor allem die Chirurgie der Harnorgane stark bereichert. Größte Anerkennung wurde seiner Methode zuteil, Defekte bei Hypospadie durch Harnblasenlappen zu decken. In der Tradition *Israels* hat er auch die Aktinomykose der Harnorgane bearbeitet. Als »Rosensteinsches« Zeichen wird der Mesenterialdruckschmerz bei Appendizitis bezeichnet.

Eine neue Methode der Gastrostomie.
Von

Eugen Hahn.

(1890)

Wenn ich erst jetzt, nachdem ich bereits im Juni 1887 zum ersten Mal die Gastrostomie mit Einheftung des Magens im 8. Intercostalraum ausgeführt habe, eine Publikation über diesen Gegenstand mache, so geschieht es desshalb so spät, weil ich zunächst an einer größeren Anzahl von Fällen mir ein endgültiges Urtheil über die sogleich näher zu beschreibende Methode bilden wollte, bevor ich dieselben für bestimmte Fälle zur Nachahmung zu empfehlen mich entschließen konnte. Nach einem Vergleich zwischen 7 bis zum Jahre 1884 nach der Fenger'schen und 8 nach der Methode mit Einheftung im 8. Intercostalraum ausgeführten Gastrostomien glaube ich der letzteren verschiedene Vortheile zuschreiben zu müssen.

Was die Ausführung der Operation anbelangt, so wird zunächst ein Schnitt parallel und etwa 1 cm entfernt vom linken Rippenbogen in der Ausdehnung von 5–6 cm gemacht, alsdann in derselben Ausdehnung die Peritonealhöhle eröffnet und der 8. Intercostalraum aufgesucht, den man sehr leicht finden kann. Der 7. Rippenknorpel ist der letzte, welcher mit dem Sternum dicht an der Basis des Processus xiphoideus zusammentrifft; der 8. Rippenknorpel steht in Verbindung mit dem 7. Rippenknorpel, und damit ist auch die Lage des 7. und 8. Intercostalraumes gegeben.

In dem 8. Intercostalraum wird nun dicht an der Verbindung zwischen 8. und 9. Rippenknorpel eine 2. Incision durch Haut und Muskel schräg von oben und innen nach unten und außen gemacht und das Peritoneum parietale an dieser Stelle mit einer von außen in die Wunde eingeführten gebogenen Kornzange durchstoßen oder auf der Zange mit dem Messer durchschnitten und die ganze Wunde durch Öffnen der Zange erweitert; alsdann sucht man mit dem in die zuerst gemachte Bauchwunde eingeführten Daumen und Zeigefinger der linken Hand eine möglichst dem Fundus nahe gelegene Partie des Magens auf, fasst dieselbe mit der Kornzange und zieht sie so weit durch den 8. Intercostalraum, dass die Kuppe der hervorgezogenen Magenpartie die Haut etwa um 1 cm überragt. Nach Bedeckung der zuerst gemachten Wunde mit antiseptischer Gaze, wird nun der hervorgezogene Magen angeheftet, und zwar nur durch Serosanähte, wenn nach einigen Tagen die Eröffnung des Magens vorgenommen werden soll, oder bei sofortiger Eröffnung des Magens durch Nähte, welche die Serosa, Muscularis und Schleimhaut mitfassen; alsdann erfolgt die Naht der Bauchwunde. Nach zahlreichen Versuchen, die ich an Leichen gemacht habe, verletzt man bei Eröffnung des 8. Intercostalraumes am Übergang des 8. in den 9. Rippenknorpel nie das Zwerchfell, da die Ursprünge des Zwerchfells vom Knorpel der 7. Rippe beginnen, schräg nach außen und unten verlaufen und an der 8. und 9. Rippe ihre Ursprünge fortsetzen, und zwar in der Weise, dass die Ursprungsstellen an der 7. Rippe medial von der Verbindung zwischen Rippenknorpel und Rippe und lateral bei der 8. und 9. Rippe liegen. Es ist also der zwischen den Rippenknorpeln liegende Theil des 8. Intercostalraumes vom Zwerchfell nicht berührt. Man kann daher mit Sicherheit den zwischen den Rippenknorpeln liegenden Theil des 8. Intercostalraumes eröffnen, ohne je in Gefahr zu kommen das Zwerchfell zu verletzen, welches gewöhnlich 2 cm von dieser Stelle entfernt liegt. Bei Leichenversuchen, zu welchen ich die verschiedensten Thoraxformen wählte, bin ich bei Durchstechungen mit langen Nadeln im 7. und 8. Intercostalraum am sternalen Ende immer unterhalb des Zwerchfells geblieben; im 8. Intercostalraum bei schmalem und langem oder breitem und kurzem Thorax immer so weit, dass die Operation ohne jede Gefahr der Verletzung möglich gewesen wäre.

Im 7. Intercostalraum lag dagegen die Nadel bei kurzem und breitem Thorax meist in der Nähe der Ursprungsstelle des Zwerchfells, während bei langem und schmalem Thorax die Entfernung auch hier oft 1–2 cm betrug. Nach diesen Versuchen kann man den 8. Intercostalraum bei jeder Form des Thorax, den 7. dagegen nur bei schmalem und langem Thorax ohne Gefahr der Zwerchfellverletzung am sternalen Ende eröffnen.

Aus dem Vergleich zwischen dem Verlauf von 7 von mir ausgeführten Gastrostomien, bei welchen die Einnähung des Magens in einer parallel dem linken Rippenknorpelrande verlaufenden Bauchwunde geschah, und 8 Gastrostomien mit Einnähung des Magens im 7. oder 8. Intercostalraum glaube ich der letzteren Methode folgende Vortheile zuschreiben zu können:

1) Ein kleiner und kontrahirter Magen kann leichter und mit weniger Zerrung an dieser Stelle befestigt werden.

2) Die Befestigung scheint fester und sicherer zu sein, als in der Bauchwunde, weil durch den besseren Verschluss der für die Naht schädliche Mageninhalt von der Wunde abgehalten wird.

3) Die Ernährung ist besser zu bewerkstelligen, da während des Eingießens der Nahrung nichts neben dem eingeführten Rohr herausfließt. Die Rippenknorpel wirken wie ein Quetschhahn.

4) Später ist kein Obturator erforderlich; eine Vergrößerung der Fistel kann in Folge des Widerstandes der Rippenknorpel nicht eintreten.

Einen genaueren Bericht über den Verlauf der 15 Gastrostomien werde ich an anderer Stelle geben, hier will ich nur erwähnen, dass 7mal in den 8 Fällen die Befestigung im 8. Intercostalraum eine außerordentlich feste war.

Zur Behandlung der akut lebensgefährlichen Blutungen bei Ulcus ventriculi.

Von

Wilhelm Braun.

(1908)

Im folgenden sei über einige Studien berichtet, die ich zur Frage der operativen Behandlung der akuten Magenulcusblutungen angestellt habe. Angeregt wurde ich dazu durch folgende zwei Fälle von schwerer Blutung, in denen ich mich zum Eingriff für verpflichtet hielt.

Fall 1. 21jährige Patientin. 10. April 1905 Aufnahme auf die Abteilung des Herrn Prof. Krönig.

Anamnese: Seit dem 13. Jahre litt Patientin immer in ziemlich regelmäßigen Zwischenräumen von einem halben Jahre an Magenbeschwerden und Chlorose. Seit drei Wochen fühlte Patientin sich krank und wurde ärztlich behandelt, hatte aber zwischendurch wieder gearbeitet. Seit vier Tagen war Patientin bettlägerig, hatte heftiges Erbrechen ohne Blut.

Status: Patientin hat dauernd heftige Magenschmerzen, keinen Appetit, gegen Abend geringe Temperaturerhöhung, angehaltenen Stuhl. Epigastrium stark druckempfindlich.

12. April 1905. Trotz ausschließlicher Darreichung gekühlter Milch trat plötzlich in der Frühe – 1½ Tage nach der Aufnahme – starkes Blutbrechen und Kollaps ein, der sich durch Exzitantien nicht bekämpfen ließ. Deshalb wurde die Patientin mir übergeben. Ich fand kurze Zeit später die Patientin außerordentlich blaß, ohne fühlbaren Puls, mit bläulichen Lippen. Es wurde weiter Blut erbrochen. Da die Patientin ohne Operation verloren schien, legte ich in Narkose den Magen frei. Das Geschwür wurde sofort an der kleinen Curvatur gefunden. Ich wollte dasselbe trotz starker speckiger Verwachsungen mit der Leber schnell exzidieren. Nach Eröffnung des Magens zeigte sich aber, daß der Magen mit seiner Hinterfläche ebenfalls fest fixiert war. Da die Patientin schnell verfiel, beschränkte ich mich auf feste Tamponade des Magens von innen und außen. Trotz Kochsalzinfusion etc. starb die Patientin kurz nach der Operation.

Die Sektion ergab, daß der Geschwürsgrund vom Pankreas gebildet wurde; in denselben ragte eine arrodierte A. pancreatica vor, die Quelle der Blutung. Alle Organe waren außerordentlich blutleer; der Darm enthielt viel Blut, der Magen noch dicke Blutcoagula.

Fall 2. 21jähriges Mädchen, wurde am 20. Mai 1906 wegen chronischer Otitis media, Kopfschmerzen und angeblich kurz vorhergegangener, vorübergehender Bewußtlosigkeit eingeliefert. Der Untersuchungsbefund war ziemlich negativ, irgendwelche, auf das Abdomen oder den Magen speziell hinweisenden Klagen oder Symptome fehlten vollständig.

Am 21. Mai, am Tage nach der Aufnahme, wurde Patientin plötzlich sehr unruhig und blaß und erbrach enorme Mengen fast reinen Blutes. Der Puls wurde klein und frequent. Nach dreitägiger völliger Entziehung der Nahrung per os wurde eine Lenhartzsche Ulcuskur eingeleitet. Diese wurde einige Tage anscheinend gut vertragen, nach einigen weiteren Tagen wurde der Stuhlgang aber wieder bluthaltig, und am 1. Juni, also elf Tage nach der ersten Blutung, trat wieder eine schwere Blutung auf, in deren Verlauf die Kranke noch blasser wurde, aufstieß und über den Magen klagte. Der Puls wurde flatternd, die Temperatur sank auf 35,9°. Eine Operation lehnte Patientin ab; bei völliger Karenz trat auch zunächst eine geringe Erholung ein, dann aber drei Tage später wieder die gleichen Erscheinungen in verstärktem Maße; das Aussehen war verfallen, der Puls sehr flatternd. Deshalb wurde am 4. Juni operiert.

Bei der Inzision blutete es fast garnicht aus den Bauchdecken. Die Palpation des Magens ergab eine geringe, streifenförmige Verdickung der Magenwand an der Vorderseite der Pars pylorica (cf. Abbildung, U. pyl. a) mit schwachen, narbigen Einziehungen. Die zuführenden Gefäße an der kleinen und großen Curvatur wurden hier in etwa Zweiquerfingerausdehnung umstochen, dann eine Jejunostomie nach Witzel ausgeführt.

Schon zwei Tage nach der Operation war der zweite Stuhlgang frei von Blut. Magenbeschwerden traten nicht auf. Die Ernährung durch die Jejunumfistel wurde 20 Tage durchgeführt. In dieser Zeit war der Hämoglobingehalt des Blutes noch auf 23 bis 25% reduziert. Dann trat rapide Erholung und Gewichtszunahme ein.

Die Patientin, die weiterhin kontrolliert wurde, klagte anfangs des Jahres 1907 über Magenschmerzen. Es wurde aber gutes Verdauungsvermögen trotz bestehender Hyperazidität festgestellt. September 1907 war Patientin absolut beschwerdefrei, wog 134 Pfund, trieb Sport. Ende Oktober 1907 hat die Patientin angeblich Magenstörungen gehabt, die aber nicht kontrolliert werden konnten. 15. November 1907. Patientin hat angeblich mehrmals erbrochen, ist in der Zwischenzeit aber beschwerdefrei, Gewicht 136 Pfund, sieht gesund aus, wird weiter beobachtet.

Die besten Kenner und erfahrensten Operateure des Magenulcus halten operative Eingriffe bei stürmischen Ulcusblutungen selten für indiziert, und in zahlreichen Diskussionen und Arbeiten ist von berufenster Seite vor kritiklosen Operationen gewarnt worden. Es seien nur die Referate und Diskussionen des Deutschen Chirurgenkongresses von 1897 und 1906, die des Internationalen Chirurgenkongresses von 1905 hier erwähnt.

Die Hauptgründe für einen so zurückhaltenden Standpunkt seien nur flüchtig angedeutet:

1. Es heilt nach ein- und mehrmaligen stürmischen Blutungen bei strenger Durchführung der internen Behandlung eine ganze Reihe vorübergehend verloren erscheinender Kranken.

2. Umgekehrt übersteigen operative Eingriffe meist die Widerstandskraft der akut ausgebluteten und im Kollaps liegenden Kranken und beschleunigen deshalb manchmal geradezu den Tod.

3. Ist vor der Operation oft nicht zu bestimmen, ob die Blutung aus einem Ulcus oder nur aus einer hämorrhagischen Erosion erfolgt, noch weniger, wo die blutende Stelle liegt und ob man sie bei der Operation finden wird, ob es aus einem leicht oder schwer angreifbaren Ulcus blutet, ob ein oder mehrere Ulcera vorhanden sind.

4. Man kann also über die Ausdehnung und Schwere eines im konkreten Falle wirklich Nutzen schaffenden, unmittelbar gegen das Ulcus gerichteten operativen

Eingriffes gar keine Voraussage treffen. Von indirekten, typischen Eingriffen, der Gastroenterostomie und Jejunostomie allein, ist aber in den wirklichen Verblutungsfällen nicht viel zu erhoffen.

Diese Bedenken legen uns sicherlich die Verpflichtung größter Zurückhaltung auf. Völlige Verwerfung jedes operativen Eingriffs bei unmittelbar lebensgefährlichen Blutungen würde aber gleichbedeutend damit sein, daß wir den einen oder anderen Kranken kampflos preisgeben, der nach unserer gewissenhaften Ueberzeugung ohne Operation verloren ist, den wir aber durch einen richtig gewählten operativen Eingriff hätten retten können. (...)

Weiter auf das Für und Wider operativer Eingriffe darf ich nicht eingehen. Es soll mich hier im folgenden aber die Frage beschäftigen, was wir da, wo wir uns unter Berücksichtigung aller Bedenken doch einmal zum Eingriff entschlossen haben, praktisch tun können. Und zwar will ich in erster Linie im Anschluß an meinen zweiten Fall das eine, direkt gegen die Blutung empfohlene und angewandte Verfahren, nämlich die Unterbindung der zuführenden Arterien, kritisch prüfen.

Durch Tier- und Leichenversuche, bei denen ich durch Herrn Dr. Umbreit unterstützt wurde, suchte ich Aufschluß darüber zu erlangen, was wir von solchen Unterbindungen erwarten dürfen.

Zunächst war die Frage zu prüfen, wieweit man mit der Gefäßunterbindung am Magen beim Hunde gehen kann. Es sei erwähnt, daß in einer unter Kocher von Fricke ausgeführten Dissertation der Nachweis geführt wird, daß man beim Hunde die A. gastrica dextra und die A. gastroduodenalis, also die rechtsseitigen Magengefäße, unbedenklich ausschalten kann. Ich hatte mir, ehe mir diese Arbeit bekannt wurde, bereits die Frage vorgelegt, wieweit man den Hundemagen überhaupt operativ seiner Gefäße berauben kann, ohne daß Nekrose zu befürchten ist.

An einem mir vorliegenden und demonstrierten Präparat ist die Unterbindung sämtlicher an den Magen herantretenden Gefäße, soweit sie bei der Operation einer schnellen Unterbindung zugänglich waren, vorgenommen worden. Die ausgeschaltete Partie betrug mindestens $\frac{4}{5}$ des ganzen Magens. Bei der Tötung des Tieres, nach sechs Tagen, zeigte sich keine Veränderung am Magen, trotzdem wir noch, um die Verhältnisse am blutenden Menschen nachzuahmen, große Mengen Blutes bis zu starkem Abfall des Blutdrucks während der Operation aus der Femoralis abgelassen und dadurch das Tier stark geschwächt hatten. An einem weiteren Magen wurde die Unterbindung in ähnlicher Weise vorgenommen; auch dieser Magen war bei der Tötung nach fünf Tagen normal. Das trockene Injektionspräparat läßt aber im Bereich der Pars pylorica und an der großen Curvatur eine geringere Injektion erkennen wie am übrigen Magen und wie an einem normalen Vergleichsobjekt.

Weitere Mägen, an denen je drei oder vier zuführende Gefäße in größerer oder geringerer Ausdehnung ausgeschaltet wurden, zeigen am injizierten Präparat ebenfalls gewisse Bezirke wenig oder garnicht injiziert, und zwar um so ausgesprochener, wenn die A. gastrica sinistra, bzw. die A. gastroepiploica dextra exakt ausgeschaltet waren. Aehnliche Befunde konnten wir bei einem menschlichen Magen erheben, wo die von den ausgiebig abgebundenen Gefäßen versorgten Partien sich mit Methylenblau nicht füllten.

Die Tierversuche zeigten uns also für den Hund 1. die Möglichkeit, den Magen in großer Ausdehnung der zuführenden Gefäße zu berauben, ohne daß

Nekrose eintritt; 2. für wenige Tage wenigstens eine erschwerte Injektionsmöglichkeit des ausgeschalteten Gefäßgebietes.

Wenn auch diese Versuche nur mit größter Vorsicht auf den blutenden Menschen trotz der gleichen Gefäßanordnung zu übertragen sind, so darf man doch hoffen, daß tatsächlich für kurze Zeit eine gewisse Herabsetzung der Durchblutung ausgiebig ausgeschalteter Magenbezirke eintritt. So ausgedehnte Umstechungen wie im Tierversuch würden praktisch zur Stillung einer Ulcusblutung nicht in Frage kommen, immerhin gibt uns das Ausbleiben der Nekrose beim Hunde vielleicht die Berechtigung, in verzweifelten Fällen beim Menschen einmal eine aus irgend einem Grunde geplante Magenresektion abzubrechen und das Organ im Abdomen zu lassen, selbst wenn bereits oben und unten die Gefäße abgebunden sind.

Weiter beschäftigte mich die Frage, ob anatomisch und technisch die typische Umstechung und Ligatur der einzelnen, mit dem Magen direkt oder indirekt in Beziehung stehenden Gefäße unter normalen Verhältnissen einfach ist.

Die Frage wurde an Hunden und menschlichen Leichen geprüft. Savariaud hat sich übrigens auch schon mit dieser Frage beschäftigt.

1. Zunächst die A. gastrica dextra ist sehr einfach im Ligamentum hepato-gastricum zu umstechen (s. Abbildung G. d.).

2. Die A. gastrica sinistra gibt eine Reihe starker Aeste zur Vorder- und Hinterfläche des Magens ab, die in erster Linie das kolossale Anastomosennetz des Magenkörpers, das wir an injizierten Menschen- und Hundemagen sehen, speisen. Soll die Ausschaltung eines der kleinen Curvatur benachbarten Magenabschnitts etwas nützen, so ist also ihre Umstechung bis weit nach der Cardia zu in der auf der Abbildung (G. s.) markierten Ausdehnung notwendig. (Die quer durch das Omentum minus gelegten Ligaturen waren in der Abbildung nicht zum Ausdruck zu bringen.)

3. Das gleiche gilt für die A. gastroepiploica dextra, den Ast der A. gastroduodenalis (G. e. d.). Hier haben wir hart am untern Rand des Pylorus subserös die Ligatur zu legen und weiter quer, beliebig weit nach links herüber die Verbindung mit der Gastroepiploica sinistra (G. e. s.) zu unterbrechen.

Alle diese Unterbindungen sind unter normalen Verhältnissen in kürzester Zeit und schonend ausführbar.

4. Auch der Hauptstamm der A. gastroduodenalis, der konstant den Pylorus kreuzt (s. Abbildung), ist verhältnismäßig leicht und sicher zu unterbinden. Man muß das kleine Netz in seiner rechten Hälfte ligieren und durchtrennen, dann den Pylorus herunterdrängen und zwischen Pankreaskopf und Pylorus – natürlich unter Schonung der etwas oberhalb des Pankreas ins Ligamentum hepatoduodenale eintretenden A. hepatica – die Umstechung ausführen. (Die Orientierung kann man sich durch Einführen des Fingers in das Foramen Winslowii und genaue Bestimmung des Lig. hepatoduodenale erleichtern.)

5. Weniger einfach ist die Unterbindung der A. splenica, trotzdem sie ziemlich konstant und schnell bei der Leiche wie beim Hunde am oberen Rande des Pankreas zu bestimmen und nach Lösung des kleinen Netzes, bzw. des Lig. gastro-colicum zu umstechen ist.

Es fragt sich nun, ob diese Befunde sich für das blutende Magengeschwür praktisch verwerten lassen. Ich halte mich an die Haupttypen der akut blutenden Ulcera: 1. die Ulcera der Regio pylorica, 2. der kleinen Curvatur, 3. der hinteren Wandung. Mit Savariaud unterscheide ich: 1. Blutungen aus dem submukösen Gefäßnetz, meist bei frischen Ulcera, und 2. Blutungen aus arrodierten, größeren Gefäßen, meist bei älteren Ulcera.

1. Für die Blutungen aus dem submukösen Netz kommt meines Erachtens die typische Umstechung am Orte der Wahl sehr selten in Frage, ganz abgesehen davon, daß sie sehr oft schwer palpablen Geschwüren entstammen. Erfahrungsgemäß können die Blutungen aus solchen Gefäßen aber genau so gut zum Tode führen wie die aus den Hauptstämmen. Um Blutungen aus dem submukösen Gefäßnetz dürfte es sich in meinem Fall 2 gehandelt haben. Ich glaube, daß ich ein besonderes Glück gehabt habe, daß das Geschwür in der Nähe des Pylorus (Abbildung U. pyl. a.) saß, da hier die Gefäße selbst mit ihren seitlichen Anastomosen, wie ich mich am menschlichen Injektionspräparat überzeugen konnte, zarter sind wie am Magenkörper, sodaß die Ligatur oben und unten, wie ich sie angewandt habe, Nutzen stiften konnte. Sonst dürfte die Umstechung bei Blutungen aus den Neben-

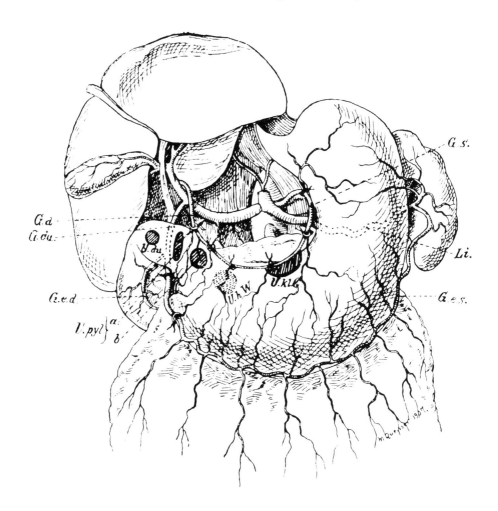

ästen nur noch in der Nähe der Curvaturen Erfolge erhoffen lassen, da hier eventuell noch die hauptsächlich zuführenden Gefäße der betroffenen Bezirke durch breite Ligaturen ausgeschaltet werden können (s. Abbildung).

2. Die dankbarsten Fälle dürften wir unter den Ulcera der kleinen Curvatur (Abb. U. kl. C.) finden, weil die Umstechung der Gastrica sinistra und des Coronarbogens, wie erwähnt, meist leicht ist und hier auch die Ulcera häufig verhältnismäßig leicht zu finden sind. Man schätzt ihre Zahl auf etwa 25–30% aller Ulcera. (...)

Für die perforierenden Ulcera der hinteren Wand käme die Unterbindung der A. gastroduodenalis oder der A. linealis in Frage. Wenn hier von solchen Umstechungen etwas zu erhoffen wäre, würde das sehr wichtig sein, da die Ulcera der hinteren Wand etwa die Hälfte aller Ulcera ausmachen. Aber leider läßt zunächst für die Blutungen aus dem Pankreas (cf. Fall 1) die hier in Frage kommende Ligatur der A. gastroduodenalis, des Muttergefäßes der A. pancreatica sup. völlig im Stich, da, wie wir uns bei Injektionsversuchen überzeugen konnten, das Pankreas wegen der starken Anastomosen mit Aesten der A. mesaraica und der A. linealis auch nach Unterbindung der A. gastroduodenalis sofort wieder völlig durchblutet wird. (...)

Auch nach meinen Untersuchungen ist also die Zahl der zu einer aussichtsvollen Umstechung geeigneten Fälle von akuter Magenulcusblutung eine sehr beschränkte. Immerhin sind schon einige Heilungen, die solchen Umstechungen zu verdanken sind, (außer meinem eigenen Fall 2) bekannt (z. B. Fälle von Roux, Robson, Witzel). Ich möchte die Umstechung fast immer da für diskutabel halten, wo die Exzision des Ulcus bei schweren Blutungen in Frage gezogen wird oder ausgeführt wurde. Ist auch die Gefäßunterbindung ohne Mageneröffnung häufig ein unsicheres Mittel, so spricht doch zu ihren Gunsten und gegen die Exzision des Ulcus bei schwer affizierten Kranken die Einfachheit des Verfahrens. Bei Durchsicht einiger Fälle, wo Ulcusexzisionen wegen akuter Blutungen vorgenommen sind, habe ich den Eindruck gewonnen, daß diese Fälle sich auch zur Umstechung geeignet hätten.

Erst dann, wenn im konkreten Falle die Umstechung als unanwendbar sich herausgestellt hat, dürften die übrigen Verfahren, bei denen erst durch Eröffnung des Magens und vom Mageninnern aus eine Basis für unser weiteres Vorgehen gewonnen wird, in Frage kommen. Es sind dies, außer der Exzision, die Tamponade (cf. Fall 1), die Kauterisation des Ulcusgrundes und die Umstechung des blutenden Gefäßes oder der blutenden Partie vom Mageninnern aus. Alle diese Methoden haben zur Voraussetzung eine Gastrotomie, teils um an ein Ulcus, dessen Sitz bekannt ist, herankommen zu können, teils um erst durch Absuchen des Mageninnern die Quelle der Blutung zu finden. An eine solche explorative Gastrotomie könnte natürlich auch die Umstechung der Gefäße von außen oder die Exzision angeschlossen werden. Alle gegen das blutende Ulcus selbst gerichteten Eingriffe außer der Umstechung von außen können wir nur bei leidlich widerstandsfähigen Kranken ventilieren, das sind aber zum großen Teil schon Kranke, bei denen auch eine Gastroenterostomie allein zum Ziele führt, also keine schnell verlaufenden Verblutungsfälle. Wir müssen aber vor jeder wegen akuter Magenblutung unternommenen Operation mit der Möglichkeit rechnen, daß wir die blutende Stelle garnicht finden und deshalb die Operation ergebnislos abbrechen müssen.

Für die chronisch rezidivierenden Formen der Magenulcusblutungen ist auch nach meiner Ansicht die Gastroenterostomie allein oder kombiniert mit der Jejunostomie die Operation der Wahl, und ich glaube, daß man dieselbe auch noch bei sehr schweren Blutungen, die hart an das Interessengebiet der sogenannten foudroyanten Blutungen angrenzen, zur Anwendung bringen kann, wo man die Quelle der Blutung bei der Operation nicht findet (Czerny). Da aber auch bei chronisch rezidivierenden Blutungen doch ab und zu trotz der Gatroenterostomie nachträglich Verblutung erfolgt ist, so dürfte auch hier vielleicht öfter in günstig liegenden Fällen die Umstechung der zuführenden Gefäße, z.B. an der kleinen Curvatur, gleichzeitig mit der Gastroenterostomie ausgeführt werden können.

Zum Schluß gehe ich noch mit wenigen Worten auf die Kombination der Gefäßunterbindung von außen mit der Jejunostomie ein, die ich in meinem Fall 2 angewandt habe. Die Jejunostomie allein als Mittel gegen die akute Blutung im Sinne der völligen Ruhigstellung des Magens hat fast immer im Stich gelassen, sodaß v. Eiselsberg die frühere Empfehlung derselben zu diesem Zwecke zurückgezogen hat. Als begleitende bzw. ergänzende Operation möchte ich sie auch weiterhin für wichtig halten.

Schließlich möchte ich noch hervorheben, daß alle gegen das blutende Ulcus gerichteten Bestrebungen unvollkommen sind, so lange nicht die einzige, bisher Heilung eines Ulcus versprechende Operation, die Gastroenterostomie, hinzugefügt ist. Konsequenterweise muß also bei solchen Kranken wie die meine, wenn weiterhin Ulcuserscheinungen auftreten, die Gastroenterostomie sekundär ausgeführt werden.

Resümee. Unter den direkt gegen ein akut blutendes Ulcus gerichteten Eingriffen verdient die Unterbindung der zuführenden Arterien in einer Reihe von Fällen Beachtung, da sie einen, wenn auch unsicheren, doch erheblich einfacheren Eingriff wie die Ulcusexzision bedeutet. Die klinische Erfahrung wie Tier- und Leichenversuche lassen die Umstechung größerer Magengefäße in der Ein- oder Mehrzahl in manchen Fällen als durchaus rationell und aussichtsreich erscheinen. Die Ulcera der kleinen Curvatur dürften das dankbarste Feld derartiger Umstechungen sein. Bei foudroyanten Blutungen kommt Kombination der Umstechung mit der Jejunostomie, bei den nicht unmittelbar tödlichen, akut und chronisch rezidivierenden Formen die Gastroenterostomie allein oder kombiniert mit der Umstechung in Betracht.

Ein Fall von Exstirpation der Gallenblase wegen chronischer Cholelithiasis. Heilung.

Von

Carl Langenbuch.

(1882)

Die Gallenblase ist nach einstimmigem Urtheil der modernen Autoren, wie Frerichs, Schüppel u. A., der eigentliche Bildungsherd der Steine und nur verhältnissmässig selten entstammen diese den Gallengängen. Lediglich die Gallenblasensteine sollen uns hier interessiren. Es ist von ihnen sogleich zu beachten, dass neueren Forschungen zufolge solche von 1 Ctm. Durchmesser den Ductus cysticus wahrscheinlich kaum mehr zu passiren vermögen (Schüppel) und dass die Concremente überhaupt, wenn Fiedler in dieser Ansicht nicht zu weit geht, die Gallenblase weit häufiger und unbemerkt auf dem Verschwärungswege verlassen, als durch den Ductus cysticus. Sie gelangen alsdann meistens in den Darm, wo sie gelegentlich die schwersten, ja zuweilen tödtliche Störungen hervorrufen können, seltener in den Magen, die Harnwege und die Pfortader, zuweilen auch durch Bauchfisteln an die Aussenwelt und nicht so ganz selten und dann wohl stets mit tödtlichem Ausgange in die Bauchhöhle.

Wir thun gut, uns durch diese bekannten Thatsachen hin und wieder zu vergegenwärtigen, wie mannigfach und tückisch sich die Cholelithiasis verhalten kann und wie unsere Kunst in dem Bestreben nicht müde werden darf, Vorsicht walten zu lassen und dem eventuell von ihr drohenden Unheil bei Zeiten entgegenzutreten. Zum Glück heilen ja die meisten Fälle spontan; dazu verfügen wir über eine Reihe höchst schätzenswerther medicinischer Heilmethoden, deren Wirksamkeit indessen für manche Fälle gewisse Grenzen gesteckt sind. Wenn auch die Idee, die Gallensteine innerhalb der Gallenwege durch gewisse Medicamente zur Auflösung zu bringen, von Schüppel wohl mit Recht für eine therapeutische Illusion gehalten wird, so vermögen wir doch den Abgang der Steine zu erleichtern und auch in vielen Fällen durch entsprechende Diätetik die Neigung zur Steinbildung zu beseitigen; aber immer bleiben noch Fälle, in denen wir eben kein gutes Resultat zu erzielen vermögen. (...)

Die Chirurgie der Gallenblase ist noch in den Anfängen der Entwicklung, aber sie existirt und die Namen Petit, Thudichum, M. Sims, Kocher, G. Brown, Lawson Tait, König u. A. sind in rühmlicher Weise mit ihr verknüpft. Freilich hat sie sich bis jetzt nur an gewisse durch die Steinbildung bedingte Folgezustände der Blase herangewagt und sich damit begnügt, Fisteln zu erweitern und Steine zu extrahiren, sowie den Hydrops und das Empyem der Blase zu operiren. Man hatte es also eigentlich nur mit rein »chirurgischen Vorkommnissen« zu thun, welche sich, wie in allen Gegenden des menschlichen Körpers, so auch hier vorfanden und zum Eingriff aufforderten. Aber man beseitigte nur das Product der Krankheit, nicht die Krankheit selbst.

Sollte sich nicht auch diese in den geeigneten Fällen durch die mechanisch wirkende Therapie heben lassen? (...)

Wir wissen zunächst, dass das Vorkommen der Gallenblase in der Thierreihe überhaupt ein wechselndes ist, und dass z. B. die Gruppen der Elephanten und Pferde dies Organ gar nicht besitzen. Ferner wissen wir bezüglich des Menschen, dass der häufiger beobachtete angeborene Mangel der Gallenblase, wie auch die nicht so selten (Rockitansky) auf dem Leichentische zu constatirende entzündliche Verödung derselben in der Regel ohne nachweisbaren Einfluss auf das gesunde Leben resp. die Lebensdauer zu sein pflegen.

Die Galle fliesst in solchen Fällen entweder direct in den Darm, welcher sich demgemäss zu accomodiren weiss; oder sie schafft sich durch die allmälige Dilatation der Gallengänge und Ducti von Neuem ein entsprechendes Reservoir.

Physiologisch war also a priori nichts gegen die Fortnahme der Vesica fellea einzuwenden und es handelte sich nur noch um die Technik der Operation.

Zur Lösung dieser Frage stellte ich eine Reihe von Versuchen an der Leiche an und kam zu dem Resultat, dass wohl von allen abdominellen Operationen, welche die Laparotomie als Voract erheischen, **die Exstirpation der Gallenblase mit vorhergehender Unterbindung des Ductus cysticus als die am wenigsten eingreifende zu betrachten ist.**

Ein dem vorderen Leberrande entsprechender Querschnitt durch die Decken der rechten Bauchhälfte, welchem sich wie zur Bildung eines T ein dem äusseren Rand des M. rectus folgender Längsschnitt anfügt, beide zu 10–15 Ctm. lang, eröffnen die Bauchhöhle in geeigneter Weise. Die an die untere Leberfläche befestigte Gallenblase liegt mit ihrer Kuppe frei vor. Schiebt man nun durch Einführung eines grösseren flachen Schwammes das Colon und mit ihm die Dünndarmmasse nach abwärts unter die unaufgeschnittene Bauchdeckenpartie und lässt sich zugleich den etwas vornüber geneigten rechten Leberlappen möglichst aufrichten, so spannt sich das Lig. hepatoduodenale in der Weise an, dass es aus der Tiefe hervortritt und sein, das Foramen Winslowii nach vorn begrenzender Rand zwischen die Finger der linken Hand genommen werden kann. In dieser Duplicatur verlaufen bekanntlich die grossen Gallenwege und medianwärts von diesen die Portalgefässe. Um den Ductus cysticus, der am weitesten nach rechts und ziemlich isolirt liegt, auszusondern, thut man gut, die Gallenblase durch Abtrennung etwaiger Peritonealligamente bis zu letzterem hin freizulegen, was mit wenigen feinen Messerzügen zu bewirken ist. Die Blase verjüngt sich immer mehr und geht schliesslich, meist unter Bildung einer spiraligen Flexur, in den Ductus cysticus über. Um diesen wird 1–2 Ctm. von der Blase entfernt eine fest schnürende Seidenligatur angelegt. Da es sich darum handelt, als unerlässliche Vorbedingung der Operation einen dauernden Verschluss des Ductus cysticus herzustellen, ist das Catgut für diesen Zweck absolut ausgeschlossen. Die erst nach diesem Acte vorzunehmende Lostrennung der in ihrer Nische durch Bindegewebe einigermassen locker befestigten Gallenblase geschieht nach vorgängiger Aufritzung ihres Peritonealüberzuges in der Circumferenzlinie sehr leicht und zwar halb durch Zug, halb durch vorsichtig geführte Messer- oder Scheerenschnitte. Darauf folgt erst die Durchschneidung des Ductus cysticus diesseits der Ligatur. Bei reichlicher Füllung der Gallenblase kann man zur Verhütung der galligen Ueberfluthung des Operationsfeldes in Folge etwaiger Ruptur oder Verletzung des Sackes die

Hauptmasse durch Aspiration vor der Lostrennung entleert haben. Vor einer Verletzung des blutreichen Lebergewebes hat man sich selbstverständlich sorgsam zu hüten, wird aber im Uebrigen kaum ein der Unterbindung benöthigtes Gefäss antreffen. Mit dem Nahtschluss der Bauchwunde ist diese wenig eingreifende Operation, bei welcher ausser der Flexura dextra coli kaum ein Darmstück mit der Aussenwelt in Berührung kommt, beendet.

Die principielle Berechtigung und thatsächliche Ausführbarkeit dieser Operation war das theoretische Ergebniss meiner Studien. Recht bald sollte ich Gelegenheit finden, auch practisch die Probe zu ziehen.

Ende Juni d. J. hatte College Dr. N. Meyer die Güte, mir zur Consultation einen seiner Patienten, Herrn D., 43 Jahr alt, Magistratsecretair in Berlin vorzustellen, der an heftigen Gallensteinbeschwerden litt. Vorher nie wesentlich krank gewesen, wurde er 1866 plötzlich von anhaltendem Erbrechen und heftigen Kolikschmerzen befallen, welche erst am anderen Tage wieder aufhörten. Solche Anfälle hatte er anfangs nur 1–2 Mal jährlich. 1869 trat zugleich ein intensiver Icterus auf, der erst nach 2 Monaten zurückging. Von jetzt ab traten die Schmerzanfälle immer häufiger und heftiger auf, waren stets von Gelbfärbung der Haut oder mindestens der Conjunctiva gefolgt und führten zu empfindlicher Berufstörung. Einmal soll auch eine pralle Geschwulst in der Gegend der Gallenblase durch die Bauchdecken fühlbar gewesen sein. Zufällig gefundene Abgänge von Gallensteinen zeigten nur wenige dunkelgefärbte und erbsengrosse Exemplare. Der Patient besuchte auf den Rath des Herrn Geh.-Rath Frerichs 3 Jahre hintereinander Carlsbad, doch nahmen die Beschwerden eher zu als ab. Im ersten Jahre wog der Patient noch 89,5, vor einem Jahr nur mehr 75 und gegenwärtig nur 52,5 Kilo. Dementsprechend bestand beträchtliche Magerkeit. Die Haut war schlaff und wie auch die Conjunctiven gelblich tingirt. Es bestand Neigung zum Schweiss. Die Zunge war nicht belegt, auch der Leib weich. Die Leberdämpfung hielt sich in den normalen Grenzen und die Gallenblasengegend war nicht druckempfindlich. Die Function des überaus reizbaren Magens lag sehr darnieder. Der Appetit war sehr gering, dagegen bestand grosse Brechneigung und hartnäckige Obstipation. Im Urin waren zur Zeit weder Gallenbestandtheile, noch andere abnorme Beimischungen nachweisbar. Die Schmerzanfälle wiederholten sich in letzterer Zeit fast täglich und konnten so intensiv werden, dass sie mehrere Male Ohnmachtszustände herbeiführten. Seit ¾ Jahren bekämpfte der Pat. dieselben mit wachsenden Morphiumdosen. Zudem war er gemütlich sehr deprimirt geworden. Er klagte, sein Leiden sei immer schlimmer geworden, er fühle, die Kräfte sinken und ohne Morphium wäre er nicht mehr im Stande auszukommen; er wäre daran sein Amt aufzugeben und sähe einer düsteren Zukunft entgegen.

Die Lage des Kranken war in der That eine sehr prekaire. Die zunehmende Schwäche, die beständigen Schmerzen, die ausgesprochene Beeinträchtigung der Nahrungsaufnahme und namentlich der wachsende Morphinismus liessen erkennen, dass er eine schiefe Ebene hinabglitt, auf der die Umkehr fast unmöglich schien. Da die Diagnose sicher und die Prognose so trübe erschien, hielt ich es für gerechtfertigt, den Kranken auf den einen mir noch möglich erscheinenden Rettungsweg aufmerksam zu machen und es ihm nach Darlegung des Pro et Contra anheimzustellen, sich das Gehörte weiter zu überlegen.

Nach einiger Zeit, während welcher er sich noch anderwärts nach gutem Rath umgesehen zu haben schien, liess er sich (10. Juli) in das Lazaruskrankenhaus aufnehmen und bat mich, die besprochene Operation auszuführen. Ich liess ihn 5 Tage im Bette liegen und zur Vorbereitung abführen. Während dieser Zeit bekam er täglich 2 heftige Anfälle, wobei die Schmerzen deutlich ihren Ausgang von der Gallenblasengegend nahmen und sich dann über den Unterleib ausbreiteten.

Die Operation wurde auf den 15. Juli festgesetzt. Von den Vorbereitungen für die Sicherung der Asepsis brauche ich nicht mehr zu sagen, als dass sie entsprechend der Neuheit des Falles von aussergewöhnlicher Peinlichkeit waren. (...)

Die Operation verlief genau in der oben geschilderten Weise. Die Gallenblase erschien nicht frisch entzündlich afficirt, doch waren ihre Wandungen deutlich verdickt. Sie war nur mässig prall mit Galle gefüllt und wurde durch Aspiration mit einer grossen Pravaz'schen Spritze geleert. Bei ihrer Oeffnung fanden sich nur 2 hirsekorngrosse Cholestearinsteinchen in ihr und es lässt sich annehmen, dass das mehrtägige Laxiren zu einer gründlichen Entleerung von Steinen beigetragen hatte. Bei der Abtrennung der Blase von der Leber entstand eine kleine venöse Blutung aus letzterer; sie wurde durch eine Catgutumstechung leicht gestillt.

Der Patient hatte nach der Operation keine Schmerzen und schlief die folgende Nacht sehr gut.

Am 16. Juli Morgens wurde er mit brennender Cigarre im Mund angetroffen. Gegen Mittag stellte sich ein heftiges Hungergefühl ein, doch ward nur ein Minimum von leichter Nahrung gereicht. Den ganzen Tag keine Schmerzen. Temperatur und Puls normal.

Am 17. Juli stellt sich wieder heftiges Hungergefühl ein, doch wurde aus Vorsicht nur ein wenig Flüssiges gereicht. Keine Schmerzen. Temperatur und Puls normal.

Am 17. Juli ebenfalls vollkommenes Wohlbefinden und keine Schmerzen; nur erklärt der sonst sehr ruhige und gesetzte Pat. er sei so entsetzlich hungrig, dass er, falls man ihm Nichts gäbe, heimlich aufstehen und nach Speise suchen würde. Darauf hin war ihm etwas weiches Fleisch mit Kartoffelbrei und Sauce bewilligt. Temperatur und Puls normal.

Am 19. Juli fühlt Pat. beim Athmen einen stechenden Schmerz unter und zwischen den Schulterblättern. 4 Uhr Nachmittag beträgt die Temp. 38,6 und der Puls 110. Eine genaue Untersuchung der Lunge wird in Rücksicht auf die Bauchwunde unterlassen und eine Pleuritis sicca angenommen. Wegen Obstipation wird ein Warmwasserklystier sowie eine Tasse St. Germainthee verordnet.

Am 20. Juli. Noch kein Stuhl, sonst wieder Wohlbefinden und normale Temp. und Puls.

Am 21. Juli. Aus der schon geheilten Wunde werden einige Suturen entfernt und wiederum Laxantien gereicht. Gegen Abend stellten sich sehr erleichternde flüssige Entleerungen ein.

Die Genesung nahm ihren ungestörten Fortgang, so dass der Pat. schon am 27. Juli das Bett verlassen konnte. Die alten Schmerzen sind bis jetzt (Mitte November), wie auch nicht anders möglich, nicht wiedergekehrt, dagegen hatte man noch einige Zeit mit der reizbaren Schwäche des Magens zu kämpfen. Aber auch diese legte sich immer mehr. Das Morphium ist seit der Operation nie mehr gereicht worden. Schon am 10. August ergab sich eine Gewichtszunahme von 6 Kilo, und einige Wochen später bei der Entlassung im Anfang September eine weitere von 7,5 Kilo.

Zur Epikrise bin ich der Ansicht, dass es sich in diesem Falle um eine bisher nicht zu beseitigen gewesene intensive Neigung der Galle zur Steinausscheidung in der Gallenblase handelte; des Weiteren, dass die Steine keine unbequeme Grösse erlangten und dass das Leiden des Kranken durch den unaufhörlichen schmerzhaften, aber normal vor sich gehenden Abgang der immer auf's Neue gebildeten Concremente unterhalten wurde.

So ist zur physiologischen und technischen Lösung der Frage von der Berechtigung und Möglichkeit der Cholecystectomie auch die klinische getreten.

Meines Erachtens eignet sich die Cholecystectomie vorläufig nur für diejenigen Fälle, wo Patient und Arzt am Ende ihrer Geduld angelangt sind. Sie sei, wenn auch niemals zu spät unternommen, doch nur das letzte Auskunftsmittel, und darf nur von chirurgisch geübter Hand und selbstverständlich unter der Garantie strengster Antisepsis ausgeführt werden. Da sie, wie schon oben bemerkt, wohl als die ungefährlichste aller Laparotomien gelten dürfte, wird sie in den betreffenden Fällen, selbst mit der jetzt wirklich minimen Chance einer Lebensgefahr dem Anheimgeben der Patienten an das Morphium und die unberechenbaren Wendungen dieses insidiösen Leidens thatsächlich vorzuziehen sein.

Blicken wir zum Schluss noch auf die bisher ausschliesslich zur Beseitigung des Hydrops, des Empyems und der Steine der Gallenblase ausgeführten Cholecystotomien und Cholelithectomien, also die Eröffnung der Blase mit nachfolgender Annähung der Schnittränder an die Bauchdecken, zurück, so erscheinen diese Methoden schon durch die Eröffnung der Bauchhöhle mutatis mutandis in gleichem Masse gefährlich als die Cholecystectomie, und durch die Manipulationen mit der Blase noch vielfach gefährlicher! – Denn einerseits droht durch ein Loslassen der Nähte das Eindringen des Secrets ev. auch der Galle, sowie auch der atmosphärischen Luft in die Bauchhöhle, ferner können die Cholelithectomien zu länger dauernden Gallenfisteln mit deren Nachtheilen führen und schliesslich wird das Uebel meistens gar nicht definitiv geheilt, da bei nicht zerstörter Schleimhaut ein Recidiv des Hydrops auftreten, und bei persistirender Wegsamkeit des Ductus cysticus nach der Schliessung der Blase eine neue Steinbildung auftreten kann. Ich glaube daher aussprechen zu dürfen, dass die von mir wegen insidiöser Cholelithiasis ausgeübte Exstirpation der Gallenblase nach vorheriger Unterbindung des Ductus cysticus auch für die meisten anderen Processe dieses Organs als die minder gefährliche und wirksamere Methode in's Auge zu fassen ist.

Zur Verbesserung der Hepaticusdrainage.

Von

Hans Kehr.

(1912)

Die Hepaticusdrainage hat die Choledochotomie mit Naht mehr und mehr verdrängt, wenn auch von einzelnen Seiten (Capelle, Bonn) immer wieder Anstrengungen gemacht werden, der völligen Choledochusverschließung zu ihrem Rechte zu verhelfen. Gewiß kann man diese anwenden bei Solitärsteinen und geringfügiger Infektion; aber hierbei führt die T-Drainage, wie ich durch zahlreiche Fälle beweisen kann, ebenso rasch – nämlich in 15–20 Tagen – zur völligen Heilung.

Was viele von der Hepaticusdrainage abgehalten hat, ist zunächst der lästige Gallenfluß nach außen. Durch Einführung meines T-Rohres kann man ihn sehr einschränken. Ein Gallenfluß von 8 Tagen ist so gut wie unschädlich; wenn man nach 8 Tagen den langen, äußeren Schenkel des T-Rohres abklemmt, so zwingt man die Galle, wieder den normalen Weg nach dem Duodenum hin zu nehmen, und dadurch ist die Gefahr des Gallenverlustes beseitigt.

Weiterhin hat man gefürchtet, daß bei der Herausnahme des T-Rohres die abschließende Choledochusnaht geschädigt und wieder aufgerissen würde. Dies war in der Tat der Fall in jenen Fällen, in denen man das Rohr folgendermaßen einlegte (Fig. 1).

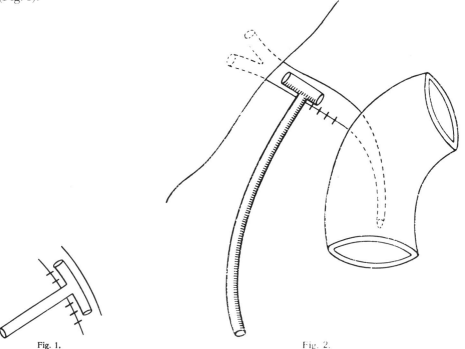

Fig. 1.   Fig. 2.

Wenn man in einem solchen Falle das T-Rohr am 14. Tage entfernt, so kann man, wenn die Naht nicht ganz fest geheilt ist – und das ist bei stärkerer Cholangitis nicht immer zu verlangen! – allerdings die Naht ganz aufreißen. Zwar kommt eine Heilung immer noch zustande, wenn der retroduodenale Teil des Choledochus und die Papilla duodeni frei ist; aber der dann eintretende Gallenfluß kann die Heilung sehr stören. Wir können zwar dem Flüssigkeitsverlust durch rektale Kochsalzinfusionen usw. entgegenarbeiten, aber der tägliche Gallenfluß bedingt ein tägliches Verbinden, das den Kranken beunruhigt und nicht geringe Kosten verursacht.

Ich habe deshalb den einen Schenkel des im Choledochus liegenden Rohres ganz kurz geschnitten und die Verschließungsnaht so vorgenommen, daß beim Herausziehen des Rohres höchstens die eine dicht am Rohr liegende Sutur gefährdet war. (Fig. 2)

Bei der Nahtanlegung wird man bestrebt sein, einem Vorbeisickern von Galle nebem dem Rohre möglichst vorzubeugen. Geringe Mengen Galle, die vorbeifließen, schaden gar nichts, sondern werden von der Tamponade – die selbstverständlich **niemals fehlen darf** – sofort aufgesogen und unschädlich gemacht. Ich habe in den letzten 5 Jahren bei mehr als 200 Hepaticusdrainagen nicht ein einziges Mal eine postoperative Peritonitis beobachtet!

Aber je enger man die Naht um das Rohr schließt, je strenger man die Asepsis durchführt, um so schwieriger wird die Entfernung des Rohres, wenn man auch den einen Schenkel noch so **kurz** bildet. Ich habe bei meinen letzten 100 Hepaticusdrainagen 4mal Schwierigkeiten bei der Entfernung des T-Rohres gehabt. Die Tamponade ließ sich am 14. Tage (nur selten beginne ich ihre Lockerung schon am 10. Tage) meist glatt entfernen, aber das Rohr saß fest und folgte nicht einem sanften Zuge. Ein stärkeres Ziehen ist selbstverständlich verboten, da sonst die ganze Naht gefährdet ist. In diesen vier Fällen kam das Rohr schließlich zum Vorschein, aber in einem Falle erst am 21. Tage, und zwar auch erst, nachdem ich einen ziemlich kräftigen Zug zur Anwendung gebracht hatte.

Starrwandige Rohre soll man für die Hepaticusdrainage überhaupt nicht verwenden; nur ganz **weiche** und möglichst **dünne** Rohre sollen benutzt werden.

Gar keine Schwierigkeiten hat man aber, wenn man den kurzen, im Choledochus liegenden Rohrschenkel in eine Rinne verwandelt, d. h. wenn man (...) die obere Wand des Rohres entfernt. (...)

Hat man (Fig. 5) den D. cysticus, ca. ½ cm vom Choledochus entfernt, durchschnitten und Cysticusrest und Choledochus gespalten, die Steine aus Hepaticus und Choledochus beseitigt, so schiebt man das Rinnenrohr so in den Hepaticus hinein, daß nur noch der kurze, vom Loch aus duodenalwärts liegende Teil zu sehen ist. Die erste Naht, die man anlegt, wird über dem ganz kurzen, nur 2 bis 3 mm langen duodenalwärts liegenden Schenkel so angelegt, daß die Knüpfung des Fadens das Rohr sofort fest im Choledochus fixiert. Die übrigen Nähte 2–5 dienen dazu, den übrigen Teil der Choledochusinzision zu schließen. Es wird zuletzt der Rest des Ductus cysticus, bzw. seine Schleimhaut entfernt (punktierte Linie Fig. 5) und dann noch leberwärts vor dem Rinnenrohr eine Naht hinzugefügt (x). Dann liegt aber die Naht wirklich gallendicht, und das Rohr liegt **unverschieblich** fest. Man braucht es nicht noch besonders festzunähen (Fig. 6).

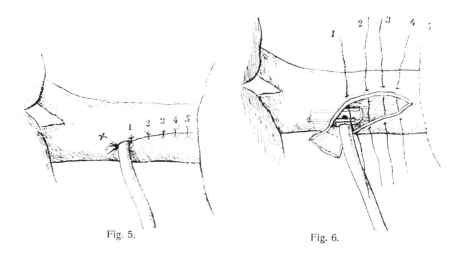

Fig. 5. Fig. 6.

Es hat dieses Rinnenrohr den Vorteil, daß man das Loch, welches in den langen Schenkel führt, genau sieht (es kann bei der Fabrikation vorkommen, daß das Loch sehr klein ausfällt, wodurch der Abfluß der Galle in Frage gestellt wird), und daß das Herausziehen des Rohres leicht zu bewerkstelligen ist, da die feine Gummispange sich leicht zusammenlegt und ohne weiteres durch die offene Stelle nach außen schlüpft. Auch wird durch die Halbierung des Rohres der Gallenabfluß nach dem Duodenum erleichtert. Es kann keine Verstopfung des im Choledochus, liegenden Rohrschenkels eintreten, und der Gallenabfluß nach dem Duodenum tritt beim Rinnenrohr meist noch früher ein wie beim geschlossenen Rohre.

Jedenfalls gleitet das Rinnenrohr, das durch eine exakte Abschlußnaht und die ringsseitige Tamponade festgehalten wird, bei der Entfernung derselben leicht aus dem Choledochus, und oft hört dann sofort der Gallenabfluß nach außen auf. Solche Kranke kann man bereits am 16. Tag aus der Klinik entlassen.

Es genügt vollständig, wenn der Teil des leberwärts liegenden Rinnenrohres 1 cm und der des duodenalwärts liegenden ¼ cm lang ist. Wir wollen ja nur einen Halt für den nach außen liegenden Rohrschenkel erzielen.

Das Rinnenrohr erlaubt auch die Drainage eines sehr engen Hepaticus, ohne daß man zu befürchten braucht, daß man dadurch die Abflußverhältnisse stört. Man kann seitlich von dem Rohr noch so viel fortschneiden, daß die Rinne nur aus dem Loch und einer ganz feinen Spange besteht.

Seitdem ich das Rohr benutze, habe ich fast zu jeder Exstirpation der Gallenblase (mit Ausnahme der Fälle, wo ich die Ektomie nicht wegen der Steine, sondern wegen Pericholecystitis adhaesiva ausgeführt habe und wo ein Verschlußstein im Gallenblasenhals bei ganz zartem und engem D. cysticus vorlag) eine Choledochusinzision hinzugefügt. Die Ektomie mit Verschluß des D. cysticus wird in meiner Klinik immer mehr von der Ektomie mit Cysticus- und Choledochusspaltung verdrängt. Ich möchte jetzt schon glauben, daß in Zukunft in allen Fällen, wenn nicht ganz besondere Kontraindikationen vorliegen, die Ektomie und Rinnenrohrdrainage fast zur alleinigen Anwendung kommen wird.

Das ist kein Schematismus und keine Einseitigkeit, sondern ein Fortschritt, den ich meiner Erfahrung an einem großen Material verdanke.

In einem »Atlas der Gallensteinchirurgie«, der demnächst erscheinen wird, werde ich genauere Angaben über die Technik der Einlegung des Rinnenrohres und seiner Entfernung usw. machen.

Das Rinnenrohr kann man sich leicht aus dem vorhandenen T-Rohr herstellen. Fertige Rinnenrohre liefert die Firma Windler (Berlin).

Zur chirurgischen Behandlung der Pankreas-Eiterung und Pankreas-Necrose.
Von
Werner Körte.

(1894)

Die Chirurgie hat sich bisher ausschliesslich mit derjenigen Erkrankungsform des Pankreas beschäftigt, welche als Pankreascyste bezeichnet wird. Nachdem die ersten Operationen derartiger Gebilde auf Grund einer irrthümlichen Diagnose unternommen waren, sind durch Gussenbauer, Senn, Küster u. A. bestimmte Anhaltspuncte für die Diagnose und für die Behandlung aufgestellt worden. Es sind seitdem eine erhebliche Anzahl Pankreascysten zur Beobachtung und Operation gekommen, und diejenigen Fälle, bei denen die richtige Diagnose vor der Operation gestellt wurde, sind im Zunehmen begriffen, ich kann die Zahl derselben um zwei weitere Fälle vermehren.

Dagegen sind bisher, soweit ich aus der Literatur mich informiren konnte, die entzündlichen Affectionen des Pankreas noch nicht in den Bereich zielbewusster chirurgischer Behandlung gezogen worden. Da mich einschlägige Erfahrungen auf diesem Gebiet gelehrt haben, dass operatives Eingreifen hierbei wohl möglich und von Erfolg gekrönt sein kann, erlaube ich mir, meine Beobachtungen hier mitzutheilen. (...)

Dieselben erstrecken sich auf drei Kranke mit Pankreaseiterung, von denen zwei starben (einer an Blutungen aus Milzabscessen, der andere an Senkungen ins Mesocolon und Mesenterium), während die dritte genas. Bei einem vierten Kranken habe ich einen Eiterherd in der Bursa omentalis diagnosticirt und eröffnet, derselbe heilte aus. Nach dem 2 Monate später an Marasmus erfolgten Tode zeigte die Autopsie, dass ein mit dem Pankreaskopf eng verwachsenes Carcinoma pylori vorlag, und dass höchst wahrscheinlich von da aus der Abscess entstanden war. In einem fünften Falle habe ich aus den gleichen Symptomen, und dem charakteristischen Tumor im Epigastrium die Wahrscheinlichkeitsdiagnose auf Pankreatitis gestellt. Ein chirurgischer Eingriff unterblieb, weil bei abwartender Behandlung zunächst erhebliche Besserung der Beschwerden eintrat, jedoch scheint es mir nicht ausgeschlossen, dass bei dem Patienten, der sich ab und zu sehen lässt, doch noch eine Abscessbildung operatives Einschreiten erfordern wird. (...)

Die verschiedenen Erscheinungsformen der Pankreas-Entzündung sind am Klarsten von Fitz beschrieben worden. Da meine Erfahrungen mit den seinigen grösstentheils übereinstimmen, so gebe ich in Kurzem seine Eintheilung hier wieder.

Er unterscheidet die suppurative, hämorrhagische, gangränöse Form der Pankreatitis. (...)

Für die Chirurgie haben hauptsächlich diejenigen Formen der Pankreasentzündungen Interesse, welche zur Eiterbildung zwischen den Drüsenläppchen, oder in dem die Drüse umgebenden Bindegewebe führen, sowie die Necrose des Organs bewirkenden Processe. Die acuten Pankreas-Hämorrhagien sind einer chirurgischen Behandlung wohl kaum zugänglich, sie führen meist schnell zum Tode, eine Stillung der Blutung ist mit chirurgischen Mitteln nicht zu erreichen.

Dagegen kann die Blutung, wenn sie nicht primär tödtet, zu einer secundären Sequestirung der Drüse führen. Da sich diese bei der Leichtigkeit des Eindringens von Spaltpilzen in den Ductus pancreaticus fast stets mit Eiterung oder Jauchung verbindet, so kann secundär noch chirurgische Hülfe erforderlich sein.

Ferner ist in dem Falle, dass die primäre Blutung sich in die Bursa omentalis ergiesst, und dort einkapselt, eine chirurgische Behandlung möglich. Das mit Pankreassecret gemischte Blutextravasat wird höchst wahrscheinlich Zersetzungen erleiden und entzündliche Symptome hervorrufen – alsdann ist die Eröffnung des Herdes in derselben Weise wie bei den Cysten des Pankreas durch Laparotomie und Einnähung der Wand des abgekapselten Eiterherdes auszuführen. Diese Form des abgekapselten Blutergusses scheint aber spontan nicht, sondern nur in Folge von Traumen der Oberbauchgegend einzutreten. (...)

Bei den von mir behandelten Kranken wurde einmal (...) der grösste Theil des Organes von dem Lendenschnitt aus in necrotischem Zustande entfernt, es fanden sich bei der Section nur der Kopf und ein kleines Stück des Schwanzes vor. Bei zweien (...) kam es nur zur Ausstossung von einzelnen, bis fingerlangen necrotischen Drüsenstücken. Bei einem Patienten (...) kam es nicht zur Eiterung – wenigstens soweit die Beobachtung reicht.

Diese Erfahrungen scheinen mir dafür zu sprechen, dass Uebergänge von der eitrigen zur necrotisirenden Entzündung vorkommen, und letztere gewissermaassen den höchsten Grad darstellt. (...)

Ist nach dem Gesagten die Aetiologie der Pankreas-Entzündungen und Eiterungen noch nicht ganz aufgehellt, so bieten die Krankengeschichten der in der Literatur verzeichneten, sowie die von mir beobachteten Fälle eine bemerkenswerthe Uebereinstimmung betreffs der Symptome. Diese Thatsache ist für die Diagnose von grossem Werth.

Die Patienten erkrankten plötzlich, meist ohne jede Vorboten, zuweilen nachdem sie früher schon an Magenbeschwerden oder Gallensteinkoliken gelitten hatten (...), an heftigen Schmerzen im Epigastrium, die sich von da auf den ganzen Leib ausbreiteten. Dazu kam gleichzeitig, oder sehr bald darauf, Uebelkeit, Erbrechen, Aufstossen. Diese Symptome waren meist mit schwerem Krankheitsgefühl und grosser Prostration verbunden.

In den meisten Fällen bestand Verstopfung, seltener Durchfall. – Soweit ähneln die Symptome denen einer heftigen Magendarmentzündung. Die sich steigernden, oder sich gleichbleibenden Krankheitserscheinungen weisen dann bald darauf hin, dass ein schwerer Krankheitsprocess vorliegt. Der Leib wird aufgetrieben und druckempfindlich, besonders im Epigastrium, dabei besteht anhaltende Verstopfung. Diese letzteren Symptome können sich so steigern, dass eine Darmverschliessung in mehreren Fällen diagnosticirt wurde. (...)

Die klinischen Anfangserscheinungen der eitrigen und nekrotisirenden Pankreasentzündung haben nach allen vorliegenden Beobachtungen eine grosse Uebereinstimmung gezeigt. Heftige gastrische Erscheinungen, verbunden mit Symptomen peritonitischer Reizung, leiten die Krankheit ein. Diese Symptome sind an und für sich vieldeutig, die verschiedensten pathologischen Zustände können ihnen zu Grunde liegen. An acute Gastroduodenitis, Vergiftungen, Steinkoliken, Peritonitis, Darmverschluss kann gedacht werden. Schliesst sich hieran eine chronisch verlaufende Krankheit mit remittirendem Fieber, concentriren sich die Krankheitserscheinungen auf die Oberbauchgegend, und wird vor Allem hier im Laufe der Beobachtung ein Tumor fühlbar, der nicht mit einem der anderen Organe des oberen Bauchraumes zusammenhängt, so kann man an eine vom Pankreas ausgehende Entzündung bezw. Eiterung denken. Die genaue Untersuchung kann durch grosse Fettleibigkeit sehr erschwert werden, ebenso durch Auftreibung des Leibes und Schmerzhaftigkeit desselben gegen Berührung. Die Füllung des Magens und der Därme ist durch Magenausspülung, resp. Darmeingiessungen zu bekämpfen. Bei grosser Empfindlichkeit ist die Narkose zur Untersuchung zu verwenden. Lässt sich nachweisen, dass über dem gefühlten Tumor gedämpfter Schall besteht, während rings um ihn tympanitischer Schall herrscht, und kann man ferner durch Aufblähung des Magens wie des Quercolons den Nachweis führen, dass die Anschwellung zwischen beiden Organen liegt, so kann man die Diagnose auf einen Eiter- oder Entzündungsherd in der Bursa omentalis stellen. Ein solcher kann nun ausser von Pankreaseiterung auch noch von den andern die Bursa omentalis begrenzenden Organen – Magen, Duodenum und Colon – herrühren. So kann ein Magengeschwür oder ein Magencarcinom dort hinein durchbrechen, und zu Verwechselungen Anlass geben. Zunächst ist die Vorgeschichte in Betracht zu ziehen. Magengeschwür oder -Krebs machen in der Regel lange Zeit vorher Erscheinungen, wie Cardialgien nach dem Essen, Erbrechen mit blutigen Beimengungen. Ferner würde die Untersuchung mit der Magensonde zu verwerthen sein. Bei Communication des Magens mit dem Netzbeutel wird meist Gas in dem letzteren sein, oder jedenfalls beim Aufblähen des Magens hineintreten. Die Untersuchung des Salzsäuregehaltes im Magensaft kann Fingerzeige geben, insofern Fehlen desselben auf Carcinom hinweisen müsste. (...)

Von grosser Wichtigkeit für die Diagnose ist ferner eine im Verlaufe der geschilderten Krankheitssymptome auftretende, in der linken Seite des Leibes nach dem Becken hin sich erstreckende teigige Schwellung. Man wird hier auch an einen perinephritischen Abscess denken müssen – in dem ersten Fall, den ich behandelte, glaubte ich vor der Operation einen solchen vor mir zu haben. Ist die Untersuchung des Urines negativ, stellt die Anamnese fest, dass die Krankheit mit Schmerzen im Epigastrium begonnen hat, und kann man im linken Hypogastrium eine mehr oder weniger deutliche Resistenz nachweisen, die in die Lendenanschwellung übergeht, so kann man eine retroperitoneale, vom Pankreasschwanz ausgegangene Phlegmone mit grosser Wahrscheinlichkeit annehmen. –

Bei der retroperitonealen Ausbreitung der Entzündung ist die Anwendung der Probepunction von der Lumbalgegend her durchaus unbedenklich und geeignet, die Sicherheit der Diagnose zu erhöhen, besonders wenn man trübe, mit den beschriebenen Fettbröckeln gemischte Flüssigkeit aspirirt. Nicht ganz unbedenklich ist die Probepunction bei den vorn in oder hinter der Bursa omentalis gelegenen Eiterherden. Ich halte sie nur dann für rathsam, wenn man in der Lage ist, der Punction sofort den Eingriff zur Entleerung des Eiters folgen zu lassen. Auch sollte die Lage des Magens zu der Geschwulst vorher festgestellt, und derselbe mit der Magensonde entleert sein, weil man sonst leicht durch die Magenwand hindurchstechen kann – was immerhin nicht ganz gleichgültig ist. Die Beschaffenheit des Pankreaseiters, der reichliche Fettgehalt, die Beimischung kleiner und grösserer nekrotischer Fetzen, ist ebenfalls für die Diagnose von Werth. (...)

Sobald die Diagnose auf »Eiterung vom Pankreas ausgehend« gestellt ist, sei es, dass der Abscess als intraperitoneal oder als retroperitoneal erkannt wird, ergiebt sich die Behandlung aus bekannten chirurgischen Grundsätzen. Bisher ist von bewusstem chirurgischen Eingreifen bei den entzündlichen Pankreaserkrankungen, so weit ich in der Literatur mich umgesehen habe, noch wenig die Rede. – Wie erwähnt, ist bei stürmisch einsetzender Pankreatitis einige Male die Diagnose »Darmverschluss« gestellt und daraufhin die Laparotomie gemacht, in den meisten Fällen ganz ohne Resultat (Gerhardi, Hirschberg, Zahn, Fall III), Hagenbach, Fitz, Saville. Rosenbach eröffnete den vorher gefühlten Tumor und entleerte Eiter, die Kranke starb jedoch bald darauf und erst die Section deckte den Sachverhalt auf: Nekrose des Pankreas, Abscess in der Bursa omentalis. (...)

Die inneren Mediciner, welche über den Gegenstand eingehend geschrieben haben, Seitz und Fitz, verweisen auf chirurgisches Eingreifen, da der Ausgang ohne dies fast stets letal war, mit Ausnahme jener beiden von Chiari mitgetheilten, von Dr. Trafayer, bezw. Schlossberger behandelten Fälle, wo die Naturkräfte das Kunststück fertig brachten, die nekrotische Drüse per rectum auszustossen.

Senn giebt in seiner Monographie die theoretischen Grundsätze an, nach denen die Pankreaseiterungen zu behandeln seien, jedoch ohne practische Erfahrungen über derartige Operationen von sich oder Anderen beizubringen.

Einen Fall fand ich in der Literatur, in welchem die Operation begonnen, aber nicht zu Ende geführt wurde. Hansen beschreibt in seiner Dissertation (Kiel 1893) denselben, der von Caspersohn im Altonaer Diaconissenhaus behandelt wurde. (...)

Die operative Behandlung ergiebt sich nach dem, was oben über die Diagnose und die anatomischen Verhältnisse gesagt wurde. In dem ganz acuten, ersten Stadium empfiehlt sich ein chirurgisches Eingreifen nicht; die Kranken neigen offenbar sehr zum Collaps. Besteht eine Pankreasapoplexie, so wird ein operativer Eingriff keine Hülfe bringen können. Erst dann, wenn sich ein Eiterherd, der von der Drüse ausgeht, nachweisen lässt, kann die operative Behandlung einsetzen. Der Hauptnachdruck muss auf baldige Stellung der Diagnose gelegt werden, ehe grosse Jauchehöhlen mit Senkungen in's Mesenterium entstanden sind. Ob dies immer möglich ist, muss bis auf weitere Erfahrungen dahingestellt bleiben, besonders da multiple Nekrosenherde im retroperitonealen Fettgewebe der schnellen Ausbreitung der Eiterung günstig sind. –

In einer Reihe von Fällen wird es aber gelingen, die Pankreaseiterung rechtzeitig zu erkennen. Hat die Untersuchung das Vorhandensein eines Eiterherdes in der Bursa omentalis ergeben, dann wird derselbe nach Analogie des Verfahrens bei Pankreascysten von vorn her in Angriff genommen. Der Einschnitt geschieht am besten in der Mittellinie, liegt der Tumor ausgesprochen nach einer Seite hin, so kann die Incision mehr seitlich verlegt werden. Ist das Ligamentum gastrocolicum freigelegt, so wird, falls dies nicht schon vorher geschehen ist, eine Probepunction gemacht, während die Bauchhöhle durch Gaze geschützt ist. Alsdann wird eine zur Incision und Drainage hinreichend grosse Stelle des Ligam. gastrocolicum an das Peritoneum der Bauchwunde rings angenäht, der obere und untere Theil des Bauchschnittes wird durch Etagennähte geschlossen. Ist auf diese Weise die Bauchhöhle völlig gesichert, so wird das Ligam. gastrocolicum am besten stumpf mit Hohlsonde oder stumpfen Pincetten durchtrennt, und so der Eiterherd eröffnet. Die Oeffnung wird mit der Kornzange erweitert. – In einem Falle III war das Gewebe des Netzes in Folge der Entzündung so mürbe, dass die Fäden nicht hielten; durch das Ausreissen einer Stichöffnung wurde der Eiterherd eröffnet, in diesem Falle wurde die Bauchhöhle durch Gazestücke und Andrängen der Wundränder gegen den Tumor geschützt, nachher reichlich Jodoformgaze um das Drainrohr gestopft. – Nach dem Abfliessen des eitrigen Inhaltes wird ein Drainrohr eingelegt, und mit sterilem Wasser oder ganz schwacher Lysollösung die Höhle ausgespült. Abgestorbene Fetzen werden auf diese Weise entleert, oder mit der Kornzange ausgezogen. Die Nachbehandlung besteht in Ausspülungen und Einführen von Gaze um das Drainrohr. –

Senn empfiehlt theoretisch, eine Gegenöffnung in der Lumbalgegend mittelst stumpfen Durchbohrens der Kornzange und Incision auf dieselbe unterhalb der 12. Rippe zu machen. P. Gould ist so verfahren mit Erfolg. Es wird sehr auf die Lage der Höhle ankommen, ob diese Gegenöffnung zweckmässig ist. Reicht die Höhle weit nach links, so wird sie in jedem Falle ausführbar sein; – liegt sie dagegen vor der Wirbelsäule median, oder gar etwas nach rechts, so scheint es mir nicht unbedenklich, in jener gefässreichen Gegend im Dunklen mit der Kornzange zu bohren. Man muss sich also nach den Verhältnissen des jeweiligen Krankheitsfalles richten.

P. Gould hat in dem erwähnten Falle nicht den Weg durchs Ligam. gastrocolicum eingeschlagen, sondern er hat das grosse Netz mit dem Colon transversum nach oben geschlagen, und ist dann durch die Wurzel des Mesocolon links entsprechend dem Pankreasschwanz auf die Höhle vorgedrungen. Dieser Weg ist, wie er selbst in der Epikrise angiebt, umständlicher als der von vorn her zwischen Colon und Magen hindurch, für gewisse Fälle kann er jedoch nothwendig sein, wenn nämlich die Eiterung nicht in die Bursa omentalis, sondern retroperitoneal zwischen die Blätter des Mesocolon eingedrungen ist.

Bei vorwiegend retroperitonealem Sitz des Eiterherdes und Senkung nach der linken Lumbalgegend hin ist es vorzuziehen, von hier aus nach schräger Durchtrennung der Bauchwand, ähnlich wie zur Nierenexstirpation, das Bauchfell stumpf abzuschieben und so gegen den Pankreasschwanz vordringend, den Eiterherd zu eröffnen. Oft hat sich derselbe schon weit nach abwärts bis zur oberen Beckenapertur gesenkt.

Bei meinen Fällen wurde dreimal (...) in dieser Weise operirt, bei dem dritten Kranken musste ich 20 Tage später noch von vorn her die Bursa omentalis eröffnen, um dicken Eiter und nekrotische Fetzen zu entleeren.

Bei beiden Arten der Entleerung empfiehlt es sich, die Haut der Wundumgebung mit Zinkpaste stark einzufetten, um Anätzung der Haut zu vermeiden. –

Die Prognose der Pankreaseiterung ist ohne chirurgisches Eingreifen eine sehr schlechte. Nicht immer wird es gelingen bei den obwaltenden complicirten Verhältnissen durch rechtzeitige Diagnose und darauffolgende Operation Hülfe zu bringen. Jedoch glaube ich gezeigt zu haben, dass die Diagnose möglich ist, und dass unser Eingreifen um so mehr auf Erfolg zu rechnen hat, je eher wir den Eiterherd freilegen können.

Vermuthlich werden wir in der Diagnose und Behandlung der seltenen Affection weiter kommen, wenn von vielen Seiten die Aufmerksamkeit darauf gerichtet wird. (...)

Das Carcinom der Papilla duodeni und seine radikale Entfernung.

Von

Walter Kausch.

(1912)

Ich habe in den letzten Jahren vier Fälle von Carcinom der Papilla Vateri zu sehen und 3 davon zu operiren Gelegenheit gehabt; sämtliche 4 waren an sich radikal operabel, wenn es auch nur in einem Falle zur Radikaloperation kam. (...)

Ich habe die Zahl der publizierten Fälle von radikal operiertem Papillencarcinom auf 19 bringen können. Vollständig dürfte aber auch diese Zusammenstellung wohl nur sein, soweit sie die Fälle betrifft, welche die Operation überstanden. Ich zweifle nicht, daß die Zahl der radikal operierten Fälle, die der Operation erlagen, in Wirklichkeit eine größere ist; manche Fälle letzterer Art mögen aber an versteckter Stelle oder überhaupt nicht publiziert sein.

Unter dem Begriff »Papillencarcinom« faßt der Kliniker und auch der Pathologe Tumoren zusammen, die in Wirklichkeit verschiedenen örtlichen Ursprungs sind und nur das eine gemeinsam haben, daß sie in der Papillengegend, keineswegs an der Papille selbst sitzen oder doch ihren Ursprung hatten. Es kommt dies davon her, daß die Papillengegend verhältnismäßig kompliziert gebaut ist. (...)

Wollte man den Begriff Papillencarcinom ganz genau und wortgemäß nehmen, so dürfte man darunter nur das der Papille selbst entstammende Carcinom verstehen. Dies wäre aber viel zu eng, auch sind diese Fälle verhältnismäßig selten. Jedermann rechnet zum Papillencarcinom auch den Krebs des ampullären Teiles, der jedenfalls im Beginne die Papille frei läßt und sie nur vorwölbt. Einen Grund, dieses Carcinom periampullär zu nennen, sehe ich nicht. Ich glaube aber, man muß den Begriff Papillencarcinom noch weiter fassen. (...)

Histologisch kann der Krebs seinen Ursprung nehmen vom Epithel des Choledochus (resp. Pancreaticus) oder des Duodenum, ferner von den Drüsen beider Schleimhäute, schließlich noch von versprengtem Pankreasgewebe, welches in der Papille vorkommen soll (nach Holtz). Ich habe übrigens Krebse, die von versprengten Pankreaskeimen oder auch vom D. Wirsungianus innerhalb der Duodenalwand ausgehen, nicht auffinden können.

Das vom Epithel ausgehende Carcinom trägt den Charakter des Zylinderzellenkrebses. Dies ist der Haupttypus des ampullären Carcinoms. Es wölbt die Duodenalschleimhaut vor, neigt nicht zur Ulceration, dieselbe erfolgt erst, wenn der Krebs die Duodenalschleimhaut durchwachsen hat, wozu es spät kommt. Bei der Operation ist dieser Krebs meist haselnußgroß und auch beim Tode nicht viel größer. Es ist, wie mir scheint, die häufigste Form des Papillenkrebses.

Das von den Drüsen ausgehende Carcinom zeigt den Charakter des Adenocarcinoms. Es ist der Typus des echten Papillencarcinoms, welches meist als zotten- oder blumenkohlartiges Gewächs in das Duodenallumen hineinragt. Mitten auf seiner Höhe mündet der D. choledochus. Trotz seiner Lage im Darmlumen ulceriert dies Carcinom häufig erst auffallend spät. Es ist meist größer als die vorhergehende Form; in meinem Falle 4 hatte es sogar die Größe eines kleinen Apfels, ohne ulceriert zu sein.

Allgemein gilt das Papillencarcinom bei den Klinikern als ein sehr unangenehmes Carcinom, sowohl hinsichtlich der Diagnose wie der Therapie und des Dauererfolges nach der radikalen Entfernung; der Sitz tief im Innern des Körpers und das dadurch bedingte späte Erkennen des Tumors soll Schuld daran sein. Dies wurde noch auf dem internationalen Chirurgenkongress 1908 behauptet, so von Czerny. Ich bin anderer Ansicht und stütze mich dabei nicht nur auf die spärliche Zahl meiner Fälle, sondern auch auf die in der Literatur mitgeteilten. (...)

In allen meinen 4 Fällen war die Geschwulst radikal operabel, wenn es leider auch nur in einem dazu kam. In allen Fällen war die Autopsie möglich und ergab die Abwesenheit jedweder Metastase. Daß der radikal operierte Patient, der die Operation nur ¾ Jahre überlebte, recidivfrei war, will natürlich bei der Kürze der Zeit nicht viel sagen. (...)

Auch die pathologischen Anatomen geben an, daß Metastasen beim Papillencarcinom selten zu finden seien. Aronson konstatierte bei 15 Fällen 4 mal Metastasen; Miodowski behauptet, daß sie beim Gallengangcarcinom häufiger vorkämen als beim Papillencarcinom. Die Pathologen nehmen an, daß die absolute Gallenstauung zu schnell zum Tode führe, als daß die Metastasen Zeit zur Entwicklung haben (Brenner, Miodowski). Ich kann dem nur zustimmen. (...)

Man kann ein Urteil über die Gutartigkeit eines malignen Tumors aber nicht fällen, ohne seine Neigung zum Recidiv, die nach der radikalen Operation besteht, in Betracht zu ziehen. Auf diesen Punkt gehe ich absichtlich erst später ein, hier will ich nur bemerken, daß ich das Papillencarcinom auch in dieser Hinsicht für verhältnismäßig gutartig halte.

Ich führe die relativ günstige Prognose des radikal operierten Papillencarcinoms auf Folgendes zurück. Der in der Duodenalwand sitzende oder auch polypenartig in das Darmlumen hineinragende Tumor bleibt länger vom übrigen Körper abgeschlossen als ein Tumor, der an anderer Stelle in den Gallengängen sitzt; in letzterem Falle hat er ein lockeres, lymphreiches Bindegewebe um sich, in dem die Tumorkeime sich leicht verbreiten. Es ist jedenfalls Tatsache, auf die m. E. viel zu wenig hingewiesen wird, daß das Papillencarcinom im allgemeinen weit günstiger ist als der Krebs, der an anderer Stelle der Gallengänge sitzt, von der Gallenblase gar nicht zu reden. Das ist auch einer der Gründe, warum ich das Carcinom der Papille prinzipiell von dem des Choledochus trenne und letzteres ausdrücklich von der vorliegenden Arbeit ausschließe. Die anatomischen wie die operativen Verhältnisse sind eben völlig andere.

So sehr sich nun aber auch das Papillencarcinom durch den Icterus bemerkbar macht, so schwer ist doch die exakte klinische Diagnose zu stellen. Naturgemäß ist die Abgrenzung vom Krebs, der an anderer Stelle der großen Gallengänge sitzt, kaum möglich, vom Krebs des Choledochus und der Bifurkation schon gar nicht. Beim Krebs des Hepaticus hat die Gallenblase keine Veranlassung vergrößert zu sein.

Doch ist für den Chirurgen die exakte Diagnosenstellung bei geschlossenem Bauche überhaupt nicht so wichtig, wenn man sie selbstverständlich auch nach Möglichkeit anstreben wird. Ehe ein schwerer, kontinuierlicher Icterus besteht, wird man nie zur Operation kommen; dieser Icterus besteht aber bald und zwingt zur Operation – oder sollte es tun – gleichgültig ob ein Carcinom vorliegt, ein Stein oder eine Pancreatitis chronica. Ganz unvernünftig wäre es selbstverständlich, mit dem operativen Eingriff zu warten, bis die Differentialdiagnose mit großer Sicherheit zu stellen ist.

Wie steht es aber mit der Diagnose bei eröffneter Bauchhöhle? In meinem ersten Falle, das gestehe ich ganz offen, konnte ich die Differentialdiagnose zwischen Stein und Tumor bei uneröffnetem Choledochus und Duodenum nicht stellen, und zwar trotz Mobilisation des Duodenums, die ich allerdings nur in mäßigem Grade vornahm. Es war (...) das erste Papillencarcinom, welches ich anfühlte. Ich ging daher transduodenal vor, stellte die Diagnose, nahm die Probeausschabung vor. Dieser Eingriff, der nur zu diagnostischen Zwecken stattfand, führte zum unglücklichen Ausgange. Ich würde künftig wohl nicht wieder so vorgehen.

Im zweiten Falle stellte ich infolge der Erfahrungen, die ich im ersten gemacht hatte, ohne weiteres die richtige Diagnose. Ich mobilisierte trotzdem das Duodenum, um mir noch größere Gewißheit zu verschaffen. (...)

Die Diagnose durch bloße Palpation von außen her dürfte stets nur eine Wahrscheinlichkeitsdiagnose sein. Mit größerer Sicherheit kann der Krebs durch Inspektion erkannt werden, nachdem man das Lumen des Duodenum oder des Choledochus eröffnet hat. Die Incision des Choledochus außerhalb der Duodenalwand wurde einigemale zur Diagnosenstellung geübt. Man sondiert von hier aus das Duodenum, palpiert mit dem Finger, was bei der bestehenden Dilatation des Ganges meist ohne Schwierigkeit möglich ist. Halsted, Slajmer und andere gingen so vor. Namentlich wenn ein Finger sich im Choledochus befindet, andere gleichzeitig die Papille durch die Duodenalwand hindurch betasten, wird die Diagnosenstellung wesentlich erleichtert; doch führt dies nicht immer zum Ziel.

Sicherer ist jedenfalls die Incision des Duodenums, die am besten an seiner Vorderwand geschieht. Es ist nicht zu leugnen, daß sich auf diese Weise die Diagnose des Papillentumors mit der größten möglichen Sicherheit stellen läßt. Schwankt man, ob der Tumor malign ist, so kann man eine Probeexcision oder Ausschabung vornehmen. Der transduodenalen diagnostischen Incision wird entweder die Radikaloperation sogleich angeschlossen, was meist geschah, oder, wie z. B. ich es in meinem Falle 1 wollte und Cotte es rät, sie wird später, in einer zweiten Sitzung ausgeführt. Doch stellt eine solche rein diagnostische Incision des Duodenums – weniger die des Choledochus – bei einem schwer Ikterischen immerhin einen keineswegs gleichgültigen Eingriff dar. Mancher Patient wird ihm erliegen. (...)

Ich komme nun zur chirurgischen Behandlung des Papillencarcinoms. Daß wir radikal operieren müssen, solange überhaupt eine Aussicht auf Dauerheilung besteht, ist bei dem heutigen Stande der Chirurgie selbstverständlich und darüber ist kein Wort zu verlieren. Es ist auch eine stattliche Zahl von Fällen zur radikalen Operation gekommen; der Erfolg ist allerdings bisher kein besonders großer, sowohl was das Ueberstehen der Operation betrifft als die Dauerheilung.

Die Patienten mit Papillencarcinom kommen stets mit Icterus, fast stets mit komplettem, meist mit lange bestehendem zur Operation. In der Regel sind sie außerdem elend und abgemagert. Darf die radikale Entfernung des Tumors, die stets einen großen und gefährlichen Eingriff darstellt, in diesem Stadium vorgenommen werden? Ich stehe unbedingt auf dem Standpunkte, bei komplettem Icterus keinen großen operativen Eingriff vorzunehmen, sondern nur den kleinsten zulässigen und zweckmäßigen, der jedenfalls den Icterus beseitigt. Ich habe diesen meinen Standpunkt schon öfters hervorgehoben und erst kürzlich ausführlich die Gründe, warum ich das einzeitige Ausführen großer Operationen an komplett Ikterischen verwerfe, eingehend mitgeteilt. Ich kann mich daher hier kurz fassen: Die Gründe sind: die geringe Widerstandsfähigkeit der Ikterischen, ihre Neigung zu Blutung, der meist schlechte Ernährungszustand. (...)

Von den 17 bei bestehendem Icterus radikal Operierten erlagen 8 unmittelbar dem operativen Eingriff: durch Shock (Riedel), durch Blutung in den Magendarmtractus (Slajmer, Völcker), durch Nahtinsufficienz (Verhoogen), durch lokale Peritonitis (Körte Fall 3), durch retroduodenale Phlegmone (Czerny); in 2 Fällen ist die Todesursache nicht angegeben. Ein weiterer, neunter Fall, ging nach 8 Wochen an einer Duodenal-Gallenfistel zugrunde (Mayo).

Man sollte um so mehr auf der zweizeitigen Ausführung der Operation bestehen, je größer der radikale Eingriff ist. Bei der Operation, die ich in meinem Falle ausführte und die ich als ein Normalverfahren hinstellen möchte, würde ich nicht raten einzeitig vorzugehen. Mein Patient hätte den Eingriff wohl sicher nicht überstanden.

Den Vorteilen des zweizeitigen Operierens stehen nur geringe Nachteile gegenüber. Gewiß dauert die Behandlung länger. Mancher Patient wird es auch recht unangenehm empfinden, sich zweimal operieren lassen zu müssen. Gelegentlich wird es vielleicht auch einmal vorkommen, daß ein Patient sich nach der palliativen Operation gesund fühlt und den zweiten Teil der Operation, die radikale, verweigert. Nicht fürchte ich, daß der Tumor zwischen der ersten und zweiten Operation Fortschritte macht; zu lange darf man freilich mit dem zweiten Eingriff nicht warten, aber das Papillencarcinom wächst ja auch sehr langsam.

Gehen wir zweizeitig vor, so werden wir bei der ersten Operation natürlich die Entlastung des Körpers von der angestauten Galle herbeiführen. Der kleinste Eingriff wäre die Anlegung der äußeren Gallenfistel; diese ist für den Träger aber unangenehm und beeinträchtigt die Ernährung, wenn auch eine so hochgradige Schädigung wie in meinem Falle 3 sehr selten sein wird. Wir werden daher nur bei bestimmter Indikation die Gallenfistel anlegen: bei sehr elendem Zustande des Patienten, bei Cholangitis und Choletoxämie.

Die Gallenwegdarmverbindung ist ein nicht so erheblich größerer Eingriff; eine solche Verbindung müßte ja außerdem sowieso später bei der Radikaloperation angelegt werden. Am leichtesten auszuführen ist die Gallenblasen-Dünndarmfistel. Die Verbindung der Gallenblase mit dem Magen oder dem Duodenum ist in diesem Falle weniger zweckmäßig, weil dadurch das Feld für die spätere radikale Operation behindert wird. (...)

Es gibt aber auch Fälle, in denen die Gallenblase zur Anastomose nicht zu gebrauchen ist, weil sie schwer verändert ist oder weil sie fehlt; heute laufen ja so viele Menschen ohne Gallenblase herum, warum soll ein solcher nicht einmal ein Papillencarcinom bekommen? Dann käme die Verbindung des quer durchtrennten Choledochus oder auch Hepaticus mit dem Dünndarm in Betracht.

Bei jeder Anastomose zwischen dem Gallensystem und dem Darm, die eine dauernde bleiben soll und bei der der physiologische Weg nicht dauernd aufgehoben ist, rate ich, diesen letzteren Weg stets und zwar sogleich bei der Anlegung der Anastomose zu unterbrechen. Der Grund ist folgender:

Nach Entlastung des überstauten Gallensystems kann eine Stenose im Gallengange, die völlig verlegt war, wieder durchgängig werden. Dies kann an mehrerem liegen: Schwellungszustände können zurückgehen, in die Stenose eingepreßte Schleimhautfalten können sich wieder lösen usw. Wird aber der physiologische Weg auch nur zum Teil frei, so verengt sich unweigerlich die künstlich angelegte Verbindung. Wird dann die verengte Stelle später wieder völlig undurchgängig, so erweitert sich nunmehr die Anastomose nicht wieder. Dies ist ein allgemeines Gesetz, welches für alle analogen Stellen des Organismus gilt. Ich mußte diese Erfahrung leider in meinem zweiten Falle machen; er ging an den Folgen zugrunde. (...)

Aus all den angeführten Gründen und infolge dieser Erfahrung werde ich in einem analogen Falle künftig stets gleichzeitig die Cholecystenterostomie anlegen und den Choledochus abbinden und durchschneiden.

Wie lange soll man nun zwischen dem ersten und dem zweiten Eingriffe warten? Der Icterus muß ganz oder doch wenigstens erheblich geschwunden sein, das Körpergewicht soll sich womöglich gehoben haben. Freilich darf man auch nicht zu lange warten, damit der Tumor nicht unterdessen größere Fortschritte macht. 4 Wochen dürfte im allgemeinen die richtige Zeit sein.

Ich komme nunmehr zum zweiten Abschnitte der zweizeitigen Operation, zur eigentlichen Entfernung der Geschwulst; es ist aber selbstverständlich, daß ich an dieser Stelle auch die radikale Operation besprechen muß, die einzeitig ausgeführt wird. Die Radikaloperation des Papillencarcinoms muß unzweifelhaft als eine schwere Operation bezeichnet werden, weniger wegen der Herausnahme der Geschwulst als wegen der an der Papille zusammenstoßenden Teile, die sämtlich so versorgt werden müssen, daß sie wieder ihre Funktionen erfüllen: Gallengang, Pankreasgang, Duodenum.

Man kann die Papille von verschiedenen Seiten her angreifen, in sehr verschiedener Ausdehnung entfernen und die durchtrennten Teile in verschiedener Weise wieder vereinigen oder versorgen. Daraus lassen sich mannigfache Methoden kombinieren.

Man kann sich bei der Radikaloperation auf die Entfernung der Papillengegend selbst beschränken, wozu natürlich beim ampullären Carcinom die es bedeckende Duodenalschleimhaut gehört: Einfache Papillektomie. Die tieferen Schichten der Duodenalwand werden dabei nicht angegriffen, werden jedenfalls an keiner Stelle sämtlich entfernt. Nach der Papillektomie bleibt dann eine flache Delle der Duodenalwand, die an der tiefsten Stelle mindestens noch aus einer dünnen äußersten Schicht der Darmwand besteht: in der Tiefe münden der Gallen- und Pankreasgang, gemeinsam oder bereits getrennt voneinander. Die meisten vereinigten darauf die Schleimhaut des Choledochus mit der des Duodenum.. Diese einfache Papillektomie ist der kleinste mögliche Eingriff: auf seine Zulässigkeit beim malignen Tumor werde ich später noch zurückkommen.

Besser wird man jedenfalls tun, zusammen mit der Papille die sie umgebende Duodenalwand in allen ihren Schichten zu entfernen: man nimmt dabei, je nach der Lage des Falles und nach dem Gutdünken des Operators, ein kleineres oder größeres Stück des Duodenums mit, jedenfalls kein zirkuläres: Papillektomie mit Duodenumexcision. Es war nicht immer leicht, nach der oft nur kurz mitgeteilten Krankengeschichte zu entscheiden, ob der Fall zur einfachen Papillektomie oder zur Duodenumexcision gehörte.

Nach Durchsicht der publizierten Krankengeschichten erscheint es mir übrigens zweckmäßig, die Fälle von Duodenumexcision in 2 Gruppen zu trennen: die kleinen und die ausgedehnten Duodenumexcisionen. Letztere Fälle nähern sich der zirkulären Resektion und stellen einen Uebergang dar zwischen ihr und der Excision. Es bleibt ein Stück der Zirkumferenz des Darmes erhalten, welches jedenfalls kleiner ist als die Hälfte; meist liegt es am inneren, konkaven Rande des Duodenums.

Und schließlich kann man noch radikaler vorgehen, das Duodenum zirkulär resecieren oder gar total exstirpieren: Papillektomie mit Duodenumresektion.

Die Papille kann auf zwei grundsätzlich verschiedenen Wegen in Angriff genommen werden: von außen her und von innen her, d. h. vom zuvor eröffneten Duodenallumen aus. Doch kommt letzterer Weg, bei dem ein besonderer, das Duodenum eröffnender Schnitt angelegt wird, nur für die beiden ersten Operationsgruppen in Betracht, nicht für die Duodenumresektion, bereits nicht für die sehr ausgedehnte Excision.

Der Weg von außen erscheint auf den ersten Blick der einfachere. Früher ging man wohl auch von oben aus vor, supraduodenal. Man verfolgte den D. choledochus papillenwärts; wo er hinter dem Duodenum verschwindet, arbeitete man sich in die Tiefe weiter. Einen auf dem supraduodenalen Wege radikal operierten Fall von Papillenkrebs habe ich in der Literatur nicht gefunden. Manche gingen auch früher bereits retroduodenal vor. Seitdem wir Kocher's Mobilisation des Duodenums kennen, wobei der Pankreaskopf mitfolgt, ist dieser Weg von hinten her ganz außerordentlich erleichtert worden. Das retroduodenale Vorgehen unter Mobilisation des Duodenums hat heute das supraduodenale vollkommen verdrängt und das mit Recht.

Erschwert wird der Eingriff, wenn der letzte Teil des Choledochus, wie das so häufig der Fall ist, durch das Pankreas hindurchzieht. Auch ist, namentlich wenn sowohl der Pankreas- wie der Gallengang mit dem Duodenalloche verbunden werden müssen, diese Vereinigung und der Verschluß des Duodenalloches nicht leicht.

Der Weg von vorne her, durch das Duodenum hindurch — transduodenal — erscheint bequemer und übersichtlicher. Es ist auch nicht zu leugnen, daß die Papille sich besser übersehen und auch entfernen läßt, nachdem man die Vorderfläche des Duodenum eröffnet hat. In der Regel wird man bei der jetzt erfolgenden Excision der Papille, wenn man das benachbarte Duodenum nicht oder nur in geringem Umfange mitentfernt, das Peritoneum in dieser Gegend nicht eröffnen, wobei es freilich fraglich ist, ob dies ein großer Vorteil ist. Der Gallen- und Pankreasgang lassen sich weit besser in die hintere Duodenalwand einnähen als bei der Operation von hinten her. Leicht lassen sie sich auch getrennt voneinander an je einer neuen Stelle in das Duodenum implantieren. Den großen Nachteil hat aber diese transduodenale Methode: es muß ein besonderer, großer Schnitt angelegt werden, der nur das Duodenum eröffnet und den Zugang zur Operationsstelle schafft. Der Eingriff wird dadurch erheblich vergrößert, was namentlich bei bestehendem Icterus ins Gewicht fällt.

Bei der ausgedehnten Excision fällt ein zunächst transduodenaler Schnitt schließlich mit dem excidierenden zusammen: auch retroduodenal kann man die Methode nicht gut nennen, weil sie sich nicht auf die hintere Duodenalwand beschränkt.

Reseciert man das Duodenum zirkulär, so wird man es so lange als möglich geschlossen lassen, bei Anlegung der Gastroenterostomie überhaupt dauernd. Eröffnete man es zu diagnostischen Zwecken, so wird man den Schnitt vor der Resektion wieder vernähen.(...)

Ehe ich zur gemeinsamen Besprechung der 19 Fälle von Radikaloperation übergehe, möchte ich noch erst auf die Operation, die ich in meinem Falle ausführte, näher eingehen.

Als ich an die Radikaloperation dieses Falles ging, bei dem ich bereits zuvor eine Cholecystenterostomie ausgeführt hatte, legte ich mir einen Operationsplan zurecht, der sich auf folgende Erwägungen stützt. Unbedingt sollte, wie bereits bemerkt und begründet, mit der Papille der mittlere Abschnitt des Duodenums fallen.

Ich sagte mir weiter, daß ich wahrscheinlich auch ein Stück des Pankreaskopfes mit entfernen müsse. Daß die Mündung des Ductus Wirsungianus fallen muß, ist ja selbstverständlich. Dicht am Eintritt des D. Wirsung. in die Duodenalwand liegt nun aber normalerweise bereits Pankreassubstanz. Wenn der Tumor bereits ein Stück auf den Gang übergegriffen hat, muß ich doch ein längeres Stück vom Gange entfernen, alsdann erst recht Pankreassubstanz. Und dasselbe gilt für den Ductus choledochus, namentlich wenn dessen Endstück das Pankreas durchsetzen sollte. Da es sich bei der Operation nun oft schwer entscheiden läßt, ob man noch riskieren kann, sich stumpf vom Pankreaskopf loszuarbeiten, sagte ich mir: sicherer ist es jedenfalls, ich entferne das dem Tumor benachbarte Stück des Pankreaskopfes. (...)

Einer der Gründe, warum die Radikaloperation des Papillencarcinoms so häufig einen ungünstigen Ausgang nimmt, ist folgender. Die Naht des Duodenums ist eine unsichere, wenn an Stellen genäht wird, die nicht von ordentlichem Peritoneum bedeckt sind. Dies gilt ganz allgemein für den Darmtractus. Die Papillengegend liegt nun retroperitoneal, und wenn wir das Duodenum auch mobilisieren, ist es damit rückseitig nicht von regelrechtem Bauchfell bedeckt. Hinzu kommt, daß, sobald am

Pankreas operiert wird, auch nur stumpf, man mit austretendem Pankreassaft rechnen muß, der seine verdauende Kraft auf die Duodenalnaht, das ganze Operationsgebiet und vielleicht auch noch weiter im Bauche wirken läßt. Wir haben nun bei dieser Operation nicht nur den Pankreassaft zu berücksichtigen, der aus der Substanz der Drüse austritt und den man nur schwer, mit Sicherheit überhaupt nicht, unschädlich machen kann, sondern auch den Gang, den wir ja versorgen müssen; am sichersten dürfte letzteres wohl durch die Implantation in ein neu ins Duodenum angelegtes Loch geschehen.

Jede Nahtinsufficienz am Duodenum setzt den Patienten aber der ungeheuren Gefahr der Inanition aus. Der Patient verliert einen größeren oder kleineren Teil seiner Nahrung, mit ihr die wichtigen Verdauungssäfte; Magensaft, Pankreassaft, Galle. Der stark verdauende Saft frißt die Wunde und ihre Umgebung an, und viele solcher Patienten gehen an Inanition zugrunde.

Selten führt die Duodenalnaht, die nach der Papillektomie vorgenommen wird, zur Stenose des Duodenums (Fall Völcker).

Aus all diesen Gründen sagte ich mir, man darf, auch wenn man das Duodenum nach der zirkulären Resektion wieder vereinigen wollte, sich nicht auf diese Naht verlassen und beschränken, sondern sollte die Gastroenterostomie ausführen. Tut man dies aber, dann hat die zirkuläre Vereinigung des Duodenums eigentlich keinen Zweck. Im Gegenteil! Es bietet nur Vorteile, die beiden Enden des Duodenums blind zu verschließen. Man braucht dann nicht, namentlich wenn man ein breiteres Stück reseciert, die Spannung der zu vereinigenden Abschnitte zu fürchten und ist ganz unbeschränkt in der Ausgiebigkeit der Resektion des Duodenums. Am besten wird man dann den ganzen obersten Abschnitt des Duodenums fortnehmen, da es keinen Zweck hat, am Pylorus einen blinden Duodenalsack hängen zu lassen. Höchstens hätte es Berechtigung, die Pars superior duodeni zu belassen, wenn man in sie den D. choledochus oder auch den D. Wirsungianus einnähen wollte.

Die Verbindung des Gallen- und Pankreasgangs mit dem Darm geschieht jedenfalls ungleich sicherer, wenn man die Gänge nicht in den kontinuierlichen Weg implantiert, den der Magendarminhalt nehmen muß, sondern in einen blind ausgeschalteten Abschnitt, in den womöglich kein Darminhalt gerät. Dieser Forderung hatte ich in meinem Falle für den Choledochus bereits Genüge geleistet durch die Cholecystenterostomie, die ich bei der ersten Operation angelegt hatte; ich brauchte diesen Gang jetzt nur abzubinden und zu durchtrennen. Ich sagte oben (...) schon, daß ich künftig diese Choledochusabbindung stets gleichzeitig mit der Cholecystenterostomie vornehmen werde und besprach die Gründe.

Ich hatte nun noch den Pankreasgang mit dem Darm in Verbindung zu setzen. Die Vereinigung desselben mit dem stehengebliebenen unteren Duodenalabschnitte konnte keine allzugroße Schwierigkeiten bereiten. Ich sagte mir aber, wenn ich den Gang, um ihn zuverlässig in das Duodenum zu implantieren, aus der Drüse herauspräpariere, muß ich erstens einmal ein unnötig großes Stück der Drüse opfern, wegschneiden; vielleicht wird auch dadurch ein Stück der Drüse außer Zusammenhang mit dem Ausführungsgang gesetzt, wodurch es wahrscheinlich atrophiert.

Zweitens wird sich jetzt erst recht eine große Menge von Pankreassaft aus der Schnittfläche der Drüse ergießen und mir mein ganzes Operationsfeld unsicher machen. Durch ausgiebige Tamponade mit einem Mikuliczbeutel oder Gazestreifen kann ich zwar den ausgetretenen Pankreassaft wenigstens zum größten Teil nach außen leiten; keinesfalls kann ich aber verhindern, daß der Saft in der nächsten Umgebung des Pankreasgangs in Tätigkeit tritt und hier die Nähte gefährdet.

Unsicher erschien es mir auch, das blinde offene Ende des unteren Duodenums einfach an die Schnittfläche des Pankreas, in der sich der D. Wirsungianus ja befand, anzunähen. Am sichersten glaubte ich vorzugehen, wenn ich das stehengebliebene Stück des Duodenums nahm, es wie eine Kappe über das Pankreas hinüberstülpte (Fig. 5, 6, 7), so daß dessen ganze Schnittfläche sich innerhalb des Darmlumens befindet, und den nach innen umgekrempelten Schnittrand des Darms mit einigen ganz oberflächlichen Stichen an dem das Pankreas deckenden Peritoneum befestigte, so daß nach Möglichkeit Serosa auf Serosa kam (Fig. 7). (...)

Ich hatte auch den Fall vorgesehen, daß infolge der Ausbreitung des Prozesses die Pars inferior duodeni mit entfernt werden mußte, sei es ganz, sei es soweit, daß der zurückbleibende Teil nicht ausreicht, um ihn über den Pankreasstumpf hinüberzustülpen. Alsdann hätte ich die an die Gallenblase angeheftete Darmschlinge in ihrer zuführenden Hälfte nahe der Cholecystenterostomie quer durchtrennt und das der Cholecystenterostomie benachbarte Ende blind verschlossen. Das der Enteroanastomose benachbarte Ende hätte ich in derselben Weise, wie ich es mit dem Duodenum tat, über den Pankreasstumpf hinweggestülpt und hier fixiert (Fig. 6 und 8).

Den Magen zur Ableitung des Pankreassaftes zu nehmen, halte ich nicht für zweckmäßig, weil eine solche Vereinigung selten primär heilt und ihre Insufficienz den Patienten der großen Gefahr der Inanition aussetzt.

Meine Operation führte zu einem vollen Erfolge, wenn auch vorübergehend Galle, Pankreas- und Magensaft aus der Drainagestelle der Bauchwand floß. Die unleugbaren Vorteile meiner Operation bestehen in der ungemein radikalen Ausrottung des Krankheitsherdes, die wohl eine große Hoffnung auf Dauerheilung zuläßt. Ferner ist die Vereinigung und Versorgung der durchtrennten Teile eine sehr sichere.

Als Nachteile, die man anführen könnte, ist zunächst die Größe des Eingriffs zu nennen. Freilich ist er sehr groß. Einerseits ist das Leiden aber auch ein sehr schweres und auf der anderen Seite die Aussicht auf Radikalheilung relativ günstig, wenn der Papillenkrebs gründlich entfernt wird. Der große Eingriff ist gewiß auch nur berechtigt, wenn die Erfahrung zeigt, daß die kleinen Eingriffe, die ja in größerer Zahl bereits ausgeführt sind, sich als unzulänglich quoad Recidiv erweisen. Ich komme hierauf sogleich zu sprechen. (...)

Dann soll die Resektion größerer Abschnitte des Duodenums und besonders die totale Exstirpation vom Organismus nicht vertragen werden und zum Tode führen. Ich glaube, daß diese Behauptung nicht zutrifft und daß eine durch Entfernung des Duodenums bedingte Schädigung des Organismus auf die ungenügende Versorgung der Galle und des Pankreas zurückzuführen ist. Mein Patient hat die Herausnahme von $2/3$ des Duodenums gut überstanden und hätte sie noch besser vertragen, wenn nicht der Icterus bald wiedergekehrt wäre.

Wenn meine Operation auch zunächst nur zur radikalen Entfernung des Papillenkrebses bestimmt ist, so bleibt sie doch nicht hierauf beschränkt. Sie ist auch zur Resektion und Totalexstirpation des Duodenums geeignet. Solche Resektionen wird man bei Carcinom oder bei Ulcus, welches auf Krebs verdächtig ist, vornehmen. Beim gewöhnlichen Ulcus und bei gutartiger Stenose kommt man stets mit der Gastro-

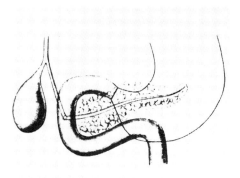

Fig. 5
Normaler Zustand

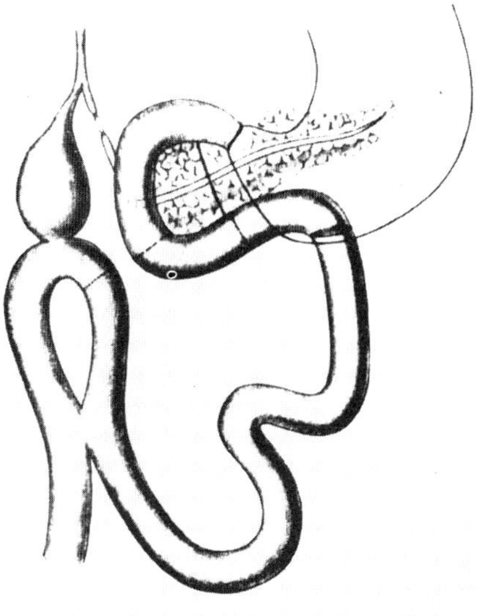

Fig. 6
Cholecystenterostomie, Enteroanastomose,
Schnittlinien für die Pancreato-Duodenostomie
und -Jejunostomie

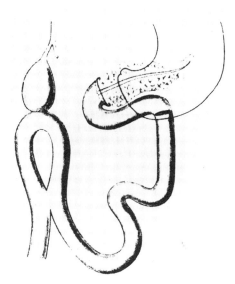 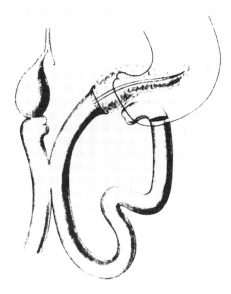

Fig. 7
Pancreato-Duodenostomie

Fig. 8
Pancreato-Jejunostomie

enterostomie aus, der man bei nicht stenosierendem Ulcus am besten den blinden Verschluß oder die Verlagerung des Pylorus hinzufügen wird.

Bei der Resektion ausgiebiger Abschnitte des Duodenums empfiehlt sich dasselbe Vorgehen, wie ich es angewandt, d. h. die Gastroenterostomie und Herausnahme des Duodenums ohne Rücksicht auf die Diastase der Enden. Man kann so, falls erforderlich, das ganze Duodenum vom Pylorus bis zur Plica duodeno-jejunalis entfernen. Bestand kein Icterus und brauchte man kein Stück des Pankreas zu entfernen, so kann man die Vereinigung des Gallen- und Pankreasganges mit dem Darm in verschiedener Weise vornehmen: Choledochojejunostomie oder -duodenostomie; Cholecystogastrostomie oder -jejunostomie; Pancreatico- oder Pancreatoduodenostomie oder -jejunostomie. Das richtet sich ganz danach, ob ein gebrauchsfähiger Duodenalstumpf zurückbleibt, ferner ob die Gallenblase zu gebrauchen ist. Stets wird man mit der Verwendung einer durch Enteroanastomose ausgeschalteten Darmschlinge auskommen (vgl. Fig. 6). Warnen möchte ich vor der Choledocho- und vor der Pancreaticogastrostomie, weil beide unsicher und gefährlich sind.

Aber auch zur Radikaloperation des Krebses, der im Pankreaskopfe sitzt, ist meine Operation geeignet. (...)

Ich möchte jetzt zu der Besprechung der radikal operierten Fälle übergehen. Es sind 19 Fälle; 2 wurden zweizeitig operiert (Mayo, Kausch), beide überstanden die Operation. Dem einzeitigen Eingriff erlagen von den 17 Operierten 9 innerhalb 1 Tag bis 8 Wochen (...). Wenn die Zahl der zweizeitig Operierten auch viel zu klein ist, um sie statistisch zu verwerten, so gibt sie doch eine Bestätigung für meine oben gemachten aprioristischen Ausführungen. (...)

Betrachten wir, welches Verhältnis zwischen der Dauerheilung und der Radikalität der Operation besteht, so läßt sich darüber bisher noch nichts Bestimmtes sagen. Die Zahl der Fälle, namentlich die der sehr radikal operierten, ist eben noch zu gering. Lassen wir die unsicheren und die noch nicht 3 Jahre geheilten Fälle fort, so kommt auf 6 Patienten, welche die Operation überstanden, eine Dauerheilung (Fall Körte), ein recht ungünstiger Prozentsatz, namentlich wenn man dabei die Gefahr der Operation, den hohen Prozentsatz der operativen Mortalität in Erwägung zieht. Dieser alleinige Fall von Dauererfolg ist nun bei der verhältnismäßig kleinsten Operation, einem wenig radikalen Eingriff, beobachtet, bei dem nur die Papille selbst herausgeschnitten wurde. Unzweifelhaft wäre es aber verkehrt, hieraus den Schluß zu ziehen, dieser kleinste Eingriff sei ausreichend und als Normalverfahren zu empfehlen. Man bedenke nur die erschreckende Häufigkeit des Recidivs.

Es ist gewiß sehr zu bedauern, daß mein Fall, der wohl am radikalsten operierte sein dürfte, an der Komplikation zugrunde ging. Wäre er, wie ich es glaube, ohne es natürlich beweisen zu können, dauernd geheilt, so hätte dieser eine Fall bereits den Prozentsatz der Dauerheilung nach der Resectio duodeni, der radikalsten Operation, beträchtlich gehoben. Doch die kleinen Ziffern beweisen ja überhaupt nichts.

Ich stehe jedenfalls nach meinen Erfahrungen und nach den Beobachtungen anderer auf dem Standpunkte, beim Papillencarcinom möglichst radikal vorzugehen und würde den nächsten Fall, der in meine Hände kommt, nach derselben Methode operieren.

In der Mehrzahl der Fälle beschränken sich die Radikaloperationen auf die Duodenalwand. Außer meinem Fall, in dem ich ein Stück des Pankreaskopfes entfernte, fand ich nur noch 3 Fälle (Cunéo, Slajmer, Völcker), in denen Pankreasgewebe durchtrennt wurde. – (...)

Zusammenfassung

1. Das Papillencarcinom ist ein verhältnismäßig gutartiger Krebs, weil es infolge des Icterus früh zur Operation kommt und weil es spät Metastasen setzt.

2. Die Operation soll zweizeitig ausgeführt werden, in der ersten Sitzung die Gallenweg-Darmverbindung (Cholecystenterostomie und Enteroanastomose) und die Abbindung des Choledochus.

3. In der zweiten Sitzung, bei der Entfernung der Geschwulst, muß möglichst radikal vorgegangen werden; quere Resektion des Duodenums, d.h. seines mittleren Abschnitts. Gastroenterostomie, blinder Pylorusverschluß. Falls irgend erforderlich, muß das angrenzende Stück des Pankreaskopfes entfernt werden. Der untere Duodenumabschnitt wird alsdann mit dem Pankreasstumpf in Verbindung gesetzt. Ist dieser Duodenalabschnitt zu kurz, so wird der zur Cholecystenterostomie führende Darmschenkel hierzu genommen.

4. Meine Operation eignet sich auch zur Resektion und Totalexstirpation des Duodenums, sowie zur Resektion des Pankreaskopfes.

Allgemeine acute Peritonitis in Folge von Perforation des Wurmfortsatzes, Laparotomie und Excision des Wurmfortsatzes.

Von

Max Schüller.

(1889)

M. H.! Der Fall, den ich Ihnen vorstellen will, gehört in die Kategorie der Fälle, über welche Herr Prof. Mikulicz gestern gesprochen hat. Es handelt sich um eine allgemeine acute Peritonitis in Folge von Perforation des Wurmfortsatzes, bei welcher ich jedoch etwas anders verfahren bin, als Herr Prof. Mikulicz, weil eben die Verhältnisse hier etwas anders lagen.

Der Patient, Herr R. von hier, jetzt 31 Jahre alt, ist früher gesund gewesen, hat bloss an Psoriasis und wiederholten Obstipationen gelitten. Er erkrankte am 6. März d. J. Abends ganz plötzlich nach dem Essen. Er bekam Erbrechen. Darauf erfolgte einmal Stuhlgang und dann trat eine ausserordentlich starke Schmerzhaftigkeit des Bauches, besonders in der rechten Bauch-Beckengegend auf. Das Erbrechen wiederholte sich nicht; dagegen nahm die Schmerzhaftigkeit während der Nacht fortwährend zu. (...) Ich versuchte zunächst, ohne Narkose zu untersuchen; doch war dies wegen der ausserordentlichen Empfindlichkeit der Bauchdecken sehr beträchtlich erschwert.

Die Schmerzhaftigkeit schien am grössten in der rechten Bauch-Beckengegend zu sein, wo man bei einer oberflächlichen Betastung ein längliches, ungefähr 2 Finger starkes, wurstförmiges Darmstück durchfühlen konnte, welches sich etwas bewegen liess. (...) Eine Dämpfung in der Ileocoecalgegend oder in der Darmbeingrube war ausser der wechselnden, auf das fühlbare Darmstück beschränkten nicht nachzuweisen. Im Uebrigen war der Leib relativ weich, die Därme noch verhältnissmässig wenig mit Luft gefüllt. Patient fieberte, sah ikterisch und sehr verfallen aus. – Wir nahmen an, dass es sich um eine beginnende Peritonitis in Folge von Darmperforation, ausgehend wahrscheinlich vom Ileocoecaltheile des Darmes, handele, liessen aber auch die Möglichkeit offen, dass es vielleicht eine Invagination im Ileocoecaltheile mit beginnender Peritonitis sein könnte. Ich habe wenigstens hiervon einen Fall mit ähnlichen Erscheinungen schon gesehen. Alles dies, besonders aber die Verschieblichkeit des Darmstückes, veranlasste mich, nicht rechts in der Ileocoecalgegend einzuschneiden, sondern den Bauch in der Mittellinie zu öffnen. Ich machte also die Laparotomie zwischen den Rectis, und zwar zwischen Symphyse und Nabel mit einem verhältnissmässig kleinen Schnitte, so dass ich durch denselben nur eben eine Hand in die Bauchhöhle einführen konnte. Dies geschah absichtlich, um das sonst so störende Vorfallen massenhafter Darmschlingen zu verhüten. In gleicher Absicht hatte ich übrigens vorher den Patienten mit dem Becken hoch lagern lassen, was mir im Verlaufe der Operation sehr gut zu statten kam. Es entleerten sich aus der Bauchwunde einige Esslöffel trüben Serums. Das Omentum war stark geröthet und geschwollen, an der Symphyse leicht adhärent. Nach Ablösung desselben erwiesen sich die Därme gleichfalls stark geröthet, durch Luft aufgetrieben und an einzelnen Stellen mit peritonitischen Auflagerungen bedeckt. Ich fasste sofort in die rechte Darmbeingrube und fand daselbst ohne Weiteres ein fingerförmiges, dickes, prall geschwollenes, frei endendes Darmstück, welches sich bis zum Coecum verfolgen liess, also den Wurmfortsatz darstellte. Es war durch frische Adhäsionen leicht mit den benachbarten Darmschlingen und mit der Beckenwandung verklebt, doch so, dass eine gewisse Verschieblichkeit dadurch nicht gehindert wurde. Ich konnte die Adhäsionen ohne die geringste Schwierigkeit und Anstrengung mit dem Finger lösen. Ich stellte dann fest, dass das Coecum nicht erkrankt war, sondern sich weich anfühlte. Es liess sich auch kein Abscess dahinter entdecken. Ich zog nun den Wurmfortsatz mit Leichtigkeit bis in die Wunde in der Mittellinie des Bauches hervor und sah, dass er im peripheren Abschnitte brandig und an einer Stelle perforirt war. In dem kleinen Darmstücke selber konnte man einzelne festere Körper wahrnehmen, welche sich anfühlten, wie Bohnen. Nach dem Coecum zu war der Wurmfortsatz stark geröthet, aber relativ gesund. Das Mesenterium des Wurmfortsatzes war dick angeschwollen, eitrig infiltrirt. Ich schnitt nach vorheriger Unterbindung den Wurmfortsatz dicht am Coecum ab, desinficirte und übernähte dann auch noch das kleine Darmlumen. Dann desinficirte ich die vorliegenden Darmschlingen und das Netz rasch mit feuchter Sublimat-Chlornatriumwatte, reponirte sie und legte einen grossen, dicken, ausgiebig mit Sublimat-Chlornatriumlösung (1 pM.) getränkten Watteballen in die Bauchhöhle. Darüber legte ich zunächst lose vier starke, durch alle Schichten der Bauchwand greifende Seidennähte, entfernte dann vor dem Knüpfen der Fäden den Watteballen und schloss die Bauchdeckenwunde. Es folgten noch einige durch Muskulatur und Haut durchgreifende Nähte zwischen jenen, endlich noch eine fortlaufende oberflächliche Naht. Nach antiseptischer Reinigung und Abtrocknung des Bauches wird die Nahtlinie mit Jodoformcollodium bestrichen und Bauch und Becken mit einem Sublimatwatteverband umgeben.

Der Verlauf war in den ersten 2 Tagen ein höchst stürmischer. Es bestand schon vorher hohes Fieber. Dieses stieg zunächst noch mehr. Die Schmerzen liessen nicht nach; dagegen trat Erbrechen nicht ein. Wir liessen andauernd Opium geben. Gleich in der ersten Nacht nach der Operation war der Patient sehr unruhig, war aufgestanden und hatte sich den Verband zum grössten Theile wieder abgerissen. Doch war die Wundnaht selber durch die Collodiumschicht und ein wenig Watte geschützt geblieben. Wir erneuerten den Verband am Morgen. Die Temperatur war an diesem, dem Operationstage folgenden Morgen bis zu 40,8 °C. angestiegen. Wir gaben zunächst noch Opium, dann Antipyrin in stündlichen Grammdosen. Am selben Abend war Pat. fieberfrei; am anderen Morgen hatte er 38 °C., und am darauffolgenden Morgen war er vollkommen fieberfrei und blieb es auch fernerhin. (...) In der Folge kam es nur zu einer mässigen Eiterung aus den beim Aufstehen gezerrten mittleren Stichcanälen. An einer beschränkten Stelle trat in Folge dessen keine primäre Heilung ein. Doch hatte dies keine weiteren Folgen, da die Wunde hier mit Heftpflasterstreifen zusammengezogen und verhältnissmässig rasch zur Heilung gebracht wurde. Genau drei Wochen nach der Operation war die Heilung der Wunde vollkommen vollendet. (...)

Die so rasch und früh im Anschluss an eine Perforation des Wurmfortsatzes eintretende Peritonitis, wie sie in meinem und ähnlichen Fällen dargestellt ist, kann zwei Ausgänge haben. Entweder führt sie binnen wenigen Tagen zum Tode, oder die allgemeinen peritonitischen Erscheinungen werden rückgängig, während sich in der Umgebung des durchlöcherten Wurmfortsatzes ein Abscess entwickelt, oder auch an anderen Stellen der Bauchhöhle sich zwischen den peritonitisch verklebten Darmschlingen Eiterherde bilden, welche gewissermassen als abgesackte Ansammlungen des von der diffusen Peritonitis zurückgebliebenen Eiters anzusehen sind. Diesen übrigens auch nur bedingungsweise günstigen Ausgang kann man begreiflicher Weise keineswegs von vorne herein voraussetzen und darf gewiss nicht darauf rechnen.

Es ist daher klar, dass diese früh eintretende diffuse Perforationsperitonitis sofort die Laparotomie mit Excision des Wurmfortsatzes und mit thunlicher Reinigung und Desinfection der Bauchhöhle erforderlich macht. Die zahlreichen Misserfolge, welche die Laparotomie in diesen Fällen bisher aufzuweisen hatte, sind wesentlich darauf zurückzuführen, dass man zu spät zu dieser nützlichen Operation schritt. Wie aus der überwiegenden Mehrzahl der einschlägigen Krankengeschichten hervorgeht, welche in der Literatur mitgetheilt sind, hat man nur zu oft selbst trotz richtiger Diagnose erst zwei, drei, fünf Tage nach dem ersten Beginne der Erscheinungen die Laparotomie gemacht, hat vorher mit den nutzlosen Bemühungen, die Peritonitis mit anderen Mitteln zu bekämpfen, Abscessbildung abzuwarten u. a. m., die für erfolgreiches Operiren günstigste Zeit verbracht. Bei diesen Fällen ist aber begreiflicherweise jede Stunde Verzögerung von Uebel und häufig genug verhängnissvoll. Man muss nach meiner Ueberzeugung vielmehr sofort die Laparotomie machen, sowie die ersten Erscheinungen der acuten diffusen Perforationsperitonitis auftreten. Es ist dabei für mich von untergeordneter Bedeutung, ob man den Bauch in der Mittellinie oder in der Ileocoecalgegend öffnet. Die Gründe, weshalb ich in meinem Falle den Bauch in der Mittellinie öffnete, habe ich schon angegeben. (...)

Welchen von beiden Schnitten zur Eröffnung des Bauches man wählen will, ob einen medianen oder lateralen, habe ich oben freigegeben; will man aber hierüber eine genauere Bestimmung haben, so ist sie meines Erachtens nach den eben vorausgeschickten Bemerkungen dahin zu geben, dass man den seitlichen Schnitt in der Ileocoecalgegend dann wählt, wenn man eine Fixation des Coecums annehmen zu müssen glaubt. Hierfür wird sich aber wahrscheinlich ein Schnitt, welchen man fingerbreit einwärts von der Mitte einer die Spina ilei anterior superior und die Symphysenmitte verbindenden Linie gerade nach aufwärts parallel mit der Medianlinie des Bauches führt, besser eignen, wie der jetzt gewöhnlich angegebene Schnitt parallel dem Poupartischen Bande. Denn er führt am kürzesten und direct auf den Ileocoecaltheil des Darmes und ermöglicht nicht nur die Auslösung des Wurmfortsatzes und die Desinfection der Ileocoecalgegend, sondern auch noch die des kleinen Beckens. Und zwar wird dies von einem relativ kleinen Schnitte ausführbar sein, was ich für einen wesentlichen Vorzug halte. Den Schnitt parallel dem Poupartischen Bande muss man sehr gross machen, ohne dass es gelingt, das Gleiche mit gleicher Bequemlichkeit zu erreichen. Er ist aber zur Eröffnung von perityphlischen Abscessen in der Darmbeingrube zu empfehlen. (...)

Was die weitere Behandlung der Peritonitis nach der Operation anlangt, so lege ich den Schwerpunkt auf möglichste Ruhe des Patienten, auf durch mehrere Tage fortgesetzte Dosen Opium zur Beseitigung der Schmerzen, wie zur Beschwichtigung der Darmbewegungen, event. auch des Erbrechens, und auf grosse Dosen Antipyrin zur Bekämpfung des Fiebers. Daneben Wein und eine solche leicht lösliche Nahrung, welche womöglich schon im Magen zur vollkommenen Resorption kommt und möglichst wenig oder keinen Koth macht. Der Verbandwechsel geschieht natürlich thunlichst selten und im Bette, so dass jeder Transport vermieden wird und Patient möglichst wenig bewegt wird. Die Fäden in der Bauchwunde können unter dem Jodoformcollodium meist ohne Bedenken vierzehn Tage liegen bleiben, was einen festen Verschluss der Narbe sichert. Nach der Heilung wird zweckmässig eine breite Leibbinde, wie nach der Ovariotomie, getragen. Nützlich halte ich es, dass solche Patienten noch für längere Zeit bestimmte Vorschriften über ihre Ernährung und Lebensweise streng beobachten, dass besonders alle schwer verdaulichen, wie alle leicht zersetzlichen oder schon zersetzten Speisen und Getränke von ihnen vermieden werden, sowie dass sie für regelmässigen, leichten Stuhl sorgen, da sonst leicht wieder Störungen in der Kothbewegung durch das Coecum eintreten können. Leichte, reizlose Abführmittel oder noch besser die regelmässige vorsichtige Ausspülung des Dickdarms mittelst lauwarmen Wassers, dem ich gewöhnlich etwas Salicyl-Boraxlösung (von einer 2proc. Lösung etwa 30 bis 50 Grm. zu einem Liter Spülflüssigkeit) zusetzen lasse, werden in der Regel hier genügen.

Die Technik der Excision des Wurmfortsatzes ist so einfach und selbstverständlich, dass sie keiner besonderen Darlegung bedarf. Ich will hier dagegen noch darauf hinweisen, dass auch bei den perityphlitischen Abscessen ohne allgemeine Peritonitis nach der Eröffnung, welche nach den bekannten Grundsätzen geschieht, auf welche ich hier jedoch nicht weiter eingehen will, am zweckmässigsten der Wurmfortsatz entfernt wird, da er sonst selbst nach Ausheilung des Eiterherdes leicht zu

Recidiven Anlass giebt. Da die perityphlitischen Abscesse, wie oben bemerkt, intraperitoneale Eiteransammlungen in der Umgebung des Coecums und Wurmfortsatzes sind, so gelangt man nach der Eröffnung meist leicht auf den Wurmfortsatz und kann ihn entfernen. Auch bei diesen perityphlitischen Abscessen ist nachher die Jodoformtamponnade der noch hier und da geübten Drainage mittelst der Drainröhren vorzuziehen. – Dagegen kann meines Erachtens bei der so häufigen einfachen Perityphlitis die chirurgische Intervention nicht so ohne Weiteres als selbstverständlich angesehen werden, nicht bloss, weil doch vielleicht mancher dieser Fälle ohne Perforation des Wurmfortsatzes einhergeht, nur eben bedingt ist durch eine umschriebene einfache Peritonitis ohne Eiterbildung, sondern weil auch die von Perforation des Wurmfortsatzes abhängige Perityphlitis gelegentlich vollständig und selbst dauernd ausheilen kann, ohne dass es zu einer Eiterung kommt und ohne dass Recidive eintreten. Wir dürfen auch nicht vergessen, dass vielleicht nach der einfachen Excision des Wurmfortsatzes umschriebene peritonitische Adhäsionen und Stränge, Narbenbildungen entstehen können, welche unter Umständen durch die Begünstigung einer Invagination, einer inneren Einklemmung u. dergl. eine neue Gefahr für den Patienten herbeiführen können.

Wo hingegen in solchen Fällen von Perityphlitis hochgradige fieberhafte, entzündliche Erscheinungen vorhanden sind oder wo eine, wenn auch kleine, eiterige Ansammlung um das Coecum resp. den Wurmfortsatz nachweisbar ist, oder wo häufig Recidive entstehen, da ist es gewiss nach den Erfahrungen über die üblen Ausgänge gerechtfertigt, operativ vorzugehen, um nicht bloss den Eiterherd zu entleeren, sondern auch den Wurmfortsatz zu entfernen. Auch in manchem dieser Fälle, besonders bei sehr kleinen Eiterherden um den perforirten Wurmfortsatz, wird sich neben dem bisher beliebten Schnitte parallel dem Poupart'schen Bande, von welchem aus nach Krafft der Eiterherd subperitoneal eröffnet werden soll, vielleicht der oben von mir angegebene Schnitt verwerthen lassen.

Myome des Mastdarmes.
Von
Erich Lexer.

(1902)

Das seltene Vorkommen von Myomen des Mastdarms giebt mir Veranlassung, über einen Fall zu berichten, bei welchem ich eine kindskopfgrosse Geschwulst mit Erfolg entfernt habe. Da sich dieselbe nach hinten in die Kreuzbeinhöhle entwickelt hatte, so schliesst sich der Fall nur zwei Fällen der Literatur an; denn in den übrigen hatten die Tumoren je nach ihrem Vordringen ins Mastdarmlumen oder in die Bauchhöhle andere Erscheinungen und andere Operationen zur Folge.

Die wenigen bisher beobachteten und operirten Fälle von Myomen und Fibromyomen vertheilen sich folgendermaassen auf die durch die Lage der Geschwülste nothwendigen drei Gruppen:

a) Wächst der Tumor in das Lumen des Mastdarms hinein, so erscheint er als gestielte, mit Schleimhaut bekleidete, rundliche oder polypöse Geschwulst von harter Consistenz. Die Erscheinungen sind die des Mastdarmpolypen, doch können auch durch grosse Tumoren schwere Passagestörungen auftreten (Heurtaux). Diese Form des Rectummyoms scheint verhältnissmässig noch am häufigsten vorzukommen; möglich ist ferner, wie König vermuthet, dass Verwechselungen mit Fibromen nicht selten sind. Rechne ich zu den von Longuet zusammengestellten Fällen von Tédenat, Carlier und Heurtaux noch zwei von König und einen von Caro, so fallen auf diese Gruppe nur sechs Fälle. Sie konnten vom Lumen des Rectum aus nach Unterbindung und Durchtrennung des Stieles entfernt werden. (...)

b) Die im Bereich des Bauchfells vom Mastdarm ausgehenden Myome können in die Bauchhöhle hineinwachsen und sind deshalb durch Laparotomie zu entfernen. (...)

c) Nimmt der Tumor seinen Ausgang von der hinteren Rectumwand und entwickelt sich nach aussen, so füllt er mehr oder minder die Kreuzbeinhöhlung und kann nur auf sacralem bez. parasacralem Wege entfernt werden.

1. Berg fand bei einem 56jährigen Manne, der seit Jahren an Obstipation, mehrmals auch an heftigen Blutungen gelitten, eine harte, rundliche, die hintere Rectumwand vorbuchtende Geschwulst, welche die ganze Fossa sacralis füllte und gegen das Kreuzbein verschiebbar war. Durch Kraske's Operation konnte der Tumor (Myom) zugänglich gemacht und ausgeschält werden. Er war faustgross, rundlich und abgekapselt, stand aber mit der Mastdarmwand in so fester Verbindung, dass von ihr eine Stelle von 3–4 cm Ausdehnung fortgenommen werden musste. Die Darmwand konnte genäht, die entstandene Kothfistel durch Nachoperationen beseitigt werden.

2. Mac Cosch stellte bei einem 34jährigen Manne, welcher seit einigen Jahren an Stuhlbeschwerden litt, einen harten, die hintere Mastdarmwand vordrängenden Tumor in der Kreuzbeinhöhlung fest. Drei Daumen breit oberhalb des Anus war das Rectum bis auf Kleinfingerdicke verengt. Da die Schleimhaut mit der Tumoroberfläche verwachsen schien, so war eine bösartige Neubildung wahrscheinlich. Nach vorhergehender Colostomia inguinalis wurde der cocusnussgrosse Tumor mittelst Resection des Steissbeines freigelegt. Er reichte von der Mitte des Os sacrum bis nahe an den Anus. Während die hintere und seitliche Fläche leicht zu lösen waren, zeigte sich die Vorderfläche drei Daumen breit mit der Schleimhaut verwachsen, so dass das Rectum geöffnet werden musste. Nach später vorgenommenem Verschlusse der entstandenen Fistel trat vollständige Heilung ein. Mikroskopisch ergab sich Fibromyomgewebe.

An diese beiden Fälle der dritten Gruppe reiht sich der meinige an:

3. Der 35jährige, sehr kräftig gebaute Mann war merkwürdigerweise erst vor wenigen Wochen durch heftige Blutungen, Abgang von blutigem Schleim auf sein Leiden aufmerksam geworden. Beschwerden beim Stuhlgange, der schon seit Jahren stets hartnäckig war, bestanden schon längere Zeit.

Ich fand die Schleimhaut dicht über dem Anus und an einer zweiten Stelle der hinteren Wand weiter oben ulcerirt und schon nach der leisesten Belastung stark blutend. Ausserdem sass sie unverschieblich der Oberfläche eines harten, knolligen, die hintere Mastdarmwand weit vorwölbenden Tumors auf, der die ganze Kreuzbeinhöhlung ausfüllte und dessen obere Begrenzung nicht zu erreichen war, während seine untere Grenze dicht am Anus lag. Trotzdem der ganze Mastdarm mit seinem zusammengedrückten, halbmondförmig gewordenen Querschnitt von dem grossen Tumor weit nach vorn gedrängt erschien, bestanden keine Störungen von Seiten der Blase.

Da der Tumor sich mit dem Kreuzbein fest verbunden zeigte, es nicht im Geringsten möglich war, ihn am Knochen zu verschieben, ausserdem die Schleimhautgeschwüre nichts Characteristisches für Carcinom hatten – denn ihre Ränder waren flach, ihr Grund glatt –, so nahm ich in Anbetracht des wahrscheinlich schnellen Wachsthums der Neubildung ein vom Os sacrum ausgehendes Sarcom an und liess mich eigentlich nur durch den kräftigen Zustand und das Alter des Kranken bestimmen, die nicht leichte Radicaloperation zu versuchen.

Zugang zu der hinteren Fläche der Geschwulst bekam ich im Anschlusse an den gewöhnlichen Parasacralschnitt durch die quere Resection des unteren Kreuzbeinabschnittes (unterhalb der dritten Sacrallöcher). Auf die Erhaltung des Knochens musste ich verzichten, um Raum zu gewinnen. Die Verbindung der derben Kapsel des Tumors mit dem Kreuzbein war stellenweise sehr fest; doch gelang die Lösung zumeist stumpf, wobei ich, allerdings unter Anwendung aller Kraft, die rechte Hand langsam zwischen Tumor und Kreuzbein nach oben vorschob, bis schliesslich der obere Pol der Geschwulst weit oben zu umfassen war. Die Hand verschwand dabei vollkommen in der Kreuzbeinhöhlung, die Blutung war bei dieser Lösung beträchtlich, stand jedoch schnell auf Tamponade.

Nachdem der Tumor auf diese Weise hinten gelöst war, galt es noch, seine Verbindung mit dem Mastdarm zu trennen. Dies war jedoch unmöglich, denn die Betastung ergab, dass auch die Verwachsung mit dem Rectum weit nach oben reichte und dass dessen ganze hintere Circumferenz mit der Geschwulstoberfläche fest vereinigt war. Da der Tumor, abgesehen von dieser ausgedehnten Verwachsung mit dem Rectum bis an den Sphincter reichte, so musste ich mich zur Umschneidung des Anus und zur Amputatio recti entschliessen. Auf andere Weise wäre die Exstirpation unmöglich gewesen. Aber selbst nach Lösung der vorderen Rectumwand und ihrer seitlichen Abschnitte war das Hervorwälzen des Tumors noch äusserst schwierig, da die grosse Wunde fast noch zu klein für ihn war.

Schliesslich gelang die Entfernung, nachdem das Rectum oberhalb der Geschwulst erreicht und durchschnitten worden war. Das Peritoneum ist übrigens nicht eröffnet worden.

Nach Unterbindung einiger grösserer Gefässe und Einnähung des Mastdarmlumens in den oberen Wundwinkel, tamponirte ich die ganze Wunde mit steriler Gaze. Der nach der Operation ziemlich erschöpfte Patient erholte sich rasch unter Anwendung von Campher-Kochsalzinjectionen und hatte einen guten, stets fieberlosen Heilungsverlauf, so dass ich ihn schon in der dritten Woche aufstehen liess.

Grosse Schwierigkeit bereitete die Verfertigung eines genügenden Verschlussapparates für den Sacralanus. Die gewöhnlichen, selbst bewegliche und federnde Pelotten erfüllten ihren Zweck nicht, da sie sich beim Setzen und Aufstehen verschoben; denn die Riemen konnten bei dem corpulenten Manne nicht fest genug angezogen werden oder fanden keinen Halt. Ein einfacher breiter Gurt, der zwischen Spina und Trochanter quer um das Becken herumgeht und mit einer wenig gewölbten Pelotte einen Schwamm gegen den Anus presst, thut die besten Dienste. Auf diese Weise ist der Mann jetzt im Stande, seinem Berufe als Geschäftsreisender wieder vollständig nachzukommen.

Der entfernte Tumor zeigt eine etwas höckerige Oberfläche, welche mit einer dünnen Bindegewebskapsel bedeckt ist. Seine Consistenz ist etwa die eines Fibromes. Auf dem grau röthlichen Durchschnitt konnte man schon mit blossem Auge das Geflecht dicker Bündel erkennen, so dass die Annahme eines Myoms nahe lag. Mikroskopisch ergab sich ein reines Leiomyom, dessen vielfach sich kreuzende Fasern überall bis zur Submucosa reichen.

Die innige Verbindung mit der hinteren Mastdarmwand zeichnet den Tumor gegenüber den beiden erwähnten Fällen aus. Denn während es in denselben gelungen war, den Zusammenhang mit dem Rectum, einmal mit Eröffnung des Lumens, das andere Mal ohne Verletzung der Wand, aber unter Zurücklassung von Geschwulstgewebe, zu lösen, lag hier die straff gespannte Schleimhaut der Tumoroberfläche in einer Ausdehnung von 15 cm von oben nach unten und 10 cm in die Breite gemessen dicht auf, so dass die Erhaltung des Mastdarmrohres unmöglich war.

Eine genaue Diagnose der Mastdarmmyome scheint bisher vor der Operation nicht gestellt worden zu sein. Sie dürfte noch am ehesten bei den gestielten inneren, d. h. ins Rectuminnere ragenden Tumoren gemacht werden. Die grössten Schwierigkeiten ergeben sich wohl bei der zweiten Gruppe: Senn und Westermark operirten in der Annahme von Ovarialtumoren, Pfannenstiel konnte einen solchen ausschliessen, musste aber die Diagnose offen lassen. Bei den Fällen der dritten Gruppe, den Myomen in der Fossa sacralis, wird man nur, wenn der Tumor, wie bei Berg, gegen den Knochen verschieblich ist, nicht aber bei fest mit dem Kreuzbein verbundenen Gewächsen an Myome denken können, und weiterhin nur in Fällen, in denen die lange Dauer der Beschwerden auf ein langsames Wachsthum schliessen lassen. Die Stuhlbeschwerden allein, die Blutung aus der vorgewölbten und deshalb leicht von den Faeces verletzten Schleimhaut, die Verdrängung der Mastdarmwand u. s. w. sind zu mangelhafte Erkennungszeichen, da sie auch anderen Neubildungen zukommen. Bei Mac Cosch und mir lag wegen der Verwachsung der Schleimhaut mit dem Tumor und dieses mit dem Knochen der Gedanke an eine maligne, vom Knochen ausgehende Neubildung nahe.

Dass die Prognose der Mastdarmmyome eine sehr ernste ist, hat schon Steiner mit vollem Recht hervorgehoben. Kommt es nicht zum Verfall der Kräfte durch häufige und heftige Blutungen, so droht vor Allem der vollkommene Darmverschluss durch das Weiterwachsen der Tumoren. Deshalb gehört ihre Entfernung, welche nur in dem einen Falle von Westermark unglücklich endete, zu den erfolgreichsten Aufgaben.

Ein Fall von Resection eines linksseitigen Schnürlappens der Leber. Heilung.

Von

Carl Langenbuch.

(1888)

M. H.! Im November 1886 wurde eine weibliche Patientin von 30 Jahren eines Erysipels wegen in das Lazaruskrankenhaus aufgenommen. Das Exanthem nahm einen schweren Verlauf und wanderte über die ganze Körperfläche. Wochenlang lag die Patientin schwer darnieder, genas aber allmählich. Als ich sie nun eines Tages bei der Visite zu ihrer endlichen Genesung beglückwünschte und ihr die baldige Rückkehr in ihr Haus in Aussicht stellte, meinte sie, sie werde wohl noch länger bei uns bleiben müssen, da ihr Leben doch keinen Werth für sie haben würde, wenn wir nicht ihren Bauch, in dem eine sehr schmerzhafte Geschwulst stecke, auch gründlich curirten. Seit 8 Jahren leide sie sehr und habe eigentlich immer Schmerzen im Leibe, im Stehen sowohl, als im Liegen, bei letzterem aber am meisten. Am besten wäre ihr noch, wenn sie auf dem Bauche läge, da dann der schmerzhafte Druck sich deutlich mindere. Wenn sie dagegen auf dem Rücken läge, bekäme sie zu dem andauernden Schmerz ein sehr lästiges Herzklopfen, fliegende Hitze im Kopf und den Beinen und ein schreckliches Angstgefühl; auch ihr Magen sei in Folge aller dieser Beschwerden sehr schlecht im Stande. An allem Diesem sei nur die Geschwulst Schuld, und diese müsse um jeden Preis aus dem Leibe heraus.

Die von mir unternommene Untersuchung ergab in der That das Vorhandensein einer äusserlich kaum wahrnehmbaren faustgrossen Geschwulst im oberen Theile der Bauchhöhle, und zwar genau in der Mittellinie des Epigastriums vom Schwertfortsatze bis circa 6 cm über den Nabel herab und nach beiden Seiten hin symmetrisch auf circa 4 Finger Breite die obere Leibeshöhle ausfüllend. Die Geschwulst war vollkommen glatt anzufühlen, hatte nach unten hin einen dicken, glatt abgerundeten Rand und war, obwohl am oberen Rande befestigt erscheinend, doch einigermassen beweglich. Ihr Gefüge erschien recht derbe und überall gleichmässig elastisch, hingegen nirgends deutlich fluctuirend. Die Percussion ergab auf dem Mittelpunkte der Geschwulst eine vollständige Dämpfung, welche indessen nach unten und den Seitenrändern zu alsbald in den vollen Darmschall überging. Nach oben verlor sich die centrale Dämpfung in die der Leber. Den Athembewegungen folgte die Geschwulst deutlich auf und ab.

Ich brauche wohl nicht das ganze Rüstzeug der differentiellen Diagnostik der Bauchgeschwülste auszukramen, da es sich in diesem Falle der Oertlichkeit nach und abgesehen von ganz aussergewöhnlichen Dingen, wie z. B. einem grossen derben ganz glatten und frei beweglichen Netztumor oder einer Pankreasgeschwulst bezw. -cyste nur um einen von der Leber ausgehenden Echinokokkussack handeln konnte. Möglichenfalls konnte auch eine Schnürleber vorliegen. Diese Geschwülste liegen jedoch mehr in der rechten Hälfte der Leibeshöhle und sind daselbst auch leicht diagnosticirbar. Da das Dämpfungsgebiet so klein war, verzichtete ich in der Besorgniss, damit schaden zu können, auf eine Probepunction und verschob alle weiteren diagnostischen Untersuchungen auf eine Probeincision, welche so vorbereitet wurde, dass sich für den möglichen Fall die Exstirpation der Geschwulst daran anschliessen konnte.

Am 13. Januar 1887 wurde zu dieser Probeincision geschritten und was zeigte sich? Ein sehr seltenes Vorkommen: Grosser Schnürlappen der Leber, ausschliesslich von deren links der Gallenblase gelegenem Theile ausgehend.

Wie man weiss, kennen wir eigentlich nur den rechten Lappen der Leber als den Träger der Schnürleber und sehen nur hin und wieder auch die linke Hälfte in untergeordneter Weise an dieser Verbildung betheiligt. Aus diesem Grunde ist auch das allgemein bekannte Symptomenbild der Schnürleberbeschwerden ein so bemerkenswerth geringfügiges; und auch kein Wunder, wenn man sich die mechanischen Bedingungen, unter welchen die gewöhnliche Form der Schnürleber wirken könnten, vergegenwärtigt.

Es wird ohne Weiteres klar sein, dass der gewöhnliche rechtsseitige Schnürlappen, stehe er nun in der Rückenlage unter der Wirkung seiner eigenen Schwere oder des Bauchpressendrucks, doch niemals sehr empfindlich wirken kann, weil einerseits keine besonders empfindlichen Organe unter ihm gelagert sind und andrerseits die Concavität der seitlichen Bauchhöhle jeden Gegendruck von unten bezw. hinten ausschliesst. In unserem Falle liegen aber die Verhältnisse durchaus umgekehrt. Hier werden, besonders in der Rückenlage, der Pylorustheil des Magens, die entsprechenden Parthien des Duodenums, unterschiedliche Dünndarmschlingen, hin und wieder auch das Colon transversum, das Pancreas, die Aorta nebst vielen anderen grösseren Arterien und Venen, sowie die grossen Nerven und Ganglienplexe dem beständigen Drucke von oben her ausgesetzt und das um so mehr, als die Convexität der Wirbelsäule dem Schwergewicht des Tumors ein unnachgiebig hartes Widerlager bereitet. Zu allem Diesen liegt noch ein weiteres des ausgeübten Druck steigerndes Moment darin, dass der Schnürlappen an sich schon durch die auf der Blutstauung beruhenden hyperplastischen Induration sehr schwer geworden, ausserdem noch ausserordentlich beweglich ist; dies aber immer nur in der Sterno-Vertebralrichtung, weil er gleich einem Pult- oder Kastendeckel gradlinig an einem dünnen Bindegewebsstreifen befestigt und aufgehängt ist. Die auseinandergesetzten anatomischen Verhältnisse, wie auch das klinische Bild dieses Falles lehren, dass ein linksseitiger Leberschnürlappen, im Gegensatz zu dem rechtsseitigen, wohl immer mehr oder minder heftige Beschwerden machen muss, und es liegt auf der Hand, dass hier nicht wie bei anderen wandernden Organen stützende Bandagen irgendwie Hülfe bringen können; denn jeder von der Bandage ausgeübte Druck vermehrt nur den schon an Ort und Stelle bestehenden. Also liegt das Fatale der Sache auch nicht allein in der Schwere der Geschwulst an sich, die durch die consecutiven hyperplastischen Vorgänge im Innern derselben von Jahr zu Jahr zunehmen musste, sondern auch wesentlich in ihrer oben schon betonten labilen Aufhängeart. Ja ragte der Tumor als ein starres Gebilde und an der Leber mit breiter Basis festsitzend in die Leibeshöhle, wie etwa ein Echinokokkussack hinein, dann würden die Beschwerden wesentlich geringer und ganz andersartige sein.

Nachdem ich mir dies angesichts der durch den Probeschnitt klargestellten Sachlage überlegt hatte, kam ich zu dem Beschluss, den weit mehr lästigen, als physiologisch unentbehrlichen Schnürleberlappen zu entfernen, indem ich hierbei auf einen vicariirenden Neubildungsvorgang innerhalb des zurückbleibenden Lebergewebes vertraute. Denn von einer Festnähung eines linksseitigen Schnürlappens konnte im Gegensatz zur gleichen Operation am rechtsseitigen, welche im vorigen Jahre von v. Hacker in Wien mit Erfolg ausgeführt wurde, für die Kranke begreiflicherweise Nichts zu erwarten sein. Es handelt sich eben nicht um die Ausgleichung einer Heterotopie des Organs, wie etwa bei der Wanderniere, sondern um die Beseitigung einer örtlich-mechanisch störenden partialen Verbildung des Organs.

Somit hielt ich die Exstirpation des Schnürlappens für berechtigt und geboten und bewirkte sie in der Weise, dass ich aus der ligamentösen Brücke mehrere unterbundene Stiele formirte und dann mit Hinterlassung eines Gewebsknopfes den Schnürlappen abtrennte. Alle Blutgefässe erschienen unterbunden, und der Bauch konnte geschlossen werden. Leider stellten sich gegen Abend bedrohliche Anzeichen einer heftigen inneren Blutung ein. Ich musste den Bauch der plötzlich ohnmächtig Gewordenen nochmals öffnen und fand ihn in allen Theilen buchstäblich voll Bluts. Nachdem dies mit Schwämmen wieder herausgeholt und das noch schwach blutende Gefäss unterbunden war, konnte die Bauchhöhle abermals geschlossen werden, und nun erfolgte die Heilung der Bauchwunde ohne Störung. Allerdings fand sich allmälig ein mässiger Hydrops ascites ein, von dem ich nicht weiss, wie viel davon auf die kolossale Hydrämie der durch ein langdauerndes Erysipel und die enorme Blutung bedingten Herzschwäche der Patientin und wie viel davon auf die Verminderung des Blutstromgebiets in der Leber zu setzen war, da auch die übrigen Körpertheile nicht ganz frei von ödematösen Anschwellungen blieben. Nach zweimaliger Punction verschwand der Ascites, und die Kranke konnte endlich geheilt und ihrer Unterleibsbeschwerden vollständig ledig im Februar des Jahres entlassen werden.

Dies ist wohl der erste Fall, wo ein grösseres Stück der menschlichen Leber (370 g) mit dem Messer entfernt worden ist. Er lehrt, dass die Schnürlappen der Leber in den seltenen Fällen, wo sie zu ernsten Beschwerden Anlass geben, und wo es nicht anders geht, auf operativem Wege mit Erfolg entfernt werden können.

Zur Aetiologie des Leidens bemerke ich noch, dass die Patientin bis zu ihrer vor 8 Jahren erfolgten Verheirathung beständig ein Corset getragen, dieses aber bei der eintretenden Schwangerschaft abgelegt und hinfort nicht wieder in Gebrauch genommen hatte. Die Patientin giebt auch zu, dass die schmalen Rockbänder, die sie immer sehr fest um den Leib zu schnüren pflegte, ihr häufig das Gefühl lästiger Beschwerde bereitet hatten. Dass die linke Hälfte der Leber in diesem Falle in so ungewöhnlicher und ausschliesslicher Weise von der Verbildung betroffen wurde, glaube ich mir so erklären zu dürfen: Solange die Patientin das Corset trug, fand überhaupt keine Schnürfurchenbildung an der Leber statt, dagegen bildete sich eine deformirende Verengerung der unteren Thoraxweite, die zu einer allmäligen Verwälzung der Leber nach links, unten und vorne geführt haben kann. Dieser vorliegende Theil der Leber konnte nun nach dem Fortfall des schützenden Corsets allerdings der 8 Jahre dauernden directen Schnürwirkung der Rockbänder ausgesetzt sein, und somit hätte in diesem Falle das Corset nicht nur nicht die Aetiologie für den Schnürlappen abgegeben, sondern gerade seine Ablegung die Erkrankung verschuldet.

Vorstellung eines Falles von Operation eines Leberechinococcus von der Brusthöhle aus.

Von

James Israel.

(1879)

M. H.! Ich möchte mir erlauben, Ihnen einen Fall von geheiltem Leberechinococcus vorzuführen, dessen Interesse in der Neuheit des dabei zur Anwendung gekommenen Operationsverfahrens liegt. Die Patientin, eine 32jährige Frau, liess sich im Mai v. J. in gesundheitlich äusserst herabgekommenem Zustande in das hiesige jüdische Krankenhaus aufnehmen. Seit 3 Jahren hatte sie bemerkt, dass ihre Taille progressiv stärker wurde, während die körperliche Abmagerung rapide Fortschritte machte. Zuletzt hatten sich heftige Schmerzen im Epigastrium, dann in der rechten Schulter eingestellt. Bei der Untersuchung fanden wir die untere Hälfte der rechten Thoraxseite bedeutend erweitert; die Intercostalräume waren verbreitert. Die untere Lungengrenze reichte vorne bis zur 4., hinten bis zur 7. Rippe, von da abwärts begann absolute Dämpfung bis zu einer durch den Nabel gelegten Horizontalen. Der untere Lungenrand war vollkommen frei verschieblich über der Dämpfung; dieselbe entsprach daher der Leber. Der fühlbare Leberrand war in keiner Weise verändert, war glatt und zeigte keinerlei Fluctuation, hingegen gab eine Probepunction im Bereiche des hinter den Rippen gelegenen Theiles der Leber die für Echinococcus charakteristische, klare Flüssigkeit. Wir hatten es somit mit einem Echinococcus zu thun, welcher durchaus in der Convexität der Leber gelegen war; um operativ zu demselben zu gelangen, war man daher genöthigt, quer durch die Brustwand, die Pleurahöhle, das Zwerchfell und die Peritonealhöhle zur Leber vorzudringen. Wir adoptirten diesen Plan und beabsichtigten, denselben in drei Tempi auszuführen, und die Incision der Leber erst dann zu machen, wenn wir eine partielle Obliteration der beiden zu eröffnenden serösen Höhlen erreicht haben würden. Zu dem Zweck wurde zunächst unter Lister'schen Cautelen ein Zollgrosses Stück der 6. Rippe in der vorderen Axillarlinie resecirt und die Pleura in derselben Ausdehnung eröffnet. Unmittelbar der Brustwand anliegend zeigte sich das durch den Lebertumor emporgedrängte Zwerchfell, bei jeder Athmung sich an ersterer auf- und abwärts verschiebend. Luft war nicht oder minimal in die Pleura eingedrungen. Die Pleurawunde wurde sofort mit Carbolgaze tamponnirt und ein Lister'scher Verband angelegt. 7 Tage später, als wir annehmen konnten, dass die beiden gegenüberliegenden Pleurablätter miteinander verwachsen waren, schritten wir zum zweiten Operationsacte, zur Durchschneidung des Zwerchfells und zur Eröffnung der Peritonealhöhle. Dabei passirte mir die Unannehmlichkeit, an einer kleinen Stelle den Echinococcus zu verletzen; es entleerte sich sofort klare Flüssigkeit, gemischt mit dem Blute des durchschnittenen Lebergewebes. Schnell wurde die Oeffnung des Zwerchfells, sowie die unbeabsichtigte Verletzung des Sackes mit Krüllgaze tamponnirt und ein Lister'scher Verband angelegt. Nach 9 Tagen konnte man hoffen, dass die Leber mit dem

Zwerchfell verwachsen war, und nun schritten wir zum dritten Operationsacte, zur Durchschneidung des Echinococcussackes und des darüber gelegenen 2 Linien starken Lebergewebes. Nachdem wir die grosse Mutterblase mit einer Reihe von Tochtercysten extrahirt hatten, führten wir ein fingerstarkes, silbernes Drainrohr durch die Brustkorböffnung in die Leberhöhle ein. Ueber den ferneren Verlauf will ich nur wenige Punkte besonderen Interesses hinzufügen. Die Secretion war eine derartig profuse, dass es ungemein schwer war, das antiseptische Verfahren durchzuführen. Dazu kamen vom dritten Tage ab nach der Operation massenhafte, periodisch wiederkehrende Gallenergüsse aus der Leberhöhle, deren erster unter dem Gefühl auftrat, als ob der Patientin etwas im Leibe platze. Gleichzeitig mit den Gallenergüssen, und offenbar als Veranlassung derselben, begann die Exfoliation des bindegewebigen Sackes, bis zu deren Beendigung Patientin 14 Tage lang hoch fieberte. Die Lösung des Sackes gab uns Gelegenheit, willkürlich das bekannte Phänomen des irradiirten Schulterschmerzes bei Leberaffectionen hervorzurufen, indem derselbe sofort eintrat, wenn man den Sack vor seiner vollkommenen Lösung durch Extractionsversuche zerrte. Nach Exfoliation des Sackes trat eine schnelle Heilung ein und $9\frac{1}{2}$ Wochen nach dem Beginn der Operation verliess die Patientin geheilt das Krankenhaus.

Ich glaube nun, dass diese Methode, den Echinococcus der Leber von der Pleurahöhle her mit Durchschneidung des Zwerchfelles zu operiren, für die Fälle Platz greifen wird, wo der Blasenwurm sich entweder in der Convexität der Leber oder in den hinteren Partieen derselben befindet, wo man also auf dem gewöhnlichen Wege von dem Bauche aus den Parasiten gar nicht erreichen kann. Die Eröffnung der Pleurahöhle braucht man nicht zu scheuen, wenn man antiseptische Cautelen anwendet und schnell die gemachte Oeffnung tamponnirt. Luft tritt so gut wie gar nicht ein, weil das durch die Lebergeschwulst emporgedrängte Zwerchfell ganz dicht an die Brustwand sich anlegt. Aber selbst der Eintritt einer mässigen Menge Luft, selbst wenn dieselbe nicht durch den Spray desinficirt war, scheint keine grosse Noxe für die Pleura zu sein, wie ich mich jüngst gelegentlich eines anderen Falles von Pleuraverletzung überzeugt habe. Bei der Resection des 6. Rippenknorpels wegen Peripleuritis riss die brüchige Pleura in 3 Ctm. Ausdehnung entzwei und unter schlürfendem Geräusche sauste die Luft hinein. Sofort führte ich beide Finger zur Tamponnade der Oeffnung in die Pleurahöhle hinein und fühlte zu meiner sehr geringen Befriedigung das Herz auf meinem Finger pulsiren. Auch dieser Fall heilte ganz anstandslos, ohne jede pleuritische Reaction, nach Ausspülung der Wunde und Tamponnade mit Carbolgaze. So glaube ich, dass man mit der Zeit die Scheu überwinden wird, die gesunde Pleura zu öffnen, sei es zu operativen Zwecken an der Lunge oder an den Bauchorganen, die dem Zwerchfelle dicht anliegen.

Ein Fall von Exstirpation eines Lebercavernoms.

Von

James Israel.

(1911)

Es ist eine äusserste Rarität, dass cavernöse Geschwülste der Leber Gegenstand chirurgischer Behandlung werden. Das hat seinen Grund darin, dass sie durchaus gutartig sind, meistens symptomlos verlaufen und eine sehr geringe Grösse erreichen, welche gewöhnlich den Umfang eines Fünf- bis Zehnpfennigstückes nicht überschreitet. Immerhin aber kommt es, wenn auch ausserordentlich selten, vor, dass solche Gebilde zu grossen Geschwülsten auswachsen, welche wegen Schmerzen und Druck auf die Nachbarorgane chirurgische Abhilfe erfordern.

Es sind bisher alles in allem 6 derartige Operationen ausgeführt worden, die erste von v. Eiselsberg 1893.

Was nun meinem Falle ein besonderes Interesse verleiht und mich wesentlich veranlasst, denselben mitzuteilen, ist die Tatsache, dass hier die Diagnose einer cavernösen Geschwulst der Leber gestellt und die Patientin auf Grund dieser Diagnose operiert worden ist. Es scheint, soweit ich weiss, der erste Fall von Exstirpation eines vorher diagnostizierten Lebercavernoms zu sein.

Die Patientin ist 39 Jahre alt; sie hat seit einem Jahr eine Geschwulst im Epigastrium bemerkt, welche sie seit 4 Monaten durch Schmerzen, Druck auf den Magen und häufiges Aufstossen belästigt hat.

Im Epigastrium sah man eine halbkugelige Vorwölbung, bedingt durch eine weit über faustgrosse Geschwulst des linken Leberlappens, nach abwärts duch den eben gerade noch erhaltenen, ganz schmalen scharfen Leberrand umsäumt, welcher in der Mitte zwischen Nabel und Processus ensiformis verlief. Das pathognomonische Symptom war nun, dass diese Geschwulst durch einen allmählich zunehmenden Druck mit der flachen Hand zum Verschwinden gebracht werden konnte und mit dem Nachlassen dieses Druckes ihr altes Volumen wieder erreichte.

Auf Grund dieses Phänomens der Kompressibilität wurde die Diagnose auf eine cavernöse Lebergeschwulst gestellt und die Operation am 27. Januar ausgeführt. Nach einem Längsschnitt in der Mittellinie präsentierte sich sofort der grosse dunkelblaurote Tumor, der weit über das Niveau des Leberlappens prominierte. Seine Oberfläche war von weissen sehnigen Narbenzügen durchzogen. Im rechten Leberlappen konnte man zwei oder drei kleine Geschwülstchen von Kirschkerngrösse wahrnehmen, von denen eine bereits vor der Operation durch die Bauchdecken hindurch palpiert worden war.

Ich mobilisierte nun die Leber, indem ich das Ligamentum suspensorium hepatis durchschnitt, und jetzt konnte der Leberlappen bequem vor die Wunde gewälzt und zur Abtragung geschritten werden.

Zu dem Zwecke wurde das linksseitige Ligamentum triangulare durchschnitten, dann das Ligamentum coronarium, welches den linken Leberlappen an das Zwerchfell anheftet. Nun musste die dicke Parenchymschicht zwischen dem rechten und dem linken Leberlappen durchtrennt werden; dies geschah in der Grenzlinie zwischen den beiden Lappen nach sukzessive angelegten grossen Umstechungsnähten mit Seide. Aber an der oberen Konvexität der Leber, wo der Diameter anteroposterior am grössten ist, habe ich mich zur Abschnürung des dicken Parenchyms eines Gummischlauchs bedient, derart, dass ich einen Trokar von vorn nach hinten durch die ganze Dicke der Leber stiess, den Trokarstachel entfernte, den Gummischlauch durch die Hülse des Trokars führte, diese herauszog und nun mittelst des gespannten Schlauches die Konvexität der Leber unterband. Danach konnte der linke Leberlappen unblutig entfernt werden. Die Enden des Gummischlauches wurden zur Bauchwunde herausgeführt, im übrigen die Bauchwunde geschlossen. Es trat Heilung prima intentione ein bis auf die kleine Stelle, an der die beiden Schlauchenden hinausgeführt waren. Nachdem diese sich gegen Erwartung noch nach 14 Tagen nicht spontan exfoliiert hatten, wurde der Knoten durchschnitten und der Schlauch entfernt.

Die Patientin ist geheilt und von ihren Beschwerden befreit. Es besteht nur noch an der Stelle, wo die Enden des Gummirohres herausgeführt waren, eine kleine sezernierende Stelle.

Die Geschwulst ist ein echtes Cavernom. Das Präparat ist nach seiner Entblutung natürlich erheblich collabiert; es wiegt trotzdem noch 375 g.

Ueber den mikroskopischen Befund ist zu bemerken, dass es sich um kommunizierende cavernöse Bluträume handelt, welche innen mit Spindelzellen ausgekleidet sind, und dass die Geschwulst sich scharf durch eine mehr oder minder starke Bindegewebskapsel rings von dem gesunden Lebergewebe abgrenzt.

Ueber operative Anastomosenbildung zwischen Vena cava inferior und der Vena portarum (Eck'sche Fistel) bei Lebercirrhose.

Von

Paul Rosenstein

(1912)

Auf dem vorjährigen Chirurgenkongress gab Franke-Rostock dem Gedanken Ausdruck, dass es gelingen müsse, durch Ablenkung des Pfortaderkreislaufs bei Lebercirrhose einen günstigen Einfluss auf den Krankheitsprozess insofern auszuüben, als die direkte Ueberleitung des Blutes der Vena portarum in die Vena cava inferior die Bildung des Ascites entweder hindern oder den vorhandenen allmählich beseitigen sollte. Diese Idee war eine logische Konsequenz der Talma'schen Operation, der im Jahre 1898 vorschlug, die Stauung im Pfortaderkreislauf dadurch zu beseitigen, dass er durch Einpflanzung des Netzes in die äussere Bauchwand (später verwandte man oft die Milz dazu) Collateralen schuf, und in vielen Fällen (es sind ca. ⅓ der Operierten) ist eine Beseitigung des Ascites durch die Operation gelungen. Es lag daher nahe, zu versuchen, hier der Natur noch mehr entgegenzukommen, indem man ihr die Bildung der Collateralen abnahm und auf operativem Wege eine direkte Anastomose zwischen Vena cava und Vena portarum schuf. Dann musste ja das Blut aus der Pfortader, bevor es in die Leber gelangte, direkt in die untere Hohlvene gehen und entging so allen Hindernissen des Kreislaufs, die es sonst in der bindegewebig entarteten Leber vorfand; damit musste auch der Grund für die Ascitesbildung fortfallen, wenn wirklich er ein Stauungsascites war. Dazu kam, dass bereits im Jahre 1877 v. Eck zu Stoffwechselversuchen diese Operation an Hunden vorgenommen hatte, indem er die Pfortader mit der Hohlvene vereinigte und dann die Pfortader unterband, ein Versuch, der unter dem Namen der Eck'schen Fistel bekannt ist. Ich will auf die Versuche, die v. Eck mit seinen Hunden vorgenommen hat, hier nicht eingehen, weil sie für das vorliegende Thema ohne Interesse sind; nur so viel sei gesagt, dass durch v. Eck und später durch Tansini (1902) die Ausführbarkeit der Operation an Hunden erwiesen worden ist, und Franke hat in der Literatur sogar einen Fall von Lenoir gefunden, der diese Operation am Menschen versucht hat; der Patient starb am nächsten Tage. Es ist auch klar, dass diese echte Eck'sche Fistel wegen der gänzlichen Ausschaltung des Leberkreislaufs für den Menschen nicht anwendbar ist, und dass es genügen muss, durch eine seitliche Anastomose beider grossen Gefässe den Pfortaderkreislauf zu entlasten; das kann, wenn die Operation als solche überstanden wird, keinen gesundheitlichen Schaden verursachen. Diesem Gedanken hat auch Franke Ausdruck gegeben, und auch Jerusalem glaubt durch seine Experimente die Unschädlichkeit dieser Gefässverbindung nachgewiesen zu haben. Franke selbst hat nur an Hunden und an menschlichen Leichen operiert, und er hat eine Operationsmethode auch für den Lebenden ausgearbeitet, wenngleich er selbst noch keine Gelegenheit gehabt hat, seine Methode am lebenden Menschen zu versuchen.

In der Diskussion berichtete Herr Geheimrat Bier, dass er zweimal am Lebenden versucht, aber beide Male die Operation habe aufgeben müssen, weil einmal infolge starker Schwielenbildung im Peritoneum, das andere Mal wegen zu starker Blutung die Operation undurchführbar war. So ist also bisher noch kein Fall bekannt, bei dem die Franke'sche Operation, wie wir sie nennen wollen, beim Menschen ohne Schaden zu Ende geführt worden wäre.

Es wird Sie daher interessieren, wenn ich Ihnen heute eine Patientin vorstelle, bei welcher ich wegen Lebercirrhose und Ascites eine Anastomose zwischen Vena portarum und unterer Hohlvene vorgenommen habe, und welche, wie Sie gleich sehen werden, den Eingriff sehr gut überstanden hat.

Es handelt sich um eine 60jährige Pat., bei der im April v. J. sich das erstemal Ascites bemerkbar gemacht hatte: es wurden ihr damals 15 l Flüssigkeit entleert; die Punktion musste häufig wiederholt werden, und jedesmal wurden ca. 10 l aus dem Leibe abgelassen. Ich hatte, als ich die Pat. überwiesen bekam, die Absicht, die Talma'sche Operation vorzunehmen und machte am 11. November v. J. in Rückenmarksanästhesie eine Laparotomie. Da mir die Verhältnisse wegen des starken Hängeleibes und der grossen Beweglichkeit aller Organe für die Franke'sche Operation besonders geeignet erschienen, entschloss ich mich noch im letzten Moment zu einem Versuch dieses Eingriffs. Diesen schnellen Entschluss kann ich dadurch rechtfertigen, dass ich durch Nierentransplantationen, die ich an ca. 45 Ziegen vorgenommen habe, mich den Schwierigkeiten der Gefässnaht gewachsen fühlte und auch über das Instrumentarium verfügte. Ich vergrösserte also den Mittelschnitt auf ca. 20 cm, wälzte die Leber nach oben und links und suchte mir zunächst an der Hand des Ligamentum hepatico-duodenale die Vena portarum auf. Nachdem diese von dem umgebenden Gewebe freigemacht worden war, inzidierte ich das Peritoneum der hinteren Bauchwand, um die untere Hohlvene freizupräparieren; beide Gefässe wurden jetzt mittelst starker Seidenfäden angeschlungen und von 2 Assistenten an je 2 Fäden gespannt gehalten; Gefässklemmen habe ich bei der ganzen Operation nicht benutzt. Nun wurde in jedes Gefäss ein ca. 2 cm langes Loch geschnitten und diese Oeffnung durch fortlaufende Seidennähte miteinander anastomosiert. So einfach, wie diese Schilderung klingt, war die Operation nun freilich nicht; da man die beiden Gefässe zur Naht aneinander bringen musste, mussten auch die Fäden immer wieder momentan locker gelassen werden, und sofort schoss ein dicker Blutstrahl über das Operationsfeld; durch die Spannung riss ferner die Vena cava oben ein Stück ein, und die aus diesem Einriss entstehende Hämorrhagie musste auch erst wieder durch fortlaufende Seidennaht gestillt werden. Schliesslich, nach vielen aufregenden Zwischenfällen, gelang die Anastomosenbildung. Der Leib wurde primär geschlossen, und die Pat. erholte sich unter Kochsalzinfusion und Excitantien nach kurzer Zeit recht gut. Der Eingriff wurde von der Pat. ausgezeichnet überstanden, sie hat niemals gefiebert, und die Wunde ist per primam zugeheilt.

Was den Erfolg der Operation anbelangt, so möchte ich noch kein abschliessendes Urteil abgeben, da mir die Zeit der Beobachtung zu kurz zu sein scheint; ich werde darüber auf dem diesjährigen Chirurgenkongress ausführlicher berichten. Ich habe zwar den Eindruck, dass die Ansammlung des Ascites seltener und nicht so hochgradig ist wie früher, aber ob der bisherige Erfolg einen so grossen Eingriff rechtfertigt, muss die Zukunft und vor allem eine reichere Erfahrung an anderen Fällen lehren.

Wenn ich Ihnen die Patientin heute hier vorgeführt habe, so geschah es nicht, um Ihnen eine geheilte oder therapeutisch auch nur beeinflusste Lebercirrhose zu zeigen, sondern nur, um Ihnen zu demonstrieren, dass die Franke'sche Operation auch am Menschen ausführbar ist. Nun wollen wir weitere Fälle abwarten und später darüber sprechen, ob sie auch erfolgreich ist.

Ventilbildung an der Harnblase zur Ableitung der Ascitesflüssigkeit.

Von

Paul Rosenstein.

(1914)

Die Bemühungen, einer durch Ascites infolge Lebercirrhose arg gequälten Pat. zu helfen, brachten mich auf die Idee, den Ascites nach der Harnblase abzuleiten. Der Gang der Operation sei an Hand der nachfolgenden Krankengeschichte dargelegt.

Es handelt sich um eine 62jährige Pat., welche seit dem Jahre 1911 an Lebercirrhose und Ascites leidet. Die Beschwerden von seiten des Ascites waren so hochgradig, daß ich ihr ungefähr alle 8 Tage 10 Liter einer chylösen Flüssigkeit durch Punktion entleeren mußte. Am 11. November 1911 operierte ich die Frau und legte ihr eine künstliche Anastomose zwischen der Pfortader und der Vena cava inferior an, eine sogenannte Eck'sche Fistel, welche den Zweck haben sollte, den durch Druck auf die Pfortader hervorgerufenen Stauungsascites durch die direkte Ableitung des Blutes in das rechte Herz zu beseitigen. Die Operation wurde von mir zum ersten Male am Lebenden ausgeführt, und ich habe die Pat. auf dem Chirurgenkongreß 1912 vorgestellt. Leider war der Erfolg nur vorübergehend, so daß die Pat. bald wieder in etwas größeren Zwischenräumen punktiert werden mußte. Es würde zu weit führen, den Gedankengang, welcher der genannten Operation zugrunde liegt, hier auszuführen. (...)

Auf Bitten der Pat., die trotz ihres Leidens sehr resolut ist, entschloß ich mich zur Talma'schen Operation (Einnähung der Milz und des großen Netzes in die Bauchdecken) und zur Jodbestreichung der Leber nach Kausch. Dadurch sollte das Peritoneum teils zur Verklebung gebracht, teils eine Kollateralbildung angeregt werden, wodurch wiederum eine Umlenkung des Blutkreislaufes zustandekommen sollte, ein Eingriff, der oft schon zum Erfolg geführt hat. Bei unserer Pat. blieb der Erfolg aus.

Inzwischen war wieder 1 Jahr ins Land gegangen, und die Pat. bat, da ihr Zustand sie arbeitsunfähig machte, ihr doch auf irgendeine Weise noch zu helfen. Da entschloß ich mich nach anfänglichem Widerstreben, und nachdem ich der Pat. die Gefahren des Eingriffs klargemacht, trotzdem aber ihre Zustimmung erhalten hatte, im Juni 1913 zu folgender Operation. Ich überlegte mir, daß es vielleicht gelingen müßte, den Ascites durch die Harnblase abzuleiten und mit dem Urin in gewöhnlichen Pausen entleeren zu lassen. Dazu gehörte zweierlei: Der Ascites mußte zwar in die Harnblase hineinlaufen können, der Blaseninhalt durfte aber bei der Kontraktion der Harnblase nicht in die Bauhhöhle zurückfließen, weil sonst eine Urininfiltration und Peritonitis die notwendige Folge sein mußte. Ich baute die Operation daher folgendermaßen auf:

Ich machte eine freie Laparotomie und legte die gesamte Harnblase, soweit sie vom Bauchfell überzogen ist, frei. Jetzt nahm ich einen 3 cm im Durchmesser messenden silbernen Ring (der Ring hatte ungefähr die doppelte Größe eines gewöhnlichen Trauringes) und legte ihn auf die Blasenkuppe. Die Blasenkuppe wurde durch den

Ring nach oben durchgezogen, die Blase durch einen Scherenschlag gekappt, und nach außen allseitig um den Ring herum ausgestülpt, so daß Serosa auf Serosa kam, und durch Seidenknopfnähte fixiert (...). Wir hatten jetzt also einen Zustand von weit in die Bauchhöhle hineinmündender offener Harnblase vor uns. Nun wurde unterhalb der soeben angelegten Seidenknopfnähte ein 4 cm breiter zirkulärer Streifen, welcher Serosa und Muscularis umfaßte, gleichmäßig aus der Blase exzidiert, so daß in der genannten Breite nur die Schleimhaut übrig blieb (Fig. 2). Diese jetzt entstandene breite Wunde wurde wiederum durch Knopfnähte, indem Muscularis mit Muscularis, Serosa mit Serosa vereinigt wurde, zusammengezogen. Durch den Zug mußte sich die Schleimhaut nach innen in eine doppelte Falte legen, und zwar ringsum in gleicher Weise. Wenn nun die Blase sich kontrahierte, so wurde diese in das Innere hineinhängende doppelt gefaltete Schleimhaut gegen die Kommunikationsöffnung mit der Bauchhöhle geworfen, und es konnte kein Urin in die Bauchhöhle ausfließen (Fig. 3). Es waren also durch die Operation, wenn alles p. p. heilte, die Bedingungen für einen Ventilverschluß der Blase gegeben. Ich mache noch besonders darauf aufmerksam, daß eine weitere Forderung, die man an jede plastische Blasenoperation stellen muß, bei diesem Eingriff erfüllt werden mußte, nämlich die Vermeidung jeglicher die Schleimhaut treffender Naht. Die ganze Operation spielte sich vielmehr, abgesehen von der notwendigen Eröffnung, sonst im Bereich der anderen beiden Häute der Blasenwandung ab.

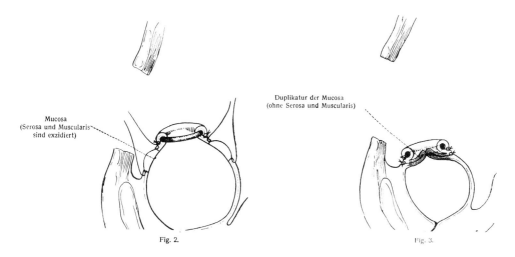

Fig. 2. Fig. 3.

Die Operationswunde heilte p. p., und die Pat. konnte nach wenigen Tagen das Bett verlassen. Ich hatte die Freude, zu beobachten, daß durch die Öffnung Ascites in die Blase eindrang und mit dem Urin entleert wurde und konnte alsbald cystoskopisch feststellen, daß bei Anfüllung der Blase von unten her, wie es also auch der physiologischen Anfüllung durch die Ureteren entsprach, das Ventil nach der Bauchhöhle zu tadellos funktionierte. Der Erfolg der Operation ist gut, wenn auch nicht der volle, wie ich ihn zu hoffen wagte, denn es läuft nicht aller Ascites (wahrscheinlich aus statischen Gründen) in die Blase ab. Immerhin ist die Pat. doch so weit gebessert, daß sie jetzt z.B. erst nach 8 Wochen zum ersten Male punktiert werden mußte, wobei dieselbe Menge Ascites entleert wurde wie sonst nach 8 Tagen . (...)

Ich glaube nicht, daß die Operation ein großes Anwendungsgebiet finden wird, vielleicht kann sie aber doch in ähnlich verzweifelten Fällen von Ascites einmal nützlich sein; entsprechend modifiziert könnte sie wohl auch gelegentlich bei dem Verschluß hartnäckiger Blasen-Scheidenfisteln Verwendung finden.

Wenn die Operation gelingen soll, d.h. wenn keine peritonealen Verklebungen in dem Operationsgebiet den Erfolg vereiteln sollen, ist es notwendig, daß nicht aller Ascites bei der Operation abfließt, sondern, daß durch eine gewisse Ascitesmenge getrennt, die Därme und das Netz über der Blasenöffnung schwimmend gehalten werden; ferner dürfte es sich empfehlen, die Blase vorn an den Bauchdecken etwas hoch zu fixieren, damit das Organ durch den Ascites nicht komprimiert, sondern immer in einem gewissen Füllungszustande gehalten wird.

Chirurgie der Thoraxorgane

Die große Verschiedenartigkeit der im Thorax gelegenen Organe mit ihren physiologischen und topographischen Besonderheiten ist dafür verantwortlich, daß die Entwicklung der operativen Behandlung von Erkrankungen im Thoraxbereich je nach Lage und Zugangsmöglichkeit zum betroffenen Organ in verschiedenen Zeiträumen verlaufen ist. Die ersten Überlegungen, eine durch Fremdkörper in der Trachea verursachte Respirationsstörung mit Hilfe einer Tracheotomie zu behandeln, finden sich bei einem der bedeutendsten Ärzte des griechischen Altertums, dem besonders als Chirurg bekannten *Antyllus* (3. Jh. n. Chr.). Praktiziert allerdings wurde sie über mehrere Jahrhunderte bis zur Renaissance nicht. Bei dem in Florenz geborenen *Vidus Vidius* (gest. 1569) findet man erstmals die Vorschrift, bei hochgradiger Atemnot nach Ausführung des Schnittes eine goldene oder silberne Röhre in die Trachea einzulegen. *Santorio* (1561–1636) führte die Eröffnung der Luftröhre mit einem trokarähnlichen Instrument aus und ließ die Röhre in der Wunde liegen.

Am Ende des 18. Jahrhunderts gab das häufig epidemische Auftreten des Croups, der 1765 erstmals bestimmt beschrieben worden war, der *Tracheotomie* Aufschwung. Bald entbrannte ein Streit darüber, ob der Schnitt überhaupt notwendig sei, oder ob nicht die Einführung einer Röhre in den Kehlkopf einen ausreichenden Ersatz darstelle. *Pierre Joseph Desault* (1744–1795) war ein Vertreter der zweiten Ansicht und verwendete zur »Tubage de la glotte«, im Gegensatz zu den Chirurgen der früheren Zeit, ein elastisches Rohr, das er nicht durch den Mund, sondern durch die Nase einführte. Während *Johann Friedrich Dieffenbach* (1792–1847) empfahl, die Tracheotomie nur im äußersten Notfall durchzuführen, setzen sich *Wilhelm Baum* (1799–1833), *Wilhelm Roser* (1817–1888) und *Gustav Passavant* (1815–1893) für diesen Eingriff bei Croup und Diphtheritis ein.

Zwar hatte *Friedrich Trendelenburg* (1844–1924) seine »Tamponnade« der Trachea ursprünglich zur Anwendung bei blutigen Operationen im Larynxbereich vorgesehen, um Asphyxie und Pneumonie durch Blutaspiration zu verhindern, aufgrund seiner Erfahrungen dehnte er jedoch die Indikation auch auf die lokale Behandlung der Diphtheritis aus. Er studierte in Glasgow und Berlin und war von 1868 bis 1874 Assistent bei *Bernhard von Langenbeck* (1810–1887), wurde dann ärztlicher Direktor der Chirurgischen Abteilung des Krankenhauses im Friedrichshain in Berlin und folgte aber schon 1875 einem Ruf als Ordinarius für Chirurgie nach Rostock. 1882 ging er in gleicher Stellung nach Bonn, 1895 schließlich nach Leipzig. Sein Name ist besonders verbunden mit der Trendelenburgischen Beckenhochlagerung (1890) und dem Trendelenburgischen Zeichen bei der kongenitalen Hüftgelenksluxation. 1908 entwarf er den Plan zur operativen Behandlung der Lungenembolie. Außerdem stammen von ihm eine Reihe neuer Operationen am Skelettsystem.

Die Geschichte chirurgischer Eingriffe bei Krankheiten der *Speiseröhre* ist relativ jung. Lange Zeit versuchte man, festsitzende Fremdkörper entweder durch provoziertes Erbrechen oder mit Hilfe mechanischer Hilfsmittel (Zangen, durchlöcherte Röhren)

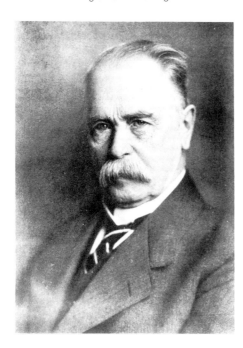

Friedrich Trendelenburg (1844–1924)

1868– Assistent an der chirurgischen Universi-
1874   tätsklinik in der Ziegelstraße in Berlin bei Bernhard von Langenbeck
1874   Direktor der chirurgischen Klinik des Krankenhauses im Friedrichshain in Berlin
1875   Ordinarius für Chirurgie in Rostock
1882   Ordinarius für Chirurgie in Bonn
1895   Ordinarius für Chirurgie in Leipzig

Aufklärung der Pathologie und Diagnostik der angeborenen Hüftgelenksluxation, Begründer der Beckenhochlagerung und operativen Behandlung der Lungenembolie

wieder nach oben zu bringen, oder sie in den Magen hinabzustoßen, wozu man besonders Wachsstöcke, Lauchstengel und Bleiröhren benutzte. Die äußere *Oesophagotomie* wurde erstmalig von dem Pariser Wundarzt *Goursaud* 1738 durchgeführt. Systematische Studien über Oesophagusdivertikel gab es erst im 19. Jahrhundert: 1840 von dem Wiener Pathologen *Karl von Rokitansky* (1804–1875); 1877 korrelierten *Friedrich Albert Zenker* (1825–1898) und *Hugo Wilhelm von Ziemssen* (1829–1902) bei 34 Patienten die Symptome mit dem pathologischen Befund von Oesophagusdivertikelerkrankungen. Einen ersten Versuch zur Entfernung eines Divertikels unternahmen 1884 *Paul Niehans* (1848–1912) und *Emil Burckhardt* (1853–1905) in der Schweiz. Beide Patienten starben jedoch Tage nach der Operation. Erfolgreicher war ein Jahr später *William Wheeler* (1846–1899) in Dublin.

Auch *Ernst von Bergmann* (1836–1907) konnte 1892 einen der weltweit frühesten Berichte über eine gelungene operative Behandlung eines *Oesophagusdivertikels* geben, die er bereits 1890 bei einer 38jährigen Patientin vorgenommen hatte. *Von Bergmann* war eine der bedeutendsten medizinischen Persönlichkeiten in der zweiten Hälfte des 19. Jahrhunderts. Er engagierte sich nicht nur für wissenschaftliche Forschung, sondern auch für ärztliche Fortbildung, für Berufs- und Standespolitik und für das öffentliche Gesundheitswesen. Als Sohn eines Pfarrers wurde er 1836 in Riga geboren. 1854 immatrikulierte er sich an der Universität Dorpat, wo er auch seine erste Assistentenstelle erhielt. Mit einer Arbeit über die Fettembolie habilitierte er sich 1863. Am Krieg 1866 nahm er als beratender Chirurg auf preußischer Seite teil, 1870/71 arbeitete er als Lazarettchirurg in Mannheim und Karlsruhe. Nach mehrjährigen

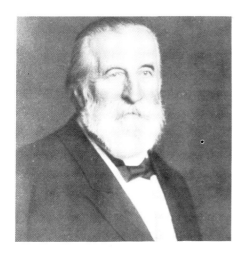

Ernst von Bergmann (1836–1907)

1860 Assistent an der chirurgischen Klinik in Dorpat
1863 Habilitation für Chirurgie mit einer Arbeit über Fettembolie
1871 Ordinariat in Dorpat
1878 Professor am Julius-Spital in Würzburg
1882 Leiter der chirurgischen Universitätsklinik in der Ziegelstraße in Berlin

Durchsetzung der routinemäßigen Anwendung der Asepsis, grundlegende Arbeiten zur Erforschung der Wundkrankheiten (Kriegschirurgie) und zur Hirnchirurgie

Tätigkeiten in Dorpat und Würzburg übernahm er im Oktober 1882 die Leitung der chirurgischen Universitätsklinik in der Ziegelstraße in Berlin. Er setzte die Asepsis routinemäßig im Operationssaal durch und legte besonderen Wert auf sorgfältige Blutstillung, Händedesinfektion mit Sublimatlösung und Beschränkung der Anwendung von Karbollösung für die Desinfektion von Instrumenten. Von Bergmann beherrschte die Technik der Amputation, Exartikulation und Resektion der vorantiseptischen Zeit virtuos. Seine Erfahrungen in der Kriegschirurgie lenkten seine Aufmerksamkeit auf die Erforschung der Wundkrankheiten. Grundlegend war sein Einfluß auf die Entwicklung der Hirnchirurgie. Die Kehlkopferkrankung des Kronprinzen *Friedrich Wilhelm*, der als *Friedrich III.* von März bis Juni 1888 Deutscher Kaiser war, erkannte er entgegen anderer Ansichten als Kehlkopfkrebs, obwohl eine Gewebsprobe, die *Rudolf Virchow* (1821–1902) begutachtet hatte, keine pathologisch veränderten Zellen enthielt. Er empfahl frühzeitig die Kehlkopfexstirpation, zu der es bekanntlich nie kam. Nachdem *Robert Koch* (1843–1910) 1890/91 das Tuberkulin isoliert hatte, setzte sich *von Bergmann* sofort für das Mittel ein, mußte jedoch im April 1891 seine negativen Erfahrungen aufgrund der Untersuchungen seines Mitarbeiters *Curt Schimmelbusch* (1860–1895) mitteilen. Seitdem – so *Heinz Goerke* – verhielt er sich gegenüber Neuerungen zunehmend skeptisch. Das von *Emil Behring* (1854–1917) entwickelte Diphtherieserum, die Leistungen von *Themistokles Gluck* (1853–1942) auf dem Gebiet der plastischen Chirurgie und die Verdienste von *Carl Ludwig Schleich* (1859–1922) um die Lokalanästhesie hat er nur mit Vorbehalten anerkannt oder überhaupt nicht gewürdigt. Ebensowenig war er von der 1905 von *Fritz Schaudinn* (1871–1906) mitgeteilten Entdeckung des Syphiliserregers überzeugt.

Noch vor der operativen Entfernung eines Oesophagusdivertikels gelang es *Albert Theodor Middeldorpf* (1824–1868) aus Breslau als erstem, einen Tumor des Oesophagus zu entfernen, worüber er in einer lateinischen Veröffentlichung 1867 berichtete. Nachdem 1877 *Vincenz Czerny* (1842–1916) ein Oesopaghuskarzinom erfolgreich reseziert und die Patientin ein Jahr lang durch eine Fistel ernährt hatte, gelang es 1886

Johann von Mikulicz-Radecki (1850–1905) nicht nur ein Oesophaguskarzinom im Halsteil zu entfernen, sondern auch den Defekt durch zwei flügelförmige Hautlappen plastisch zu ersetzen.

Heinrich Bircher (1850–1923) aus Aarau bildete 1894 bei zwei Patienten aus der Haut der vorderen Thoraxwand einen Kanal, den er antethorakal-subkutan verlagerte und mit dem Magen anastomosierte. Beide Patienten verstarben aber, bevor eine Anastomosierung auch mit dem proximalen Oesophagus möglich war. 1907 benutzte *Wilhelm Roux* (1850–1924) erstmals als Oesophagusersatz eine Jejunumschlinge, die er ebenfalls antethorakal-subkutan hochführte. *Erich Lexer* (1867–1937), der von 1892–1905 in Berlin arbeitete, kombinierte 1911 in Jena das Verfahren von *Bircher* und *Roux*, indem er die Jejunumschlinge bis zur Mitte des Brustbeins hochführte und für die kranial davon gelegene Strecke einen Hauttunnel bildete. Als *Lexer* im April 1911 auf dem 40. Chirurgenkongreß über seine neue Operationsmethode berichtete, wies *Ludwig Wullstein* (1864–1930) darauf hin, daß er diese Methode bereits 1904 als »antethorakale Oesophagojejunostomie« in der Deutschen Medizinischen Wochenschrift ausführlich beschrieben habe. *Wullstein* hatte die Operation nach Experimenten an Leichen und Tieren ausgearbeitet. Als er im Jahre 1910 erstmals bei einem Patienten mit Oesophaguskarzinom, das zwischen Bronchus und Zwerchfell gelegen war, diese Operation durchführen wollte, verstarb der Patient an einer Lungengangrän zwischem dem dritten und vierten Akt der Operation.

Eugen Enderlen (1863–1940) konnte 1901 über einen extrapleuralen, paravertebralen Zugang eine verschluckte Zahnprothese aus dem thorakalen Abschnitt der Speiseröhre entfernen. *Franz Torek* (1861–1938) führte als erster die transpleurale Resektion eines Karzinoms im thorakalen Abschnitt 1913 durch. Er verschloß dabei die Cardia und leitete den oberen Oesophagusstumpf zum Halse hinaus. Die Nahrungszufuhr erfolgte über eine Gastrostomie. Sieben Jahre später teilte *Martin Kirschner* (1879–1942) eine Technik mit, bei der nach Resektion der verbleibende Oesophagus mit dem Magen anastomisiert wurde. Allerdings hatte er diese Operation nur im Tierexperiment ausgeführt. Erst 1933 gelang es den Japanern *Ohsawa* und *Seou* gleichzeitig, aber unabhängig voneinander, nach Resektion eines Cardiakarzinoms den Oesophagus mit dem Magen zu anastomosieren.

Georg Axhausen (1877–1960) knüpfte mit einer 1913 in Berlin durchgeführten Operation einer Oesophagusplastik an die Erfahrungen von *Roux* und *Lexer* an. Er wurde 1877 in Landsberg an der Warthe geboren. Von 1895 bis 1901 studierte er an der Militärärztlichen Friedrich-Wilhelms-Akademie in Berlin. Von 1904 bis 1906 arbeitete er an der Chirurgischen Klinik in Kiel, 1907/1908 am Pathologischen Institut des Krankenhauses Friedrichshain in Berlin. Während seiner Tätigkeit an der Chirurgischen Klinik der Charité von 1909–1924 habilitierte er sich im Jahre 1909 bei *Otto Hildebrand* (1858–1927). 1912 wurde er Titularprofessor, 1920 Extraordinarius. Als 1927 *Ferdinand Sauerbruch* (1875–1951) an die Charité kam, wurde *Axhausen*, der sich bereits mit kieferchirurgischen Problemen beschäftigt hatte, ein Ordinariat für zahnärztliche Chirurgie angeboten, das er nach seiner zahnärztlichen Approbation 1928 übernahm. Es beschäftigte sich mit der Pathologie und Chirurgie der Knochen und Gelenke, mit den histologischen Gesetzen der freien Knochenüberpflanzung und den Epiphyseonekrosen. Sein Spezialgebiet war die operative Versorgung angeborener Spaltbildungen. Während des zweiten Weltkrieges leitete er ein Spezialazarett für Kiefer- und Ge-

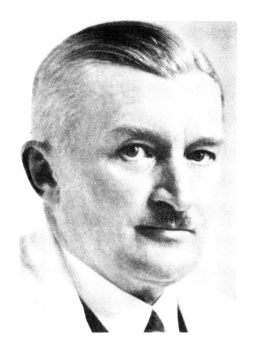

Georg Axhausen (1877–1960)

1904	Assistent an der chirurgischen Klinik in Kiel
1907	Assistent am pathologischen Institut des Krankenhauses im Friedrichshain in Berlin
1908–1928	Tätigkeit an der chirurgischen Universitätsklinik der Charité
1909	Habilitation
1920	Extraordinarius
1928	Zahnärztliche Approbation und Ordinariat für zahnärztliche Chirurgie
1946	Leiter der kieferchirurgischen Klinik der Charité

Wegbereiter der Kieferchirurgie, Spezialgebiete: Transplantation und plastische Chirurgie

sichtsverletzte. Von 1946–1949 stand er noch einmal bis zu seiner Emeritierung der kieferchirurgischen Klinik der Charité vor.

Während durch die Entdeckung der Narkose und die Einführung der Asepsis auf vielen Gebieten der Chirurgie in der zweiten Hälfte des 19. Jahrhunderts ein Aufschwung erfolgte, entwickelte sich die *Lungenchirurgie* relativ langsam, da die pathophysiologischen Probleme der Brusthöhle lange Zeit nicht lösbar waren. Die Eröffnung von Lungenabszessen, die schon in der Antike durchgeführt wurde und in der ersten Hälfte des 19. Jahrhunderts vermehrt stattfand, hatte die Verwachsung der beiden Pleurablätter und das Hervortreten einer fluktuierenden Geschwulst zur Voraussetzung. Erst in den letzten beiden Jahrzehnten des vergangenen Jahrhunderts begann die eigentliche neuzeitliche Entwicklung der Lungenchirurgie. Die Anfang der achtziger Jahre durchgeführten Tierexperimente von *Block* und *Themistokles Gluck* sollten die Frage beantworten, ob es möglich sei, eine Lunge ganz oder teilweise zu entfernen. Aufgrund ihrer Erfahrungen betrachteten die Genannten die Übertragung der Operation auf den Menschen als hinreichend gerechtfertigt. 1881 wagte *Block* die Operation bei seinem Cousin, dem er wegen einer Tuberkulose beide Lungenspitzen entfernte. Als sein Patient verstarb, beging er Selbstmord. 1883 entfernte *Rudolf Ulrich Krönlein* (1847–1910) in Zürich die Lungenmetastase eines Sarkoms durch Teilresektion und entließ die Patientin vier Wochen nach der Operation als »geheilt«. Die weitere Entwicklung verlief nur sehr zögernd, obwohl die *kontrollierte intratracheale Überdrucknarkose* sowie die *intrathorakale Dauersaugdrainage* im Verlauf des ersten Jahrzehnts des 20. Jahrhunderts schon zur Anwendung an Menschen bereitstanden, da ihre Vorteile zunächst allgemein verkannt wurden. Außerdem war das Fehlen einer sicheren Methode für den Bronchusverschluß ein weiteres Hindernis.

Ferdinand Sauerbruch (1875–1951) konnte 1904 über seine ersten Versuche der intrathorakalen Operation an Hunden in einer Unterdruckkammer berichten. Auf Anregung seines Lehrers *Mikulicz-Radecki* hatte er diesen Weg beschritten, um die technischen Voraussetzungen zur transthorakalen Operation von Oesophaguskarzinomen zu entwickeln. Die Unterdruckkammer erwies sich jedoch als zu wenig praktikabel und bewirkte nicht den entscheidenden Fortschritt in der Thoraxchirurgie. *Rudolf Nissen* (1896–1981) hob folgende Schwierigkeiten hervor: Lageveränderungen des Patienten ließen sich nur unter Gefährdung der Druckdifferenz durchführen; die Bewegungsfreiheit des Operateurs und der Assistenten war stark eingeschränkt und infolge des unerträglichen Wärmestaus sehr erschwert; außerdem erwies sich die Kommunikation mit dem außerhalb der Kammer sitzenden Anästhesisten als sehr schwierig.

Erst in den dreißiger Jahren setzten sich die intratracheale Anästhesie und Überdruckbeatmung weltweit langsam durch, und befriedigende Methoden zur Versorgung der Hilusgefäße und des Bronchus konnten entwickelt werden. Während in den angelsächsischen Ländern in dieser Zeit schon mehr und mehr die Intubationsnarkose bevorzugt wurde, hielt man in Deutschland fast noch zwanzig Jahre lang an der Überdrucknarkose mit Maske fest. Diese Form der Überdruckbeatmung mit eng schließender Gesichtsmaske hatte evidente Nachteile: die gleichzeitige Aufblähung des Magens und die Unmöglichkeit, intraoperativ Bronchialsekret sowie flüssigen Oesophagus- und Mageninhalt abzusaugen.

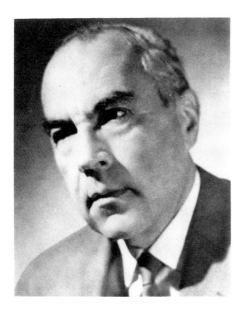

Rudolf Nissen (1896–1981)

1920 Assistent am pathologischen Institut der Universität Freiburg bei Ludwig Aschoff
1921 Eintritt in die chirurgische Klinik in München bei Ferdinand Sauerbruch
1927 Habilitation und Wechsel mit Sauerbruch nach Berlin an die Charité
1933 Emigration in die Türkei, Ordinariat für Chirurgie an der Universität Istanbul
1939–1952 Tätigkeit in Boston und New York
1952 Ordinariat an der Universität Basel

Grundlegende Arbeiten zur Thorax-, Oesophagus- und Magenchirurgie, erste geplante und erfolgreiche Pneumektomie (1931)

1931 gelang *Rudolf Nissen* die erste geplante und erfolgreiche *Pneumektomie*. Bis dahin war dieser Eingriff viermal versucht worden. Die Patienten starben jedoch während oder kurz nach der Operation. *Nissen* wurde 1896 in Neiße geboren. Nach seinem Studium in Breslau, Marburg, München und Freiburg begann er seine Ausbildung am Pathologischen Institut in Freiburg unter *Ludwig Aschoff* (1866–1942). 1921 trat er in die Münchener Klinik *Ferdinand Sauerbruchs* ein, mit dem er 1927 nach seiner Habilitation an die Charité in Berlin ging. Er hatte maßgeblichen Anteil an der Weiterentwicklung der Thoraxchirurgie. Bereits 1933 entschloß sich *Nissen,* der jüdischer Abstammung war, Deutschland zu verlassen. Über sein Verhältnis zu *Sauerbruch* gibt der Briefwechsel zwischen beiden aus dieser Zeit Auskunft. *Nissen* setzte *Sauerbruch* von seinem Entschluß, Deutschland verlassen zu wollen, durch einen Brief in Kenntnis. *Sauerbruch* versuchte jedoch, ihn davon abzuhalten, und schrieb in seinem Antwortbrief, daß *Nissen* »einen großen akademischen Wirkungskreis bekommen« müsse. »Denn«, so *Sauerbruch* weiter »sonst wäre nicht nur Ihr Lebensziel, sondern auch ein großes Stück meiner eigenen Lebensarbeit in Frage zu stellen«. *Nissen* hielt jedoch an seinem Entschluß fest und übernahm von 1933 bis 1939 den Lehrstuhl für Chirurgie an der Universität Istambul. Als Gastdozent in den USA durch den Ausbruch des Krieges an der Rückkehr in die Türkei gehindert, blieb er von 1939 bis 1941 in Boston und von 1941 bis 1952 in New York. Danach folgte er einem Ruf an die Universität Basel. 1964 wurde er, dem weltweite Anerkennung zuteil geworden war, zum Präsidenten der Deutschen Gesellschaft für Chirurgie gewählt. Vor allem die Thorax-, Oesophagus- und Magenchirurgie bereicherte er mit originellen Operationsmethoden. Seine Arbeiten befaßten sich aber auch mit der pathologischen Physiologie, der Extremitätenchirurgie, der Chirurgie der Knochen- und Gelenkstuberkulose sowie der plastischen und Hirnchirurgie.

Die Tamponnade der Trachea.
Von

Friedrich Trendelenburg.

(1870)

Als ich vor einigen Monaten nach Versuchen an Thieren die Tamponnade der Trachea in dem Archiv für klinische Chirurgie beschrieb, hatte ich nur einmal Gelegenheit gehabt, dieselbe am Menschen anzuwenden. Inzwischen habe ich weitere klinische Versuche angestellt und mich mehrfach von der Bequemlichkeit und dem Nutzen dieser Operation überzeugt. Ich bestimmte sie ursprünglich als Voroperation für blutige Operationen im Larynx, sowie in der Mund- und Rachenhöhle, und hatte dabei hauptsächlich die Oberkieferresection im Auge, bei welcher am häufigsten Asphyxie und Pneumonie durch Blutaspiration beobachtet worden sind. Nach ferneren Experimenten glaube ich, dass die Indicationen zur Tamponnade zu erweitern sind, und dass die Verfahren vielleicht für andere Zwecke von noch grösserer Bedeutung sein wird.

Was zunächst die Verhütung der Blutaspiration betrifft, so ist die Tamponnade bei grösseren Operationen in der Rachenhöhle bisher noch nicht angewandt worden, dagegen habe ich an der Trachea selbst eine Operation ausgeführt, welche ohne dieses Hülfsmittel nicht wohl ausführbar gewesen wäre. Es handelte sich um die auch in meinem früheren Aufsatze erwähnte hochgradige Striktur der Trachea genau in der Höhe des Isthmus der Schilddrüse. Unterhalb dieser Stelle ist im vorigen Sommer die Tracheotomie gemacht worden, und die Patientin konnte seit der Zeit nicht ohne Canüle athmen. Nach wiederholten fruchtlosen Versuchen, die Strictur von der Luftfistel aus mit feinen gebogenen Messern zu dilatiren – natürlich wurde auch in diesen Fällen unterhalb tamponnirt – spaltete ich nach vorheriger Tamponnade in der Narkose die Striktur in ihrer ganzen Ausdehnung durch Incision von aussen nach innen. Der 6–7 Ctm. lange Schnitt begann im Ligamentum conoideum und lief unten in die Luftfistel aus, spaltete die ganze vordere Wand der Trachea und trennte natürlich auch den Isthmus der Schilddrüse. Kein Tropfen Blut kam dabei in die Bronchien. Das Resultat der Operation verspricht in Bezug auf Wiederherstellung des normalen Athmens und der vorher fast vollständig verlorenen Stimme ein sehr günstiges zu werden; da indessen die Heilung noch nicht vollendet ist, so gehe ich hier auf die Einzelheiten nicht weiter ein. Der Nachblutung aus der Schilddrüse wegen liess ich die Tampon-Canüle nach beendeter Operation 24 Stunden in der Trachea liegen, und überzeugte mich davon, dass dies ohne Nachtheil und auch ohne Beschwerden für den Patienten thunlich ist. Die Kranke hustete gar nicht, und hatte in der Luftröhre unterhalb der Wunde keine Schmerzen, auch war das Schlucken unbehindert. Allerdings glaube ich, dass die Trachealschleimhaut dieser Kranken durch das lange Tragen der Canüle etwas abgestumpft ist, und dass eine frisch eröffnete Luftröhre etwas mehr gegen den Reiz des Tampons reagiren würde, aber ich bin überzeugt, dass, wenn man denselben in gleich näher zu erörternder Weise alle 24 Stunden seinen Ort wechseln liesse, so dass sich die comprimirte Schleimhautstelle, so zu sagen, immer wieder erholen könnte, – sich ein mehrwöchentlicher wasserdichter Abschluß der Luftröhre mit Leichtigkeit erzielen lassen würde.

Ein solcher Abschluss für längere Zeit wird von Bedeutung sein für die Nachbehandlung nach allen denjenigen Operationen und Verletzungen, nach welchen die Funktion des Schlingens gestört und das Eindringen von Speichel, Eiter und Speisen in die Bronchien zu fürchten ist. Verletzungen der Art kommen bekanntlich bei Selbstmördern vor, und führen nicht selten zu Pneumonien; als Prototyp der hierher gehörigen chirurgischen Operationen ist die Resection des Mittelstücks vom Unterkiefer anzusehen, welche durch Ablösung der Zunge von ihren Hauptansatzpunkten das Schlucken für die nächste Zeit fast unmöglich macht. Zur Ableitung der sich ansammelnden Sekrete aus der Rachenhöhle nach dieser Operation hatte ich den Vorschlag gemacht, eine Fistel unterhalb des Zungenbeins anzulegen. Eine solche würde wahrscheinlich dem Zweck einigermaassen entsprechen, aber natürlich wird die dauernde Tamponnade der Luftröhre die Lungen viel sicherer vor dem Eindringen von Flüssigkeiten schützen. Abgesehen ferner von dem Hinabfliessen von Eiter und Speichel ist das Eindringen von Nahrungsmitteln in die Luftröhre nach der Unterkieferresection auch durch die Anwendung der Schlundsonde nicht immer zu vermeiden. Denn auch bei vorsichtigem Einschieben der Sonde kommt es leicht zu

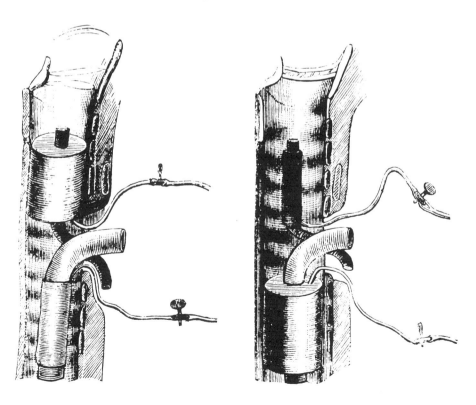

Brechbewegungen und zu einem Regurgitiren der Flüssigkeit aus dem Magen in die Rachenhöhle, von wo dann ein Theil seinen Weg in den Larynx nehmen kann.

Es wird also rathsam sein, in diesen Fällen in folgender Weise zu verfahren. Es wird durch einen etwas grösseren Schnitt als gewöhnlich die Luftröhre unterhalb der Schilddrüse geöffnet, durch die Schnittwunde werden zwei Canülen mit Tampons, die eine nach oben, die andere nach unten, eingelegt, und dann wird alle 24 Stunden abwechselnd der obere und untere Tampon aufgeblasen, wie es das beigegebene Schema andeutet. Wenn die obere, zum Ableiten der Flüssigkeiten aus dem Larynx bestimmte Canüle, welche auch dünner sein kann, als die untere, an ihrer Biegungsstelle etwas nach rechts oder links abgebogen ist, so dass sie an dem horizontalen Theil der unteren Canüle vorbeipassiren kann, so braucht der Schnitt in der Trachea nicht allzu gross zu sein, um für beide Platz zu haben. Mit einem Schilde brauchen die Canülen nicht versehen zu sein, da sie durch die Tampons genügend festgehalten werden.

Eine solche dauernde Tamponnade der Trachea hätte in Frage kommen können bei einem 6jährigen Kinde, welches wegen ausgedehnter Rachendiphtheritis mit secundärem Croup tracheotomirt worden war. Der Fall nahm für die ersten Tage einen günstigen Verlauf. Doch am fünften Tage nach der Operation fing das Kind an sich zu verschlucken, und am nächsten Tage war die diphtheritische Lähmung so weit ausgebildet, dass bei jedem Versuch zu trinken, heftige Hustenanfälle erfolgten, durch welche das in die Trachea hinabgeflossene Getränk schliesslich durch die Canüle herausgeworfen wurde. Beim Einführen der Schlundsonde trat jedesmal Erbrechen ein und durch Hinabfliessen des Erbrochenen in die Luftröhre entstanden sofort wieder heftige Hustenparoxysmen, so dass das Kind sehr gequält wurde und trotzdem nur ein Minimum von Flüssigkeit im Magen behielt. Ich mochte bei dem gangränösen Aussehen der Wunde und der noch bestehenden Entzündung der Trachea das Liegenlassen des Tampons nicht versuchen und beschränkte mich darauf, denselben jedesmal anzuwenden, wenn das Kind Nahrung zu sich nehmen sollte. Der Erfolg war schon beim ersten Versuch in die Augen fallend. Das Kind konnte, ohne zu husten, in einem Zuge eine Tasse Milch austrinken. Etwa ein Drittheil der Flüssigkeit lief oberhalb des Tampons durch die Wunde ab, aber die anderen zwei Drittheile gelangten ohne alle Beschwerden in den Magen, so dass die vorher sehr ängstlich gewordene Kleine von selbst bald wieder nach dem Apparat verlangte. Leider gelang es nicht, ihr Leben zu erhalten. Der Tod erfolgte durch zunehmenden Collapsus am 8. Tage nach der Tracheotomie. Bei der Autopsie fand sich keine Pneumonie; in den beiden unteren Lungenlappen mässige Hypostase, in den feinen Bronchien etwas Catarrh. Auf der Trachealschleimhaut war die Stelle, wo der Tampon angelegen hatte, nicht von den angrenzenden Partien zu unterscheiden.

Schiesslich habe ich versucht, den Abschluss der Trachea direct bei der localen Behandlung der Diphtheritis zu verwerthen. Gestützt auf einige erfolgreiche Impfungen auf die Trachealschleimhaut von Thieren habe ich mich bei früherer Gelegenheit (v. Langenbeck's Archiv, Bd. X.) für diejenige Ansicht ausgesprochen, welche diese Krankheit im Wesentlichen für ein rein örtliches Leiden hält, und habe dem entsprechend alle frischen Fälle von Diptheritis, die mir zu Gesicht kamen, mit örtlichen Aetzungen behandelt. Allerdings waren dies nur neun Fälle, aber in allen diesen Fällen stand der Krankheitsprocess im Rachen nach 2–3 maligem energischen

Auspinseln des Rachens mit schwach verdünnter Salzsäure (ewa 1 : 2) still. Dass diese älteste und, wie mir scheint, einzig richtige Behandlungsmethode der localen Ausätzung, resp. Desinfection des Krankheitsheerdes bei vielen Practikern noch immer wenig Vertrauen geniesst, liegt, glaube ich, theils daran, dass häufig zu schwach wirkende Mittel (Kali chloricum, Kalkwasser) gewählt werden, oft auch die Arzneimittel nicht dreist genug in gehöriger Quantität aufgetragen werden, theils daran, dass die Krankheit in vielen Fällen frühzeitig auf die hintere Velumfläche und auf die Choanen übergreift, wo sie dann von dem Mittel nur schwer erreicht wird. Hat sich die Erkrankung auch auf den Larynx ausgedehnt, – und häufig verläuft der locale Process auf den Tonsillen mit so geringen Störungen, dass der Arzt erst bei diesem Stadium gerufen wird – so kann nach den bisher üblichen Methoden von einer sicheren localen Desinfection aller kranken Theile nicht mehr die Rede sein. Für diese Fälle eignet sich nun das Verfahren, welches ich (…) mit gutem Erfolg ausführte, das Auswaschen der Mund-, Nasen- und Rachenhöhle, sowie des Kehlkopfs, mit einer desinficirenden Lösung nach vorheriger Tamponnade der Trachea und des Oesophagus. (…)

Es würde, besonders mit Rücksicht auf die Vorurtheile des Publikums, angenehm sein, wenn man die Tamponnade zum Zweck der localen Behandlung der Diphtheritis ohne eine blutige Operation ausführen könnte. Dies wäre möglich, wenn man zu der alten, früher auch bei Croup (besonders in Frankreich) vielfach angewandten Operation des Catheterismus laryngis zurückginge und den Larynxcatheter mit dem Tampon bewaffnete. Nach einigen Versuchen in dieser Richtung glaube ich aber dass ein solches Verfahren zu unbequem und unsicher ist, um sich für die Praxis zu empfehlen.

Ueber den Oesophagusdivertikel und seine Behandlung.
Von
Ernst von Bergmann.

(1892)

Von den Erweiterungen des Oesophagus haben nur diejenigen ein Recht auf die Bezeichnung: Divertikel, welche an beschränkter Stelle sitzen und hier in Gestalt einer blindsackförmigen Ausbuchtung oder Ausbauchung, wie ein beutelartiger Anhang der Speiseröhre sich darstellen. (…)

Traction und Pulsion sollen nach der gründlichen Untersuchung, welche von Ziemssen und Zencker den Oesophagusdivertikeln gewidmet haben, die Ursachen ihrer Entstehung abgeben, in dem ersten Falle sei es eine von aussen ziehende, in dem anderen eine von innen treibende Kraft, welche den Divertikel zu Stande bringen. Die Wirkung durch Zug wird von der Narbenschrumpfung besorgt, welche der Erweichung und Vereiterung von mediastinalen und bronchialen Lymphdrüsen folgt.

Die betreffenden Drüsen liegen meist an der Kreuzungsstelle des Oesophagus mit dem Bronchus und unterhalb derselben und ihre Erkrankung ist Folge von Lungenerkrankungen, meist tuberculöser Art. Die Drüse, nachdem sie erweicht war und die erweichten resp. käsigen Massen bald in einen Bronchus, bald in den Oesophagus selbst perforirten, sinkt zusammen, schrumpft und zieht nun die ihr benachbarte, d. h. die vordere Wand des Oesophagus an sich heran. So bilden sich die kleinen, kaum mehr als haselnussgrosen Tractionsdivertikel an der vorderen Oesophaguswand, deren man dort bald nur einen, bald mehrere nahe bei einander findet, im Grunde verwachsen mit einer pigmentirten, dicken, unregelmässigen Narbe, dem Reste der geschrumpften Drüse, neben und in der oft noch andere geschwollene Lymphdrüsen liegen. Im Grunde des im Uebrigen mit der Oesophagusschleimhaut ausgekleideten Blindsackes trifft man zuweilen eine deutliche strahlige und weisse Narbe, wohl der Stelle entsprechend, von welcher der Oesophagus früher beim Durchbruch des Eiters, oder der käsigen Masse in seinen Lumen perforirt worden war. Auf einen nach einer Perichondritis und Nekrose des Ringknorpels entstandenen Tractionsdivertikel habe ich oben schon hingewiesen. Die kleinen solitären oder multiplen Tractionsdivertikel an den bezeichneten Stellen der Speiseröhre interessiren den Kliniker nur insofern, als sie ein oder das andere Mal Ausgangspunkt schwerer, tödtlicher Erkrankungen geworden sind. Schon Rokitansky gedenkt eines solchen Falles. Ein Fremdkörper war im kleinen Divertikel stecken geblieben, der Druck, den er ausübte, und die Zersetzung, die er hineinbrachte, führten zu Perforationen in's Mediastinum und tödtlicher Phlegmone in diesem. Besondere Symptome machen die kleinen Blindsäcke an der vorderen Trachealwand nicht, und deswegen lassen sie sich weder vermuthen, noch erkennen.

Ganz anders die Pulsionsdivertikel der Autoren. Der Druck von innen, welchen der verschluckte und hinabgleitende Bissen ausübt, soll eine begrenzte Stelle der Oesophagealwand, die irgendwie als ein Locus minoris resistentiae gedacht werden muss, ausstülpen und immer weiter aussacken. Dass ein nach allen Richtungen gleichmässig starker Cylinder durch einen ebenfalls gleichmässig starken Seitendruck, wie ihn die herabgeschluckten Speisen ausüben, nur an einer Stelle ausgedehnt werden soll, ist nur unter der Voraussetzung, dass eben diese Stelle schwächer und weniger widerstandsfähig als die übrige Wand ist, annehmbar. Das Drängen und Pressen von innen, der Druck als Factor kann hier nur dann einen Divertikel bilden, wenn eine bestimmte Störung schon vorhanden ist, eine kleine schon bestehende Grube, die durch den fortgesetzten Druck nun weiter und immer weiter ausgedehnt wird, oder sonst eine dünne Stelle, wie eine Narbe oder ein Muskelschwund an der betreffenden Partie. Das ist nun einmal bei der Annahme eines Druckes von innen, einer Pulsion, als Ursache der Divertikelbildung unerlässlich. Gar nicht abzustreiten ist, dass schon bestehende Divertikel durch den supponirten Innendruck immer grösser werden und immer weiter nach abwärts sich ausdehnen, denn bei allen Pulsionsdivertikeln nehmen zwar langsam, aber doch stetig die Beschwerden zu. Die Zunahme aber dieser Beschwerden ist eine Folge des Wachsens vom Divertikel. (...)

Die Annahme einer Pulsion als Ursache der Vergrösserung eines mit Schleimhaut ausgekleideten Oesophagusdivertikels hat daher gezwungen, sich nach den, die Wirkungen dieser Pulsion ermöglichenden, vorher bestehenden, localen Störungen umzusehen. Mancherlei haben die Autoren hierfür beigebracht, ohne indessen viel Anklang oder gar einen Abschluss zu finden. An beschränkte Paralysen, etwa im Gebiete des Constrictor pharyngis infer. oder der Oesophagusmuskulatur nahe unter ihm zu denken, ist ebenso willkürlich als unwahrscheinlich, da wie König treffend hervorhebt, niemals nach Diphtheritis, wo doch diese oder wenigstens ähnlich localisirte Lähmungen vorkommen, die Bildung eines Oesophagusdivertikels beobachtet worden ist. Mit mehr Wahrscheinlichkeit dürfte man, wie das von Friedberg geschehen ist, auf ein Trauma als ursächliches Moment zurückgreifen. Zweierlei Möglichkeiten sind hier denkbar: Einmal ein Riss im Oesophagus, resp. im unteren Pharynxabschnitt mit langsamer Entwickelung eines abgekapselten Abscesses im retropharyngealen oder retroösophagealen Gewebe, Entleerung des Abscesses und Zurückbleiben eines glattwandigen Sackes. (…) Anders die zweite Kategorie traumatischer Fälle, für welche die Friedberg'sche Beobachtung ein Beispiel bieten dürfte. Bei einem Officier war unmittelbar nach einem Sturze vom Pferde medial vom Kopfnicker eine Geschwulst entstanden, der später alle Erscheinungen eines wachsenden Oesophagusdivertikels folgten. Möglich, dass hier ein grosser, perioesophagealer Bluterguss die Folge des Sturzes war und dass mit seinem Schwunde ein Schrumpfungsprocess in eben demselben Bindegewebe die Oesophaguswand anzog und so die Divertikelbildung einleitete. Auch noch ein dritter Hergang einer traumatischen Genese ist vermuthet worden. Ein glatter Fremdkörper könnte sich eingeklemmt und an der betreffenden Stelle die Muskelfasern des Oesophagus so auseinandergedrängt haben, dass später zwischen ihnen hernienartig die Schleimhaut herausgedrängt werden konnte. In beiden letzten Einwirkungen könnte das Trauma einen mit Schleimhaut austapezierten Divertikel örtlich schaffen, wenn die Zahl der dafür aufgeführten Belege eine grössere wäre und die betreffenden Krankengeschichten, denen der Sectionsbefund fehlt, nicht doch noch allerlei Ausstellungen erlaubten.

Noch schwieriger wird die versuchte Erklärung dadurch, dass alle die mit Schleimhaut ausgekleideten, sogenannten Pulsionsdivertikel einen constanten Sitz haben, an der hinteren Wand des Anfangsstückes vom Oesophagus, unter dem unteren Rande des Constrict. pharyng. infer., also gegenüber dem Ringknorpel. (…)

Weist schon die Beständigkeit des Sitzes auf eine bestimmte, nur hier wirksame Ursache, auf eine an diesem Sitz gebundene Anlage und daher auf entwickelungsgeschichtliche Vorgänge, so thut auch das noch eine bestimmte anatomische Beziehung des Divertikels, die zu der Muskulatur der Speiseröhre. Es handelt sich in den Divertikeln nicht um Hernien der Schleimhaut, bauchartige Vorstülpungen derselben durch die irgendwie verdrängte Muskulatur, vielmehr ist die letztere gleichfalls an ihrem Aufbaue betheiligt. (…) Unter solchen Umständen ist es begreiflich, dass man die erste Anlage der Grube, des Trichters oder Blindsackes, aus dem im Laufe der Zeit der Divertikel wird, in Entwickelungsstörungen sucht. Nehmen doch in der That gewisse wohl bekannte Störungen am Halse, nämlich die angeborenen Fisteln, ihren Ursprung von einer Tasche oder Bucht im Pharynx. Virchow hat einen Canal, der aus Residuen der ersten Kiemenspalte hervorgegangen war, beschrieben, welcher mit einem trichterförmigen Ende in den Rachen überging. (…)

Unvollständige äussere Fisteln sind die, welche bloss bis in die frühere Halsbucht reichen, vollständige diejenigen, welche dereinst von dieser Halsbucht eine Fortsetzung in die zweite oder erste innere Kiemenfurche fanden, unvollständige innere endlich diejenigen, welche von der zweiten oder ersten inneren Kiemenfurche bis in die Halsbucht sich fortsetzten. (...)

Doch ich will von meinem Thema nicht weiter abschweifen. Ich habe der unvollständigen inneren und der vollständigen congenitalen Halsfisteln nur deswegen gedacht, weil es wahrscheinlich ist, dass meine Patientin an einer congenitalen, lateralen, ob vollständigen oder unvollständigen Halsfistel ist natürlich nicht mehr zu ermitteln, gelitten hat. Könnte nicht die Anlage zu einer Fistel in der Schlundfläche der zweiten Kiemenfurche auch die Veranlassung zur Entwickelung eines Divertikels dieser Stelle werden? Für das Hervorgehen von Pharynx- und Oesophagusdivertikeln aus Ueberresten der einzelnen inneren Kiemenfurchen (Visceraltaschen) würden nicht nur diejenigen Beobachtungen eintreten, in welchen diese Divertikel neben congenitalen Fisteln sich fanden, sondern auch die Fälle, wo Oesophagusdivertikel genau an den Stellen lagen, an welchem Ueberreste von den bezeichneten Visceraltaschen vorzukommen pflegen. (...)

In dieser Beziehung kann ich von meinem, gleich näher zu beschreibenden Falle nur anführen, dass er wieder auf eine ursprüngliche Anlage uns hinweist, denn er besass an seiner äusseren Fläche einen Muskelüberzug und gehörte einer Patientin an, welche aller Wahrscheinlichkeit nach in ihrer ersten Lebenszeit an einer äusseren in der Höhe der Cricoidea mündenden Halsfistel gelitten hatte.

Die 38jährige, ledige, gracile und blutarme Patientin aus Russland bot alle Eigenthümlichkeiten des Oesophagusdivertikels. In ihrem ersten Lebensjahr hätte sie an einer Eiterung am Halse gelitten, indem aus einer kleinen Oeffnung sich von Zeit zu Zeit Eiter entleert habe. In Folge dessen sei sie im zweiten Lebensjahre operirt und durch die Operation geheilt worden. Im Uebrigen sei sie gesund gewesen, nur im letzten Jahre durch Mangel genügender Ernährung magerer und schwächer geworden. Seit vier oder fünf Jahren beständen nämlich in der Nahrungsaufnahme Beschwerden, die anfangs unbedeutend und wohl auch vorübergehend gewesen seien, mit der Zeit sich aber unaufhaltsam vermehrt hätten.

Die ersten Störungen, die sie gespürt, seien Aufstossen nach dem Essen und verhältnissmässig leicht vor sich gehendes Erbrechen geringer Quantitäten der eben aufgenommenen Speisen und Getränke gewesen. Man habe sie deswegen für magenkrank gehalten und sie in die berühmten Kurorte Deutschlands und Böhmens, sowie in Special-Heilanstalten für Magenkranke, aber stets ohne Erfolg, geschickt. Erst im vorigen Jahre sei von den Aerzten Dr. Behse (Pernau) und Prof. Dehio (Dorpat) ihr die wahre Natur ihres Leidens offenbart und die Frage aufgeworfen worden, ob sie sich nicht den Chancen einer Operation unterwerfen wolle. Um hierüber berathen zu werden, war sie nach Berlin gekommen.

Ich fand am Halse eine diffuse, mässig grosse und weichelastische Schwellung der Glandula thyreoidea, welche die Untersuchung, namentlich das Abtasten der Carotidenfurche erschwerte. Ungefähr in der Höhe der Cart. cricoidea lag, median vom inneren Rande des Kopfnickers, an der linken Seite eine feine, weisse, lineäre Narbe, deren unteres, tiefer eingesunkenes Ende sich zu einem kleinen Halbkreise erweiterte. Das war, der Angabe nach, die Stelle der Eiterung und der Operation in den zwei ersten Lebensjahren gewesen. Nahm die Patientin Nahrung zu sich, so ging dieselbe anfangs leidlich gut hinab, dann verursachte sie Druck im Halse, und endlich konnte sie nicht weiter hinabgebracht werden, ohne gleich wiederzukehren. Alles Pressen und Drücken half dann nichts, das eben Herabgeschluckte musste fast ohne Würgebewegungen wieder ausgespien werden. Die Kranke kann daher zur Zeit nur wenig essen und sucht sich durch häufige, aber kleine Mahlzeiten, bei denen nur ein paar Bissen herabgeschluckt werden, zu helfen. Aber auch so sei das Würgen und Erbrechen kaum zu vermeiden. Etwas half dem Herabgleiten der Speisen ein energischer Fingerdruck auf die linke Seite des Halses, sowie ein Neigen des Kopfes gegen die linke Schulter.

Bei den Schluckversuchen fühlt Patientin den Hals dicker werden, namentlich links neben und über der Struma sei die Anschwellung deutlich. Schluckgeräusche habe ich nicht wahrnehmen können, weder am Halse, noch über der Cardia. Nur beim Regurgitiren macht sich allerlei Gurren und Glucksen bemerkbar. Immer wiederholte Patientin, dass anfangs alle diese Beschwerden unbedeutend gewesen seien, nun aber von Monat zu Monat zunähmen; das Essen würde ihr dadurch zur Pein und Last, und mit Schrecken denke sie an eine noch weitere Zunahme der Störungen. Eine Untersuchung der ausgebrochenen Massen zeigte, dass ausser den eben verschluckten Speisen auch noch Stücke früher genossener Dinge zum Vorschein kamen; so erschienen einmal Fleischstückchen und -Fasern, obgleich vor drei Tagen das letzte Mal Fleisch genossen war.

Eine Sonde in den Magen zu führen gelang mir nicht, sie blieb etwa in der Mitte des Halses stecken. Selbst wenn ich noch so energisch den Kehlkopf vom Zungenbeine aus vorzog, immer genau an derselben Seite, hemmte ein Hinderniss das Vorschieben der Sonde. Aber die Patientin selbst war im Stande, eine dicke englische Schlundsonde glatt ein- und in den Magen hinabzuführen. Es gelang ihr das freilich nicht immer. Sie bog den Kopf weit im Nacken zurück und hielt sich mit dem Sondenkopf ganz an der rechten Seite des Pharynx, dann war sie im Stande, ohne Spur von Anstossen oder Behinderung die Sonde hinabzustossen. Allein, wenn das nicht gleich, im ersten Anlaufe gewissermaassen, gelang, verfing sich wieder die Sonde, und nun war es der Patientin nicht mehr möglich, sie wieder auf den rechten Weg zu bringen. »Heute geht es wieder nicht!« sagte dann die Kranke. (...)

So drängte Alles zur Operation, welche ich am 10. October 1890 ausführte. Ich wollte den Sack isoliren und an einer Abgangsstelle vom Oesophagus abschneiden. Darauf sollte die Wunde im Oesophagus durch die Naht geschlossen werden. – Um ein leicht und frei zu übersehendes Operationsfeld zu gewinnen und die vergrösserte Schilddrüse bequem zur Seite ziehen zu können, begann ich den Schnitt linkerseits in der Höhe des Zungenbeines und führte ihn bis in das Jugulum, genau längs des inneren (medialen) Randes vom linken Kopfnicker, nachdem zur besseren Spannung des letzteren ein cylinderförmiges Polster der Patientin unter den Nacken geschoben und der Kopf nach rechts gewandt worden war. Der Schnitt durchtrennte die Haut, mehrere Hautnerven und das Platysma, bis in seiner ganzen Ausdehnung der Rand des Sternocleidomastoideus so freipräparirt war, dass er vom stumpfen Wundhaken umfasst und weit nach aussen (lateralwärts) gezogen werden konnte. Nach der anderen Richtung (medial) suchte ich stumpf die stark vergrösserte Schilddrüse zu drängen, bis ich den lateralen Rand der unteren Zungenbeinmuskeln, deren Fasern hier stark auseinander gedrängt waren, erreichte. In dem diesen Rand markirenden weissen Streifen spaltete ich auf der Hohlsonde von oben nach unten die tiefe Halsfascie und befand mich nun unmittelbar über der Arteria carotis communis, über welche der Omohyoideus im oberen Abschnitte der Wunde dahinzog und Zweige des Ramus descendens vom Hypoglossus sichtbar waren. Den Omohyoideus durchtrennte ich und unterband einige aus der Tiefe zum Kropfe hinziehende Venen, sowie ein Paar stärkere venöse Stämme nahe dem oberen Wundwinkel, welche Verbindungen zwischen der Vena facialis communis und den Venae thyreoideae superiores vorstellten. Die Arteria carotis wurde nun auch in den Haken genommen und der Kropf auch längs seiner hinteren Fläche soweit von aussen nach innen stumpf abgelöst, dass ich die betreffende Hälfte der Schilddrüse, die in ihrer fascinösen Hülle eingewickelt blieb, aufheben und mehr noch als früher zur Mitte rücken konnte. Ich suchte nun die Art. thyreoidea inferior unmittelbar hinter der Carotis und vor dem Querfortsatze des 6. Halswirbels auf. Sie war verhältnissmässig leicht zu erreichen, wohl wegen der Spannung, in die sie durch das Anziehen und Verdrängen der Schilddrüse nach der Mitte versetzt worden war. Sie wurde sofort mit zwei anatomischen Pincetten isolirt, blossgelegt und unterbunden.

Am meisten förderte ich in diesem Stadium die Operation dadurch, dass ich den hinteren Rand der Cartilago thyreoidea aufsuchte und diesen anfangs mit dem Finger, später mit scharfen Haken anfasste und aufhob, so dass ich den Kehlkopf gewissermaassen nach der entgegengesetzten Seite rollte. Der Oesophagus hängt an seinem oberen Abschnitte so fest dem Ringknorpel an, dass bei dieser Manipulation er mit aufgehoben, von der Wirbelsäule abgezogen und nach rechts hinüber dislocirt wird.

Dadurch ist es möglich, durch den angespannten Oesophagus hindurch die vordere Fläche der Wirbelkörper zu ertasten.

Beim Vorziehen des obersten Abschnittes der Carotis, unter ihrer Theilungsstelle, nach der Seite wurde dicht neben dieser Arterie die ihr nahezu parallel nach abwärts verlaufende Arteria thyreoidea superior mit den sie begleitenden Venen sichtbar, die sofort doppelt unterbunden und zwischen den Ligaturen durchtrennt wurden.

So war durch Schnittführungen, welche zu der Unterbindung der beiden wichtigsten Ernährungsquellen des Kropfes – Arteria thyreoidea sup. und Art. thyreoidea inf. – dienen, der retroösophagale (retroviscerale) Raum erreicht. In ihm musste der gesuchte Sack liegen. Er fand sich nicht sogleich, da es schwer war, ihn von den Längsstreifen der Oesophagusmukulatur zu unterscheiden. Zuerst gelang das im unteren Winkel der Wunde, wo bei gehörigem Verziehen der Weichtheile nach innen und aussen die unteren Contouren des Sackes als eine hellere, mit der Convexität nach abwärts gerichtete Linie sich darstellten. Zur Sicherheit führte ich jetzt eine Metallsonde vom Munde aus in den Sack und konnte nun endlich dessen eben sichtbar gewordene Grenze abtasten. Mit geringer Mühe gelang es, hier einen Theil dieses Bodens vom Sacke herauszupräpariren und zu fassen. Einmal aber gefasst, konnte er zum grössten Theile stumpf und nur hier und da mittelst eines nachhelfenden Messerzuges gelöst werden, bis dergestalt der ganze Sack herausgeholt worden war. Er war an seinem Grunde am breitesten und verschmächtigte sich gegen seine Abgangsstelle vom Oesophagus, an welchem er nach meiner Präparation wie eine kleine Birne herabhing. Ich trug ihn hier ab und führte noch während des Abtragens Nähte durch die Schleimhaut der Speiseröhre. Diese legte ich möglichst nahe zusammen und schnitt sie kurz ab. Dann versuchte ich noch das über dieser Naht liegende

Bindegewebe zu fassen und in ein Paar Bündeln, welche ich an ihrer Basis mit Seidenligaturen umschnürte, aufzuheben.

Nur das untere Drittel der grossen Wunde vernähte ich, nachdem ich den aufgehobenen linken Lappen der Schilddrüse wieder versenkt hatte. Den oberen Abschnitt der ganzen, weit klaffenden Wundhöhle füllte ich mit Jodoformgaze, wie wir sie in der Klinik brauchen. Ziemlich fest drückte ich sie der Oesophaguswunde auf, während weiter nach aussen bis an die Oberfläche der Wundhöhle lockerere Schichten folgten.

Auf einer Verheilung der durch die Naht geschlossenen Oesophaguswunde per primam kann man kaum rechnen. Die Bewegungen beim Schlucken, selbst wenn bloss die im Munde und Pharynx sich ansammelnden Secrete verschluckt werden und Nahrung nicht aufgenommen wird, zerren sehr bedeutend an den Fäden und hindern dadurch ebenso die Heilung, als durch die an den Fäden hängenbleibenden und sich schnell zersetzenden Secret- und Speisereste. Hält die Naht nicht dicht oder schneidet früh schon ein Faden durch, so kann die Wunde selbstverständlich durch die vom Pharynx in sie dringenden Massen auf das Schlimmste inficirt werden. Ich habe deswegen des Hinzufügen der Tamponade für nothwendig gehalten. Ein weiterer Vortheil derselben war die Möglichkeit, gleich zu schlucken, da bei der grossen Empfindlichkeit unserer Patientin gegen die Einführung einer Sonde in den Magen die Frage der Ernährung uns sonst nicht geringe Schwierigkeiten gemacht hätte.

Der sofortige Verschluss des eröffneten Oesophagus durch die Naht sichert die Wirksamkeit der Jodoformtamponade. Die fest angedrückten Gazeballen kleben an und bleiben Tage lang liegen, bis die eröffneten Spalträume des Bindegewebes sich geschlossen und durch die unterdessen aufgeschossenen und in die Fasern der Gaze hineingewachsenen Granulationen hinlänglich vor neuer Infection geschützt sind.

In der That hielt der Nahtverschluss, trotzdem meine Patientin Milch, Eigelb und Bouillon zu trinken bekam, bis zum sechsten Tage, da wurde der Tampon lockerer und zeigten sich beim Trinken einige Tropfen Milch im Verbande. Jetzt wurde der Tampon entfernt. Die Wunde sah gleichmässig roth aus, mit Ausnahme einer gelblichen Stelle in der Tiefe, offenbar den abgebundenen Bindegewebsbündeln entsprechend. Sofort wurde ein neuer Jodoformtampon eingelegt und dieser, da jetzt immer mehr von der herabgeschluckten Nahrung durchkam, zweimal täglich gewechselt. Jede Spur von Röthung und Schwellung fehlte den Wundrändern, wie auch der tieferen Nachbarschaft des Wundspaltes. So bin ich fast einen Monat fortgefahren. Unmittelbar nach festem Einstopfem des Tampons konnte die Patientin gut schlucken, ohne dass irgend etwas von den verschluckten Flüssigkeiten durch die Wunde kam; lockerte sich aber im Laufe der Zeit die Gaze, so drang ein Theil der Nahrung durch die Wunde und die Verbandstücke. Allmälig nahm dabei die Füllung der Wunde mit Granulationen und die definitive Vernarbung von dem oberen und unteren Wundwinkel aus zu. Immer weniger Gaze brauchte in die Wundtiefe gesteckt zu werden, um das Durchtreten von flüssigen und breiigen Nahrungsmitteln zu verhindern. Endlich genügte dazu das blosse Zusammenziehen der äusseren Wundränder mit Heftpflasterstreifen. Immerhin dauerte es aber bis zur 12. Woche, ehe die Fistel ganz geschlossen war, dann brach sie noch zweimal, in der 14. und 16. Woche, auf, um nach Aetzung mit einem Lapisstifte das eine und mit dem glühend gemachten Stift des Paquelin'schen Apparates das andere Mal sich schnell zu schliessen.

Jetzt ist nahezu ein Jahr seit der Operation vergangen und mehr als 8 Monate sind es her, dass noch einmal die Fistel aufbrach und etwas von dem gerade genossenen Weine durchtreten liess. –

Patientin schreibt mir, dass nichts als die weisse, lineäre Narbe sie an die überstandene Krankheit erinnert. Sie kann grosse und harte Bissen hinabschlucken ohne Spur von Beschwerden und fühlt sich in jeder Hinsicht gesund und wohl. Sie hat zugenommen und ihr anämisches Aussehen verloren.

Die Länge des exstirpirten Sackes betrug nicht mehr als 6 Ctm. Seine Innenfläche bestand aus gesunder, glatter Schleimhaut mit allen ihren Attributen, welche sich ohne irgend eine Marke in die übrige Oesophagalschleimhaut fortsetzte. Im Uebrigen waren die Wandungen des Divertikels dünn und bestanden aus quergestreiften Muskelbündeln, an denen eine Längs- und eine Querschichtung sich nicht mehr darstellen liessen.

Wo die Exstirpation des retroösophagal und etwas nach links gelegenen Sackes so leicht gelingt, wie im eben erzählten Falle, wird die Operation weniger gefährlich sein, als diejenige Oesophagotomie, bei welcher man die Ränder der Schleimhautwunde mit denen der Haut vernäht, um wenigstens für eine gewisse Zeit eine Fistel anzulegen, oder bei welcher man Oesophagussonde für längere Zeit liegen lässt. In beiden Fällen kann es leichter als nach unserer Operation zu einer Wundinfection kommen, wie Nicoladoni das erfahren hat. Gelingt es ganz oder wenigstens für die ersten 5 bis 8 Tage, die Wunde im Oesophagus durch die Naht geschlossen zu halten, so kann durch die herabrinnenden Nahrungsmittel und Secrete der Mundhöhle keine Infection der tiefen und grossen Halswunde bewerkstelligt werden, was, sowie die Dauersonde in der Wunde verweilt, mit solcher Sicherheit nicht auszuschliessen ist. (...)

Zur totalen Oesophagoplastik.
Von
Georg Axhausen.

(1916)

M. H.! Es wird Ihnen bekannt sein, dass es der chirurgischen Technik zurzeit möglich ist, jener Gruppe von Unglücklichen, die durch Verätzung der Speiseröhre einen Narbenverschluss davongetragen haben, Hilfe zu bringen und ihnen Lebensgenuss und volle Arbeitsfähigkeit wiederzugeben. Das ist möglich geworden durch das Verfahren, das sich vornehmlich an die Namen Roux und Lexer knüpft, und das die operative Herstellung einer neuen Speiseröhre zum Endziel hat. Da die Operation bislang erst in wenigen Fällen zur Ausführung gelangt ist, möchte ich Ihnen einen Patienten vorstellen, bei dem ich kürzlich mit dieser Arbeit fertig geworden bin.

Der junge Mann hat das Unglück gehabt, infolge einer Verwechslung im Januar 1913 statt Selterwasser rohe Salzsäure in den Mund zu bekommen. Trotzdem er es sofort ausgespieen hat und trotz sofortiger ärztlicher Behandlung bildete sich eine immer zunehmende Verengerung des unteren Teiles der Speiseröhre heraus. (...)

Nachdem der Pat. mit einer Gastrostomie auf 62 kg gebracht worden war, ging ich an die Neubildung der Speiseröhre. Wegen der Erfahrungen, die die erste Vornahme einer so komplizierten Operation mit sich bringt, möchte ich den Ablauf mit einigen Worten schildern.

12. II. 1915. Erster Akt: Bildung des untersten Abschnittes der neuen Speiseröhre.

Mediane Laparotomie vom Processus xiphoideus bis zum Nabel. Aufsuchung des oberen Ileums und Vorziehen einer möglichst langgestielten Ileumschlinge. An zwei Punkten, etwa 40 cm entfernt voneinander, wird die Dünndarmschlinge quer durchtrennte (Abbildung 2); die vier Oeffnungen werden durch Ligatur und einstülpende Tabaksbeutelnähte blind verschlossen. Die Darmcontinuität wird durch seitliche Anastomose der beiden blinden Enden wieder hergestellt (Abbildung 3). Während an dem aboralen Ende des ausgeschalteten Stückes das Mesenterium mit den ernährenden Gefässen erhalten bleibt, wird es weiter oralwärts in hinreichender Entfernung von den Gefässarkaden (also möglichst nahe an der Mesenterialwurzel) nach doppelter Unterbindung durchtrennt. Die Schlinge kann danach entfaltet und nach oben ausgezogen werden, wobei sie an dem am aboralen Ende gelegenen Mesenterialstil hängen bleibt (Abbildung 4). Die Gefässversorgung ist durch die erhaltenen Arkaden garantiert, die mit den beiden grossen erhaltenen Arterien und Venen am aboralen

Abbildung 1.

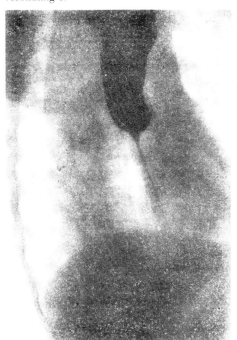

Abbildung 2.

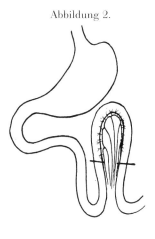

Ende des Stückes in Verbindung stehen. Der ganze so gestaltete Dünndarmabschnitt wird nunmehr durch eine Oeffnung des Mesocolons und des Lig. gastrocolicum hindurchgezogen (Abbildung 4), so dass der gesamte ausgeschaltete Darm vor dem Magen gelegen ist, während sein Mesenterialstiel durch die Oeffnung der Peritonealduplikaturen zur Mesenterialwurzel verläuft. Nachdem das untere Ende des ausgeschalteten Darmes durch eine seitliche Anastomose mit dem Magen verbunden ist, wird das obere Ende aus dem oberen Winkel der Bauchwunde herausgeleitet, durch einen Tunnel zwischen Haut und Sternum nach oben gezogen und an der höchsten Stelle, die ohne Spannung zu erreichen ist, durch ein Knopfloch der Haut herausgeführt. Hier wird die Einstülpungsnaht geöffnet und der Rand des Darmes mit der umgebenden Haut locker fixiert. Die übrige Bauchwunde wird in Etagen geschlossen bis auf den oberen Winkel, der dem Darm zum Durchtritt dient.

Die Heilung erfolgt glatt; der herausgelagerte Dünndarm bleibt restlos erhalten. (...) Die Ernährung des Kranken erfolgt von der Gastrostomiewunde aus; doch ist es möglich, durch Einführung eines Schlauches in den Darm Flüssigkeit in den Magen gelangen zu lassen; dagegen findet ein Regurgitieren des Mageninhaltes durch den Darm in irgendwie nennenswertem Umfange nicht statt.

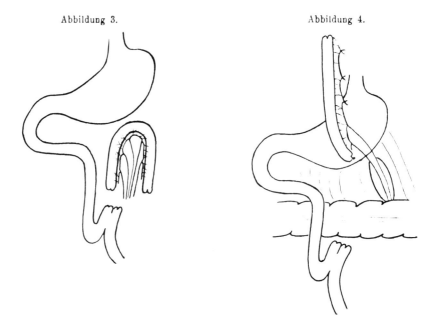

Abbildung 3. Abbildung 4.

26. III. 1915. Zweiter Akt: Bildung des mittleren Abschnittes der neuen Speiseröhre.

In der auf Abbildung 6a angedeuteten Art wird durch zwei lange Längsschnitte, die von der Gegend etwas links vom Jugulum bis an die Stelle des vorgelagerten Darmes heranreichen, ein etwa 8 cm breiter Hautstreifen abgegrenzt. Die beiden Hautlefzen der Längswunden werden unterminiert, besonders ergiebig nach aussen, während nach innen die Ablösung nur so weit erfolgt, dass in der Mitte eine etwa 3 cm breite Verbindung mit der Unterlage erhalten bleibt. Alsdann wird ein daumendicker Gummischlauch in den Darm eingeführt und auf dem Hautstreifen nach oben geführt. Die unterminierten Ränder des Hautstreifens werden nach innen herumgeschlagen (Abbildung 6b) und über dem Schlauch durch eine Reihe subcutaner Catgutknopfnähte vereinigt (Abbildung 6c). An der Stelle des prolapsähnlich herausliegenden Darmes wird der Schleimhautrand umschnitten, die ectropionierte Schleimhaut abgelöst und so zu einem nach oben offenen Schlauch gestreckt. Der angefrischte Rand des mobilisierten Dünndarmes wird mit dem unteren Ende des gebildeten Hautschlauches durch subcutane resp. submucöse Nähte lückenlos verbunden. Schliesslich werden die seitlichen, weit unterminierten Hautlefzen nach der Mitte zusammengezogen und über dem neugebildeten Hautdarmschlauch lückenlos vereinigt (Abbildung 6c). Die dadurch entstehenden seitlichen Wundtaschen werden durch 4 dünne Gummischläuche drainiert. Die Spannung dieser letzten Nahtreihe ist so wenig erheblich, dass von einer Entspannung durch Plattennähte oder dergleichen abgesehen wird. (...)

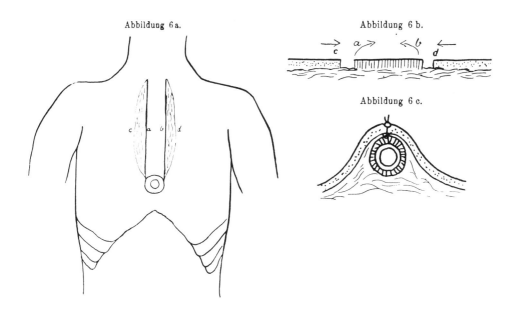

10. V. 1915. Dritter Akt: Oesophagostomie an der oberen Thoraxapertur.
Freilegung der Speiseröhre auf der linken Seite am inneren Rand des Kopfnickers dicht über der Clavicel. Unter Schonung des Nervus recurrens und nach Durchschneidung des Musculus omohyoideus wird die Speiseröhre stumpf umgangen und nach oben eine Strecke ringsum mobilisiert. Nachdem die Speiseröhre soweit unten wie möglich durch eine Catgutligatur geschlossen ist, wird sie oberhalb der Ligatur durchschnitten und die obere Oeffnung mit der Haut ringsum verbunden. Die übrige

Wunde wird geschlossen bis auf den unteren Winkel, in den ein Jodoformgazestreifen auf den unteren Oesophagusstumpf geführt wird.

Die Heilung erfolgt glatt.

Im weiteren Verlauf zeigte es sich, dass die Oesophagostomiewunde zu narbiger Verengerung neigt. Es verweist sich daher eine Zwischenoperation als notwendig.

7. VII. 1915. Vierter Akt: Plastische Erweiterung der Oesophagostomie.

Umschneidung der narbig verengerten Oesophagusöffnung oben und seitlich; Freipräparieren der angrenzenden Speiseröhrenvorderfläche. Von der Oeffnung aus wird der Oesophagus nach oben hin längs eingespalten. Alsdann wird von der Innenseite her ein kleiner zweifingerbreiter Hautlappen entnommen, dessen Stiel nach unten liegt. Der Lappen wird nach aussen umgeschlagen und gleichzeitig eingerollt, so dass seine Wundfläche deckenwärts zu liegen kommt. Sein freies Ende wird mit dem äusseren Rande und sein oberes Seitenende mit dem oberen Rande der erweiterten Speiseröhrenöffnung verbunden. (...)

3. IX. 1915. Fünfter Akt: Vereinigung der einzelnen Abschnitte der neuen Speiseröhre. (Abbildung 9)

Hierzu musste zunächst der Schaden, der nach der zweiten Operation durch technische Unvollkommenheiten entstanden war, wieder gut gemacht werden. Dies geschah dadurch, dass erstens die untere Schlauchlücke nach sorgfältiger Anfrischung der Haut resp. Schleimhautränder genau in der bei der zweiten Operation beschriebenen Weise durch lückenlose Naht der Ränder deckenden Haut geschlossen und zweitens der Hautschlauch am oberen Ende wieder zum Jugulum herauf verlängert wurde (letzteres in Abbildung 9 schon geschehen). Es wurde also an beiden Enden der am Schluss des zweiten Aktes vorhandene Zustand wiederhergestellt. Diesmal wurde aber die Nahtvereinigung oben und unten durch entspannende Plattennähte gesichert und das Einlegen des dicken Schlauches unterlassen.

Hieran wird die Verbindung der Oesophagostomieöffnung mit der oberen Oeffnung des Hautschlauches gleich angeschlossen und zwar in folgender Weise:

Es wird von der linken Seite der Oesophagusöffnung nach der linken Seite des oberen Hautschlauchendes ein Längsschnitt geführt (Abbildung 10). Die innere Lefze desselben wird etwa von der Unterlage abpräpariert und dadurch mobilisiert. Dann wird nach rechts hin ein rechteckiger Hautlappen gebildet, dessen Seitenschenkel von der rechten Seite der beiden Oeffnungen ausgehen. Dieser Hautlappen wird von der Unterlage abpräpariert und nach aussen herumgerollt. Sein oberer Seitenrand wird mit dem Rand des bei der vorigen Operation (4. Akt) gebildeten Lappens vernäht, also mit der vorderen Wand des zur Oesophagostomie führenden Hautrichters, sein freier Rand wird mit der inneren Lefze des links gelegenen Hautschnittes vernäht; sein unterer Seitenrand wird mit dem oberen Rande des neugebildeten oberen Hautschlauchendes vereinigt. Die zusammenfallenden Punkte sind in Abbildung 10 mit 1 1^1, 2 2^1 usw. bezeichnet.

Danach ist der nach innen epithelbedeckte Kanal der neuen Speiseröhre lückenlos geschlossen.

Zur Deckung der nun vorhandenen grösseren Wundfläche werden zwei weitere seitliche Hautlappen entnommen, der eine von der rechten Halsseite, der andere von der linken Halsseite (...). Der erstere deckt die untere Hälfte, der zweite die obere

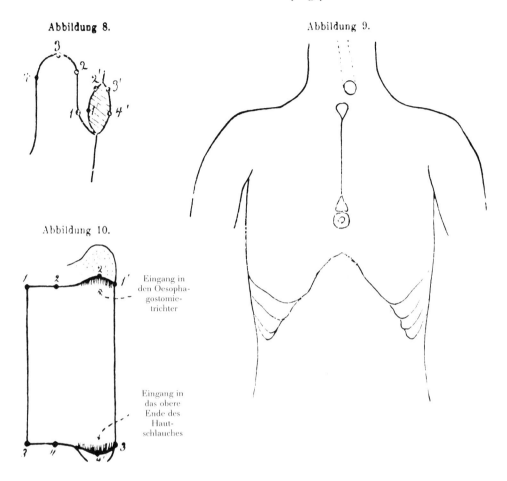

Abbildung 8.

Abbildung 9.

Abbildung 10.

Eingang in den Oesophagostomietrichter

Eingang in das obere Ende des Hautschlauches

Hälfte der vorhandenen Wunde. Die Entnahmestellen können bis auf einen kleinen Rest auf der rechten Halsseite direkt geschlossen werden.

Auch dieser komplizierte Eingriff gelangt zur glatten Heilung per primam. (...)

Schon gleich nach der letzten Operation fühlt der Patient, dass sein Speichel durch die neue Speiseröhre in den Magen gelangt. Nach beendigter Heilung kann er sofort Flüssigkeit in kleinen Absätzen schlucken.

Ich hatte mir den Schluckakt so vorgestellt, dass die Kraft der Pharynxmuskulatur die Flüssigkeit in den Hautschlauch pressen würde, der sich dann nach Art eines Luftsackes füllen und anspannen würde, um schliesslich infolge des Druckes sich allmählich durch den Darm in den Magen zu entleeren. Der Schluckakt gestaltete sich aber in Wahrheit viel natürlicher. Man sieht nämlich beim Schlucken den antethorakalen Hautschlauch sich leicht von oben nach unten füllen und rasch sich in gleicher Richtung wieder entleeren. Die Flüssigkeit fliesst also vom Pharynx durch die Kraft der »Pharynxspritze« und der Schwerkraft direkt und ohne Stauung in den Magen ab. (...)

Patient nimmt wieder alle Nahrung durch den Mund auf und braucht sich in seiner Ernährung nicht die geringste Beschränkung – weder in der Auswahl der Nahrung, noch in der Zuführung – aufzuerlegen. Er wiegt jetzt 72 kg und ist vollkommen arbeitsfähig. Seine grösste Freude ist, dass er endlich, nach 2½ Jahren, wieder Butterstullen zu essen vermag. Dass er dies in der Tat mühelos und wie ein normaler Mensch kann, das wird er Ihnen sogleich zeigen. (Demonstration.)

Wenn das erfreuliche Endresultat in diesem Fall erst nach 6 Monaten in 5 Operationsakten erreicht wurde, so muss berücksichtigt werden, dass bei der erstmaligen Ausführung einer derartigen Operation technische Unvollkommenheiten nicht immer zu vermeiden sind.

Bei der Bildung des Hautschlauches und der Herstellung der Verbindung zwischen seinem unteren Ende und dem Dünndarm (zweiter Operationsakt) wurde versäumt, entspannende Plattennähte zu legen, und es wurde unzweckmässigerweise das dicke Gummirohr im Hautschlauch liegen gelassen. Durch das Rohr wurde der Weg zwischen Magen, Darm und Hautschlauch künstlich klaffend erhalten und es kam daher zum Regurgitieren von Magensaft, der die Nähte des Hautschlauches benetzte und zusammen mit der immerhin vorhandenen Wundspannung einen Teil der Nähte zum Durchschneiden brachte. Da durch Entfernung des Schlauches und durch nachträgliches Einlegen von entspannenden Plattennähten der noch vorhandene Hautschlauchanteil in ganzem Umfange gerettet wurde, und da bei der Wiederholung der Operation zur Wiederherstellung des Verlorenen (fünfter Operationsakt) unter Berücksichtigung jener technischen Fehler nicht die geringste Störung im Wundheilverlauf eintrat, ist mit Sicherheit anzunehmen, dass in künftigen Fällen schon durch die erste Operation bei Vermeidung jener Fehler ein voller Erfolg erzielt werden kann.

Ferner wurde bei der Oesophagostomie (dritter Operationsakt) der Möglichkeit einer stärkeren Narbenschrumpfung an der Oeffnung nicht Rechnung getragen, so dass später eine plastische Erweiterung der zu engen Oeffnung durch eine Lappenplastik vorgenommen werden musste (vierter Operationsakt). Es würde sich in Zukunft empfehlen, der Oesophagostomieöffnung schon von vornherein durch Incision nach oben die hinreichende Weite zu geben und durch die Lappenplastik (nach Art des vierten Operationsaktes, Abbildung 8) sofort eine zwanglose und haltbare Verbindung zwischen Haut und Schleimhaut herzustellen, wodurch die spätere Narbenschrumpfung unmöglich würde. Vielleicht wird es sich in manchen Fällen empfehlen, den vorderen Rand des Kopfnickers einzukerben.

Schliesslich würde ich in einem späteren Falle den Versuch machen, die erwähnte Lappenplastik an der Oesophagusöffnung gleich mit der Lappenplastik, die die Verbindung zwischen der Oesophagostomie und dem oberen Ende des Hautschlauches herstellt (fünfter Operationsakt, Abbildung 10) zu kombinieren. Dadurch würde die Operation in drei Akten zu erledigen sein:

Erster Akt: Herstellung des unteren Endes der neuen Speiseröhre mittels der ausgeschalteten Dünndarmschlinge.

Zweiter Akt: Bildung des Hautschlauches bis herauf zum Jugulum und Herstellung der Verbindung zwischen unserem Ende des Hautschlauches und dem oberen herausgelagerten Ende des Dünndarmes.

Dritter Akt: Breite Oesophagostomie und Herstellung der Verbindung zwischen Oesophagusöffnung und oberem Ende des Hautschlauches durch Lappenplastik.

Ich zweifle nicht, dass auf diesem Wege das erfreuliche Endresultat sehr viel rascher, etwa in 2–3 Monaten, zu erreichen sein wird.

Exstirpation eines ganzen Lungenflügels.
Von
Rudolf Nissen.

(1931)

Die Resektion kortikal gelegener Lungenteile läßt sich erfolgsicher mit primärem Verschluß der Wundfläche durchführen. Sie wird hauptsächlich geübt, wenn Rißwunden des Organs zu chirurgischer Versorgung zwingen, oder wenn Geschwülste der Brustwand Beziehungen zu den unterliegenden Randabschnitten der Lungen gewonnen hatten. Schwieriger gestaltet sich das Vorgehen dann, wenn ein größerer Bronchus in die Schnittfläche fällt. Trotz Unterbindung und Sicherung durch aufgestepptes Lungengewebe wird häufig der Verschluß wieder aufgerissen; bei freiem Brustfellspalt entsteht dann die gefährliche Pleuraphlegmone. Man hat daraus die Lehre gezogen, ausgedehnte Lungenresektionen nur unter dem Schutz allseitiger Brustfellverwachsungen durchzuführen. Eine Reihe von Verfahren ist bekannt, durch die sich die notwendige Obliteration der Pleurablätter sicher erzwingen läßt.

Will man einen ganzen Lungenlappen exstirpieren, dann muß die Verschwartung sich auch bis zum Hilus hin erstrecken. Bei der Unzuverlässigkeit jeder Art von Bronchusunterbindung kommt es, wenn die Mediastinalblätter zart sind, mit dem Abgleiten des Fadens in der Regel zur Reaktion des Luftröhrenastes. Mediastinitis und Mediastinalemphysem sind die Folge. Um die Versteifung der mediastinalen Pleura zu erzielen, ist mitunter mehrfache Tamponade des Hilusgebietes vor der Exstirpation notwendig. Auch dann führen wir in der Absicht, die entzündliche Reaktion im Bereich der Lungenwurzel noch zu steigern, trotz gesicherter Verschwartung des Brustfells jeweils nur die Umschnürung des Hilus aus und überlassen das von der Ernährung abgesperrte Organ der Nekrose und Spontanabstoßung. Mit diesem vorsichtigen und auf mehrere Sitzungen verteilten Vorgehen ist es gelungen, unter 38 Lungenexstirpationen die Sterblichkeit gering (10,5%) zu halten.

Den besten Beweis für den Wert der Methode gibt aber die geglückte Exstirpation eines ganzen Lungenflügels, die ich bei einem 12jährigen Mädchen ausführen konnte.

Sie kam nach Überfahrung des Brustkorbes mit den Erscheinungen schweren Mediastinalemphysems in die Klinik.

Die sofortige Eröffnung des Mittelfellraums vom Jugulum her beseitigte zunächst den bedrohlichen Zustand. Ständiges Nachfließen von Luft durch die Operationswunde, das gleichzeitige Bestehen eines Spannungspneumothorax ließen keinen Zweifel, daß ein Riß im linken Hauptbronchus Ursache des schweren Krankheitsbildes war. Das Kind erholte sich. Ein Empyem der linken Pleura mußte durch Heberdrainage entleert werden. Dann traten im Laufe einiger Monate zunehmende Erscheinungen chronischer Lungeneiterung auf. Vorn, dicht neben dem Sternum, in der Höhe der III. Rippe, bildete sich ein Abszeß, der durch Einschnitt entleert wurde. Von der erweiterten Wunde aus gelangte man in den linken Hauptbronchus.

Eine Jodipinfüllung, die von der stark sezernierenden Fistel aus vorgenommen wurde, erwies eindeutig ihre Verbindung mit dem linken Luftröhrenast. (...)

Das Jodipin floß in das hochgradig erweiterte Bronchialsystem ein. Die Diagnose »Bronchektase der ganzen linken Lunge« war damit gesichert. Als Ursache der Erweiterung mußte narbige Einengung des Hauptbronchus als Folge des Wundrisses angenommen werden. Bei der Ausdehnung und Größe der Höhle war von vornherein der Erfolg einengender Operationsverfahren (Thorakoplastik, Plombe) als sehr zweifelhaft anzusehen. Noch mehr aber sprach gegen ihre Anwendung die Narbenstenose des Hauptbronchus, welche nach Kompression des Parenchyms nur in unzureichender Weise den Abfluß des Eiters auf dem Luftwege zugelassen hätte. Der Entschluß zur Totalexstirpation der linken Lunge war darum trotz des schlechten Allgemeinzustandes zwingend.

In oberflächlicher Äthernarkose wurde nach Lähmung des Zwerchfells III., IV. und V. Rippe in breiter Ausdehnung reseziert und vom axillaren Brustwandabschnitt die Auslösung des Organs vorgenommen. Es bestanden überall schleierförmige Verwachsungen, die der Pneumolyse keine Schwierigkeiten boten. Als nach der Stielung des Unterlappens, vom Hilus ausgehend, auch der Oberlappen isoliert werden sollte, trat, vermutlich durch starken Zug an der Lungenwurzel, vorübergehender Herzstillstand ein, der zum Abbruch des Eingriffs zwang. Das ganze Operationsgebiet wurde dicht tamponiert und nach 14 Tagen die zweite Operation vorgenommen. Von der alten Brustwandbresche aus entfernte man die Tampons und nahm jetzt, kortikal beginnend, die Auslösung des Oberlappens vor. Ein derber Verwachsungsstrang an der Spitze mußte zwischen Ligaturen durchtrennt werden. Die Freilegung des ganzen Lungenflügels bis zum Hilus gelang gut. Zentral von der Stenose des Hauptbronchus wurde um die Lungenwurzel ein Gummischlauch geschlungen und festgeknotet und der Knoten selbst durch Seidennaht gesichert; mehrere Seidenumschnürungen werden peripher vom Schlauch angelegt. Das ausgelöste Organ umgab man jetzt allseits mit Tampons, die zur Thorakotomiewunde herausgeleitet wurden. Die Kranke erholte sich von dem großen Eingriff ziemlich schnell.

Die Temperaturen hielten sich zunächst zwischen 38 und 39°; der Puls zwischen 140 und 160. Am 8. Tage gingen Fieber und Schlagfrequenz herab. Nach 14 Tagen konnte zusammen mit den lang gelassenen Umschnürungsfäden der nekrotische Lungenflügel herausgezogen werden. (...). Die Resthöhle im Brustraum verkleinerte sich schnell. Nach 8 Wochen bestand nur noch ein schmaler Fistelgang, der zum Stumpf des Hauptbronchus führt (...). Die Kranke läuft herum, ohne daß sich dyspnoische Erscheinungen bemerkbar machen. Der Allgemeinzustand hat sich wesentlich gebessert. Der Raumausgleich in der linken Brusthöhle ist inzwischen durch extremes Hochsteigen des gelähmten Zwerchfells und starke Verschiebung des Mediastinums eingetreten. Das Herz liegt der linken seitlichen Brustwand an; eine Kürzung der Rippen zur Einengung des Brustraums ist also nicht mehr notwendig.

Es ist gelungen, in methodischem Vorgehen die Totalexstirpation eines Lungenflügels mit Erfolg durchzuführen. In der Literatur finden sich noch zwei Beobachtungen von Entfernung eines ganzen Lungenflügels. MacEwen exstirpierte eine zum tuberkulösen Eitersack umgewandelte Lunge, ohne daß eine besondere Versorgung des Hilusgebietes notwendig war. Von Parenchym war kaum noch etwas vorhanden. Der Eitersack wurde »wie eine Pyonephrose« aus den Schwarten ausgeschnitten. Bei einer zweiten Kranken, die Sauerbruch wegen eines großen Ganglioneuroms operierte, kam es aus nicht völlig geklärter Ursache am 10. Tage nach dem Eingriff zu einer Spontanabstoßung der ganzen linken Lunge. Man nahm an, daß versehentlich Umschnürung von Bronchus und Art. bronchialis an dieser Komplikation Schuld hatte. Auch diese Kranke wurde gesund.

Chirurgie der Gefäße und des Herzens

Die schon sehr lange vorhandene Kenntnis über die Bedeutung stärkerer Blutungen für Gesundheit und Leben ist die Ursache dafür, daß die Behandlung von Blutungen dem Wissen über die Anatomie und Physiologie des Kreislaufsystems weit vorausging. Schon um 3000 v. Chr. sollen – besonders im indischen und chinesischen Kulturkreis – die Kauterisation, die Applikation von Druck und die Unterbindung von Blutgefäßen bekannt gewesen sein. *Homer* berichtete über teils verklebende, teils zusammenziehende und zugleich schmerzstillende Mittel, die zur Blutstillung der vor Troja verwundeten Helden gebraucht wurden. *Hippokrates* (460 – um 377 v. Chr.) empfahl vor allem die Hochlagerung des verwundeten Teils. Die Blutung selbst sollte durch Kompression und mit Kälte, die in der Umgebung der blutenden Stelle appliziert wurde, behandelt werden; vor dem häufigen Gebrauch des Glüheisens warnte er. Eine Unterbindung im Zusammenhang mit einer Amputation wird bei *Archigenes* (1. Jhdt.n.Chr.) erwähnt. Als weitere blutstillende Methode existierte in dieser Zeit auch die Torsion, der sich *Galen* (131 n.Chr. bis Anfang des 3. Jhdt.) bediente. Im 3. Jahrhundert erfuhr die Technik der Arterienunterbindung durch *Antyllus* (3.Jhdt. n. Chr.), der das Gefäß freilegte und isolierte, eine wesentliche Verbesserung.

Die Ärzte und Behandler des Mittelalters allerdings nahmen das Wissen über diese feineren Methoden nicht auf. Blutstillung versuchte man in dieser Zeit durch Glüheisen, Trennung der Weichteile mit glühenden Messern oder Eintauchen des Amputationsstumpfes in siedendes Pech und Öl zu erreichen. Eine neue Epoche begann im 16. Jahrhundert, als *Ambroise Paré* (1510–1590) die Verwendung der Ligatur bei der Amputation wiederbegründete. Der wissenschaftliche Fortschritt in der Renaissance betraf jedoch mehr die Anatomie und Physiologie als die Therapie. 1628 publizierte *William Harvey* (1578–1657) seine Schrift über die Entdeckung des Blutkreislaufes, und 1661 beschrieb *Marcello Malpighi* (1628–1694) die Strömung des Blutes in den Kapillaren. Im 18. Jahrhundert haben sich neben der Ligatur sowohl die Kompression als auch die Anwendung von Styptika behauptet.

Zu Anfang des 19. Jahrhunderts gab man zugunsten einer Unterbindung möglichst im Bereich der Verletzung immer mehr die Ligatur am Orte der Wahl auf. In diese Zeit fallen auch Versuche, die wissenschaftliche Erkenntnis über die Wirkungsweise der Ligatur zu begründen. *John Frederick Jones* aus London zeigte 1805, daß der um die Arterie geschnürte Faden die inneren Schichten des Gefäßes durchtrenne und zu dessen Verschließung durch Exsudation und Verwachsung führe. Er wies ferner darauf hin, daß die zur Abstoßung des Fadens notwendige Eiterung den narbigen Verschluß des Gefäßes wieder zerstören und zur Nachblutung führen könne. Durch die Einführung der Narkose (1847/48) und die von *Johann Friedrich August von Esmarch* (1823–1908) entwickelte Methode der Blutleere, die er seit 1855 geübt hatte, konnte der Umgang mit der Ligatur weiterentwickelt werden. Antiseptik und Aseptik setzen die Gefahr der Wundinfektion herab.

Eng mit der Geschichte der Ligatur ist die Behandlung von Aneurysmen verbunden. Der schon erwähnte *Antyllus* unterschied zwei Arten von Aneurysmen: erstens die nach Verletzung der Arterie auftretende pulsierende Geschwulst bei Verschluß der äußeren Wunde, nicht aber des Gefäßes, und zweitens eine einfache lokale Erweiterung der Arterie. Bei dieser letztgenannten Form unterband er unmittelbar ober- und unterhalb der Geschwulst das Gefäß, eröffnete den Sack und räumte ihn aus. Die von griechischen Ärzten vielfach geübte Exstirpation des Sackes lehnte er ab. *Ambroise Paré* versah das Gefäß ober- und unterhalb mit einer Ligatur, eröffnete den Sack aber nicht. Vielfach wurde nicht operativ behandelt, sondern das Aneurysma nur mit Hilfe einer Kompression zu therapieren versucht.

1804 veröffentlichte *Antonio Scarpa* (1752–1832) seine Monographie über das Aneurysma und betonte aufgrund seiner zahlreichen Beobachtungen die kollaterale Zirkulation, die allerdings schon vorher beschrieben worden war. Das 19. Jahrhundert initiierte eine Vielzahl von Therapieversuchen dieser Gefäßkrankheit, die vom Einspritzen einer obliterierenden Substanz bis hin zur Applikation von Nadeln, die in den Aneurysmasack gespießt und durch die ein galvanischer Strom geleitet wurde, reichten.

Dokumentiert wird im folgenden die erfolgreiche Entfernung eines sehr selten vorkommenden Nierenaneurysmas durch *Eugen Hahn* (s. S. 2) vom Krankenhaus im Friedrichshain, der im Jahre 1893 erst nach einem vergeblichen extraperitonealen Zugangsversuch durch transperitoneales Vorgehen zum Ziel gelangen konnte.

1882 machte *Max Schede* (1844–1902) Mitteilung von einer Naht der verletzten Femoralvene ohne nachfolgende Blutung. 1889 bewies *Alexander Jassinowski* (geb. 1864) aus Dorpat in seiner Arbeit über die Arteriennaht die Möglichkeit der Naht partieller Arterienwunden. Damit eröffneten sich für die Gefäßchirurgie neue Dimensionen. Die Voraussetzungen für die Transplantations- und Herzchirurgie waren geschaffen. In den Jahren von 1890 bis 1900 entstand eine größere Zahl experimenteller Arbeiten, die die Bedingungen für das Gelingen von Gefäßnähten aufklärten und Methoden für diese Operation schufen.

Einen weiteren Schub erhielt diese Entwicklung, als 1897 *John Benjamin Murphy* (1857–1916) in Chicago einerseits sowie *E. Briau* und *Mathieu Jaboulay* (1860–1913) aus Lyon andererseits völlig getrennte Gefäße wiedervereinigen konnten. Die Experimente von *Charles Guthrie* (1880–1963) und *Alexis Carrel* (1873–1944), der 1904 von Frankreich nach Canada emigrierte und dann in den USA später mit *Guthrie* zusammenarbeitete, brachten den gefäßchirurgischen Operationsmethoden neue wichtige Erfahrungen. 1912 erhielt *Carrel* den Nobelpreis für seine Verdienste um die Gefäßnaht und die Transplantationen von Gefäßen und Organen. In Deutschland war es besonders *Erich Lexer* (1867–1937), der ab 1907 durch seine Arbeiten in Königsberg die Gefäßchirurgie bereicherte.

Die relativ späte Entwicklung der Blutgefäßchirurgie führte *Ernst Jeger* darauf zurück, daß neben der Geschicklichkeit des Operateurs auch die Anforderungen an die äußeren Umstände extrem hoch seien. Asepsis, gute Ausstattung der für experimentell-chirurgische Zwecke bestimmten Laboratorien und eine hohe Stufe der Instrumentenfabrikation seien für die Erfolge auf diesem Gebiet unbedingte Voraussetzungen. *Ernst Jeger* (1884–1915), der aus der durch den Religionsphilosophen *Wilhelm Jerusalem* bekannten jüdischen Familie stammte und als junger Mann seinen Namen in *Jeger* änderte, war ein weiterer Forscher, der auf dem Gebiete der Gefäßchirurgie außerordentliche Leistungen – so *Ekkehard Vaubel* – erbrachte. Der in Wien Geborene studierte zuerst in Österreich und kam 1908 nach Berlin, wo er an der experimentell-

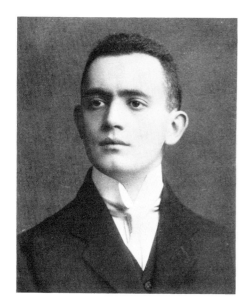

Ernst Jeger (1884–1915)

1908	Assistent an der experimentell-biologischen Abteilung des pathologischen Instituts in Berlin bei Bickel
1909–1911	Assistent an der chirurgischen Universitätsklinik in Wien bei von Eiselsberg
1912	Nach Studienreise in die USA Assistent am Jüdischen Krankenhaus in Berlin bei James Israel
1914	landsturmpflichtiger Zivilarzt

Fundamentale Arbeiten zur Gefäßchirurgie, experimentelle Untersuchungen zum Saphena-Bypass, erste Replantation eines bis auf eine schmale Hautbrücke abgetrennten Armes

biologischen Abteilung des Pathologischen Institutes als Mitarbeiter *Adolf Bickels* (geb. 1875) über Stoffwechselvorgänge nach portocavalen Anastomosen arbeitete. Zwei Jahre später war er Assistent am Allgemeinen Krankenhaus in Wien und beschäftigte sich mit der Konstruktion einer dreibranchigen Gefäßklemme zur Durchführung von Seit-zu-Seit-Anastomosen. Bevor er 1912 nach Berlin zurückkehrte, hatte er eine Studienreise in die USA unternommen. Dort war er auch mit *Carrel* und seinen Mitarbeitern zusammengetroffen. In Berlin arbeitete er am Jüdischen Krankenhaus unter *James Israel* (1848–1926). Hier setzte er seine Arbeit über den Aortenersatz mit gedoppelter Carotis, zur portocavalen Anastomose und zur Neuimplantation der Nierenvenen nach hoher Unterbindung der Vena cava fort. 1913 hatte er seine Monographie über die »Chirurgie der Blutgefäße und des Herzens« veröffentlicht. Im selben Jahr ging er nach Breslau. Ein Jahr später machte er Mitteilung von seinen experimentellen Studien zum Saphena-Bypass. Als landsturmpflichtiger Zivilarzt 1914 eingezogen, führte er noch im gleichen Jahr die erste Replantation eines bis auf eine schmale Hautbrücke durch Schußbruch abgetrennten Armes durch. 1915 geriet er in russische Gefangenschaft und verstarb, erst 31jährig, an Typhus.

Die großen Eingriffe der Herzchirurgie wurden erst im 20. Jahrhundert entwickelt. Die Voraussetzungen für diese operativen Methoden waren zum einen ein hoher Stand der Gefäßchirurgie und zum anderen die Verfügbarkeit eines extrakorporalen Zirkulationssystems.

Relativ früh dagegen wurden Eingriffe am Perikard durchgeführt. Im 17. Jahrhundert beschrieb *William Harvey* in seinem zweiten Essay über den Blutkreislauf einen Fall von Hämoperikard und Herztamponade in Folge einer Ventrikelruptur. 1653 hielt *Jean Riolan* (1580–1657), ein Gegner der Harveyschen Kreislauflehre, die Entlastung des durch Erguß eingeengten Herzens durch Herzbeutelpunktion für möglich. Erste Eingriffe am Perikard erfolgten dann im 19. Jahrhundert. 1819 soll der Spanier *Romero* die erste erfolgreiche Perikardiotomie durchgeführt haben. *Jean Dominique Larrey* (1766–1842), von *Napoleon* hochgeehrt, beschrieb 1826, wie er eine nach Verletzung aufgetretene Perikarditis durch Drainagebehandlung zur Abheilung bringen konnte. 1840 verwendete *Franz Schuh* (1804–1865) aus Wien zur Blindpunktion des Perikards einen Trokar. Noch 1882 vertrat *Theodor Billroth* (1829–1894) allerdings die Meinung, daß die Parazentese des Herzbeutels »sehr nahe« an »Prostitution der chirurgischen Kunst« oder »chirurgische Frivolität« heranreiche. Die ersten Versuche einer Lösung von Adhäsionen zwischen Herz und Perikard führten 1902 der für Innere Medizin habilitierte *Ludolph Brauer* (1865–1961) und *Edmond Delorme* (1847–1929) durch. Nachdem 1910 von *Paul Hallopeau* (1876–1924) die erste Teilresektion des Perikards durchgeführt worden war, wurde in den zwanziger Jahren insbesondere von *Eduard Rehn* (1880–1972), *Viktor Schmieden* (1874–1945) und *Ferdinand Sauerbruch* die Perikardektomie zur Routineoperation ausgebaut.

Diese Erfolge auf der einen Seite, die Schwierigkeiten bei der operativen Behandlung von Herzklappenstenosen auf der anderen Seite, haben *Willi Felix* (1892–1962) im Jahre 1928, damals Oberarzt bei *Sauerbruch*, auf den Gedanken gebracht, die Herzinsuffizienz durch Perikardraffung zu behandeln. *Felix* wurde in Zürich geboren. Nach seiner Promotion 1917 erhielt er seine fachchirurgische Ausbildung bei *Sauerbruch* zunächst in München, wo er sich auch 1925 habilitierte. 1927 kam er mit *Sauerbruch* nach Berlin und wurde 1929 zum Extraordinarius ernannt. Von 1930 bis 1946 leitete er die Krankenhäuser Neukölln, Britz und Spandau, wobei er während des Nationalsozialismus zeitweilig vom Dienst suspendiert war und in einem privaten Krankenhaus in Wilmersdorf arbeiten mußte. 1946 folgte er einem Ruf auf den chirurgischen Lehrstuhl in Greifswald und 1950 an die Charité. Sein wissenschaftlicher Schwerpunkt war die Thoraxchirurgie mit Veröffentlichungen über die Behandlung der Lungentuberkulose. Auf dem Gebiet der Allgemeinen Chirurgie arbeitete er über Knochenregeneration und den Entzündungsverlauf in Abhängigkeit vom Nerveneinfluß sowie über die Neurotisation gelähmter Muskeln.

Sein im folgenden dokumentierter Beitrag ist ein Beispiel für das in den zwanziger Jahren weitverbreitete Denken, funktionelle Leiden operativ-technisch beseitigen zu wollen. Dieses »mechanistische« Denken hat schon damals innerhalb der Ärzteschaft zu einer starken Kritik und zu einer Öffnung gegenüber dynamischen, synthetischen, teleologischen und holistischen Strömungen geführt, wie auch zu einer größeren Toleranz gegenüber naturheilkundlichen Ideen. Die besonders während der Weimarer Republik in fast allen medizinischen Fachzeitschriften über die »Krise der Medizin« geführte Debatte gibt ein lebendiges Zeugnis für diese nicht nur wissenschaftstheoretische Kontroverse. Chirurgen waren keineswegs grundsätzlich Parteigänger der rein technisch-mechanischen Richtung. Dies zeigen die Hinwendung *August Biers* (1861–1949) zur Homöopathie und die Äußerungen *Sauerbruchs* gegen eine Überbetonung des Technisch-Fachlichen, sowie seine Kritik an der Alleinseligkeit physikalisch-rationaler Methoden und der naturwissenschaftlichen Selbstüberschätzung, von denen *Rudolf Nissen* berichtet.

Aus dem Grenzgebiet zwischen Neuro- und Revaskularisationschirurgie stammt die Arbeit von *Friedrich Brüning* (1879–1938), der ebenfalls funktionelle Leiden, die Angina pectoris vasomotorica und die Hypertonie mit Hilfe einer Exstirpation des Hals-

Chirurgie der Gefäße und des Herzens 103

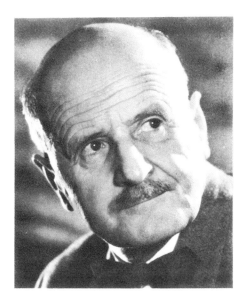

Willi Felix (1892–1962)

1919 Assistent bei Sauerbruch in München
1925 Habilitation in München
1927 Wechsel an die chirurgische Universitätsklinik der Charité in Berlin
1929 Extraordinarius
1930– Leitung der chirurgischen Abteilungen
1946 der Krankenhäuser Neukölln, Britz und Spandau in Berlin, Tätigkeit an einer privaten Klinik in Berlin-Wilmersdorf
1946 Ordinariat in Greifswald
1950 Ordinariat an der Charité

Wesentliche Arbeiten zur Thoraxchirurgie, Lungentuberkulose und Neurotisation gelähmter Muskeln

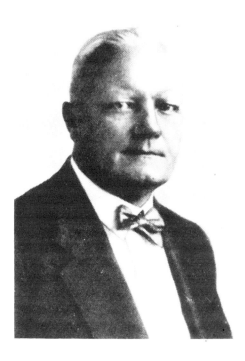

Friedrich Brüning (1879–1938)

1903 Assistent an der chirurgischen Abteilung des Diakonissenkrankenhauses in Freiburg
1914 Stabsarzt an der militärischen Kaiser-Wilhelms-Akademie und Assistent an der chirurgischen Klinik der Charité bei Otto Hildebrand in Berlin
1919 Habilitation für Chirurgie
1922 Extraordinarius
Chefarzt der chirurgischen Abteilung am Rittberg-Krankenhaus in Berlin-Lichterfelde

Wissenschaftliche Arbeiten zur Kriegschirurgie und zur Chirurgie des vegetativen Nervensystems

Brust-Sympatikus behandelte und dabei gravierende Nebenwirkungen in Kauf nahm.

Brüning stammte aus Neumünster in Holstein und hatte seine erste Assistentenstelle ab 1903 an der chirurgischen Abteilung des Diakonissenkrankenhauses in Freiburg. 1914 wurde er als Stabsarzt an die Kaiser-Wilhelms-Akademie kommandiert und kam als Assistent an die Charité zu *Otto Hildebrand* (1858–1927). Während des ersten Weltkrieges war er ab 1915 Mitglied der Deutschen Militärmission für die Türkei, lehrte auch in Istanbul Chirurgie und habilitierte sich nach seiner Rückkehr 1919 an der Charité. 1922 zum Extraordinarius ernannt, übernahm er die Chefarztstelle des Rittberg-Krankenhauses in Berlin-Lichterfelde, die er bis 1938 innehatte. Seine Veröffentlichungen betreffen vor allem das Gebiet der Kriegschirurgie und die Chirurgie des vegetativen Nervensystems, wozu er 1924 eine grundlegende Monographie als Mitautor veröffentlichte.

Mit seiner 1923 erschienen Arbeit knüpfte er an die diesbezüglichen Gedanken von *Charles Emile François-Frank* (1849–1921) und die 1916 erstmals von *Thoma Jonnesco* (1860–1926) aus Bukarest ausgeführte Operation an, bei der zur Ausschaltung des charakteristischen Pektoralschmerzes bei Angina pectoris die »zerviko-thorakale Sympathektomie« durchgeführt wurde. Diese rein symptomatologischen Behandlungsmethoden, die häufig mit schweren Nebenwirkungen verbunden waren, wurden jedoch bald verdrängt, als Ende der zwanziger und in den dreißiger Jahren die ersten »Revaskularisationsoperationen« gewisse Erfolge erzielen konnten.

In diesen ersten Operationsversuchen wurden z. B. Pektoralismuskulatur oder gestielte Lappen des großen Netzes auf das Myocard aufgenäht. 1946 verpflanzte *Arthur Vineberg* (geb. 1903) als erster eine Arteria mammaria interna in die Muskelwand des linken Ventrikels. Mit Hilfe der Herz-Lungenmaschine, an der *John H. Gibbon* (1903–1973) seit 1937 arbeitete, und die er erstmals 1953 bei einer Operation benutzt hatte, konnte in den fünfziger Jahren die Thrombendarteriektomie bei Coronarthrombose und Patchgraft-Plastik eingeführt werden. Die Anastomose zwischen Arteria mammaria und den Coronargefäßen sowie der Aortocoronare-Bypass als Routineoperationen setzten sich erst Ende der sechziger Jahre durch.

Neben der ersten Herznaht am schlagenden Herzen, die *Ludwig Rehn* (1848–1930), der Vater des schon erwähnten *Eduard Rehn*, im Jahre 1896 in Frankfurt bei einem 22jährigen Mann mit einer Stichwunde des rechten Ventrikels erfolgreich durchgeführt hatte, war die Katheterisierung des rechten Herzens von *Werner Forßmann* (1904–1979) im Jahr 1929 ein weiterer Meilenstein in der Entwicklung der Herzchirurgie. Freilich gibt es auch im Zusammenhang mit diesen Versuchen ähnliche Vorläuferarbeiten.

Der in Berlin geborene *Forßmann* war Assistent am Auguste-Victoria-Heim in Eberswalde, als er nach entsprechenden Vorversuchen das Selbstexperiment unternahm. Zum 1. Oktober 1929 hatte er eine Assistentenstelle an der Charité bekommen, jedoch war *Sauerbruch* von der Bedeutung des Forßmannschen Versuches keineswegs überzeugt und entließ ihn, als er von einem sensationell aufgemachten Bericht in der Berliner Nachtausgabe und von einem Prioritätenstreit mit *Ernst Unger* (1875–1938) erfuhr. *Unger* hatte zusammen mit *Fritz Bleichröder* und *Loeb* an dem Problem der »intraarteriellen Therapie« gearbeitet. Erste Ergebnisse waren bereits 1912 publiziert worden. *Bleichröder* hatte dabei von der Arteria femoralis aus einen

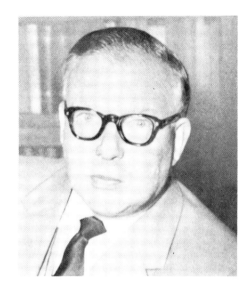

Werner Forßmann (1904–1979)

1929	Kurze Assistentenzeit bei Sauerbruch an der Charité in Berlin
1929–1930	Assistent an der chirurgischen Abteilung des Auguste-Viktoria-Heims in Eberswalde
1931–1932	Assistent an der chirurgischen Universitätsklinik der Charité bei Sauerbruch
1932–1939	Tätigkeiten an der chirurgischen Klinik des Stadtkrankenhauses Mainz, an der urologischen Abteilung des Rudolf-Virchow-Krankenhauses in Berlin, an der chirurgischen Klinik des Städt. Krankenhauses in Dresden
1939	Oberarzt an der chirurgischen Abteilung des Krankenhauses Moabit in Berlin
1940–1945	Militärärztliche Tätigkeit an der Ostfront, in verschiedenen Reservelazaretten und am Städt. Krankenhaus Potsdam
ab 1946	Landarzt im Schwarzwald, niedergelassener Chirurg in Bad Kreuznach und Chefarzt der chirurgischen Abteilung des Evangelischen Krankenhauses in Düsseldorf
1956	Nobelpreis für seine Herzkatheterversuche

Katheter bis zur mutmaßlichen Höhe des Aortenbogens vorgeschoben, jedoch keine Röntgenkontrolle unternommen. *Unger* hatte bei Vorversuchen zur intraarteriellen Therapie bei *Bleichröder* einen Katheter durch die Vene eingeführt und das rechte Herz erreicht, was er aus einem stechenden Schmerz beim Vorschieben des Katheters geschlossen hatte. Eine Veröffentlichung dieses Versuches hatten die Verfasser allerdings nicht vorgenommen. *Forßmann* hatte die Veröffentlichung von 1912 übersehen und sich vielmehr auf die französischen Physiologen des 19. Jahrhunderts, *Claude Bernard* (1813–1878), *Chareau* und *Etienne Jules Marey* (1830–1904), berufen. *Chareau* und *Marey* hatten 1861 beim Pferd über die Vena jugularis und die Arteria carotis die beiden Kammern des Herzens sondiert und mit Hilfe von Sonden, die mit Gummibällchen versehen waren, Druckkurven verschiedener Herzabschnitte erstellt. Mit ihren experimental-physiologischen Arbeiten erforschten sie besonders Kreislauf und Herz und legten die Grundlagen zu einer modernen Diagnostik.

Forßmann kehrte nach Eberswalde zurück, war dann wieder für zwei Jahre bei *Sauerbruch*, ging für eine kurze Zeit nach Mainz und 1933 wieder nach Berlin an das Rudolf-Virchow-Krankenhaus. 1936 verließ er Berlin erneut, um nach zwei Jahren, die er in Dresden am Städtischen Krankenhaus verbrachte, 1939 noch einmal nach Berlin an das damalige Robert-Koch-Krankenhaus, das heutige Krankenhaus Moabit, zurückzukehren, aus dem nach 1933 viele jüdische Ärzte aus rassischen und politischen Gründen entlassen worden waren. Wie *Forßmann* selber schreibt, sollte er auf Initiative des Reichsärzteführers *Leonardo Conti* (1900–1945) den unfähigen Operateur und

Chef der Dritten Chirurgischen Abteilung, *Kurt Strauß* (1901–1944), der gleichzeitig NS-Funktionär der Deutschen Arbeitsfront war, als Oberarzt entlasten. Den Einwänden *Forßmanns* begegnete *Conti* mit Aussicht auf sofortige Habilitation und unabhängige Führung der Poliklinik mit den daraus zu erzielenden Einnahmen. Während der Kriegszeit war er ab 1940 bei einer Sanitätskompanie in Norwegen, nach einem Zwischenaufenthalt in Berlin an der Ostfront in einem Hauptverbandsplatz eingesetzt. 1943 wurde er an das Städtische Krankenhaus Potsdam abkommandiert, kurze Zeit später an das Reservelazarett Brandenburg, wo ihm von der SS angeboten worden war, kardiologische Versuche an Geisteskranken durchzuführen, was *Forßmann* auch wegen des dafür notwendigen Übertritts zur SS ablehnte. Nach dem Kriege arbeitete er in Bad Kreuznach und Düsseldorf. 1956 wurde er für seine Herzkatheterversuche mit dem Nobelpreis ausgezeichnet.

In seinem Aufsatz aus dem Jahre 1931 berichtete er von Tierversuchen, bei denen er über einen zentralen Katheter Kontrastmittel ins rechte Herz und in die Lungenschlagader eingebracht hatte. Damit wollte er, ähnlich wie bei der röntgenologischen Funktionsdiagnostik des Verdauungstraktes, eine Methode vorstellen, die Aufschluß über die Physiologie des Herzens und seiner Krankheiten geben sollte. Ebenso wie seine erste Mitteilung über die Herzkatheterisierung blieben auch diese Ausführungen zunächst ohne größere positive Resonanz.

Ferdinand Sauerbruch (1875–1951) gilt als einer der genialsten Chirurgen in der ersten Hälfte des 20. Jahrhunderts. Auf vielen Gebieten der Chirurgie hat er Bahnbrechendes geleistet. Der in Barmen Geborene kam nur auf Umwegen zum Studium der Medizin, das ihn nach Marburg, Jena und Leipzig geführt hatte, und das er 1901 mit der Promotion abschloß. Nach einer ersten Tätigkeit am Städtischen Krankenhaus in Erfurt und am Pathologischen Insitut des Krankenhauses Moabit in Berlin, ging er 1903 zu *Johann von Mikulicz-Radecki* (1850–1905) an die Chirurgische Universitätsklinik Breslau. Als weitere Stationen folgten nach dem Tod *Mikulicz'* Greifswald und Marburg. 1910 wurde er als Ordinarius nach Zürich berufen, im ersten Weltkrieg war er als beratender Chirurg und Organisator eines Lazaretts für amputierte Patienten tätig. 1918 nahm er den Ruf nach München an, wo er bis 1927 blieb. Danach kam er an die Charité und wirkte dort bis 1948. Seine letzten Lebensjahre waren von einer schnell umsichgreifenden Zerebralsklerose überschattet. Am 2. Juli 1951 verstarb er in Berlin im Krankenhaus am Urban.

Weithin bekannt ist seine schon erwähnte und auf Anregung von *Mikulicz* konstruierte »Pneumatische Kammer«, die mit ihrem konstanten negativen Druck die physiologischen Verhältnisse der Pleura nachvollzog und die verhängnisvollen Folgen eines Pneumothorax, Haupthindernis bei intrathorakalen Operationen, aus dem Weg räumte. Als jedoch das dreibändige Monumentalwerk über »Die Chirurgie der Brustorgane« zwischen 1920 und 1930 erschienen war, kündigte sich mit dem Erscheinen des Schlußbandes eine aus Übersee kommende neue Phase der Thoraxchirurgie mit neuen Techniken an. Damit war eine Entwicklung eingeleitet, die sich – wie *Fritz Kümmerle* schreibt – ohne Mitwirkung *Sauerbruchs* vollzog.

Mit seiner »Amputationsstumpfkanalisierung« schuf er durch die Bildung eines Kanals in der Stumpfmuskulatur von Armamputierten eine bis dahin nicht genutzte Kraftquelle für die Betätigung einer künstlichen Hand. Über den Kanal konnte mit Hilfe eines Elfenbeinstiftes die Kontraktion der Unterarmmuskulatur auf die Kunsthand so

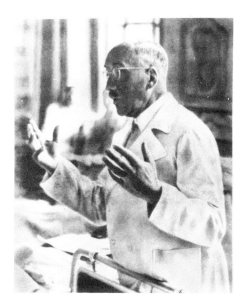

Ferdinand Sauerbruch (1875–1951)

1901– Assistent an der chirurgischen Abteilung
1903   des Krankenhauses Erfurt und am pathologischen Institut des Krankenhauses Moabit in Berlin
1903   Tätigkeit an der chirurgischen Universitätsklinik in Breslau bei Johann von Mikulicz-Radecki
1905   Oberarzt in Greifswald
1908   Wechsel nach Marburg und Extraordinarius
1910   Ordinarius in Zürich, während des Ersten Weltkriegs Organisation eines Amputierten-Lazaretts
1918   Ordinariat in München
1927   Ordinariat an der chirurgischen Universitätsklinik der Charité in Berlin

Fundamentale Arbeiten zur Thorax- und Abdominalchirurgie, Begründer der »pneumatischen Kammer« und der »Amputationsstumpfkanalisierung«, erste operative Beseitigung eines Aneurysmas der rechten Herzkammer (1931)

übertragen werden, daß bei Betätigung der Flexoren ein Fingerschluß und bei Kontraktion der Extensoren eine Öffnung dieser Kunsthand erfolgte.
Auch die Chirurgie der Lungentuberkulose hat *Sauerbruch* durch die paravertebrale Thorakoplastik weitergebracht. Schon 1905 zeigte er, daß der transthorakale-transdiaphragmale Zugang für die Resektion des oberen Magen- und unteren Oesophagusabschnittes die beste Übersicht gibt.
Die differenziert-wohlwollende Beurteilung Sauerbruchs durch *Nissen* zeigt die vielschichtige Persönlichkeit, die Pflichtgefühl, Einsatzbereitschaft, Eitelkeit, Hilfsbereitschaft, Charme, Nationalstolz und Abenteuerlust in einer konservativ-patriarchalischen Haltung vereinte. Die daraus häufig entstandene Ambivalenz, die auch als Widersprüchlichkeit erschien, wird besonders in seinem Verhältnis zum Nationalsozialismus deutlich, das unter anderem *Fridolf Kudlien* und *Christian Andree* genauer untersucht haben. So war er einerseits seit 1920 mit *Hitler* bekannt, stand der NS-Bewegung in dieser Zeit zumindest nahe, wurde während der nationalsozialistischen Herrschaft zum Staatsrat und Mitglied der Akademie der Wissenschaften ernannt und gehörte zusammen mit *Bier* zu den ersten Empfängern des von *Hitler* als Gegenpreis zum Nobelpreis gestifteten »Deutschen Nationalpreises«. 1936 betonte er auf der 94. Versammlung »Deutscher Naturforscher und Ärzte« die Notwendigkeit eines aktiven Eintretens von Naturwissenschaft und Medizin zur Unterstützung des Vierjahresplanes Hitlers. Andererseits war er nie Mitglied der NSDAP. Der Antisemitismus der NS-Bewegung stieß ihn ab. Öffentlich kritisierte er die Einflußnahme des NS-Staates auf Wissenschaft und akademische Ausbildung und hatte darüber hinaus regelmäßigen Kontakt zu Personen der aktiven Opposition gegen *Hitler*. Mehrmals hat er politisch

und aus »rassischen Gründen« gefährdeten Personen auf verschiedene Weise geholfen. Weiter erschwert wird eine Beurteilung seiner Person dadurch, daß er einerseits zu den ärztlichen Kritikern der »Euthanasie« gehörte, zum anderen aber als Mitglied des Reichsforschungsrates z. B. von den KZ-Versuchen Näheres wußte und – soweit bekannt ist – nichts dagegen unternahm.

Dokumentiert wird von ihm eine Operation aus dem Jahre 1931, die heute kaum in Zusammenhang mit *Sauerbruch* bekannt ist: die operative Therapie eines »Mediastinaltumors«, die als erfolgreiche Beseitigung eines Aneurysmas der rechten Herzkammer endete.

Ueber Nierenaneurysma.

Von

Eugen Hahn.

(1894)

Das ausserordentlich seltene Vorkommen vom Nierenaneurysmen veranlasst mich, an der Hand eines von mir beobachteten und operativ behandelten Falles einige Fragen über die Diagnose und Behandlung der Nierenaneurysmen zu erörtern und Ihnen das sehr interessante Präparat vorzulegen, welches durch eine am 8. Mai 1893 ausgeführte Operation gewonnen ist.

Die Patientin, eine ledige 49jährige Wirthschafterin, hat ihre Mutter an Lungenentzündung, eine Schwester an Lungenschwindsucht verloren, ist sonst hereditär in keiner Weise belastet. Sie hat eine normale Entbindung mit normalem Wochenbett durchgemacht. Sie will niemals ernstlich krank gewesen sein. Ein seit 20 Jahren bestehender rechtsseitiger Leistenbruch hat ihr nie erhebliche Beschwerden bereitet. Eines Tages, Anfang März 1893, will Patientin, nachdem sie mehrere Treppen gestiegen, plötzlich das Gefühl einer sich hin und her bewegenden Kugel im Leibe gehabt haben, und zugleich bemerkte sie eine Geschwulst unter dem linken Rippenbogen, welche ihr bis dahin noch niemals aufgefallen war. – Seit dieser Zeit fühlt Patientin sich nicht wohl. Sie bekam allerlei Verdauungsbeschwerden, Appetitmangel, Obstipation, wurde blass und magerte sichtlich ab. Zugleich stellten sich zeitweise, namentlich beim Sitzen, heftige Schmerzen im Kreuz ein. Am 24. April 1893 wurde sie auf die innere Station des Krankenhauses Friedrichshain aufgenommen und am 2. Mai nach der äusseren Abtheilung verlegt. (...)

Die Diagnose schwankte zwischen Hydronephrose und weicher Geschwulst der Niere.

Nach 2½ wöchentlichem Krankenhausaufenthalt, während welcher Zeit Patientin nie Fieber gehabt, aber immer elender geworden war, der Tumor auch keinerlei Veränderungen gezeigt hatte und auch die Untersuchung in Narkose keine neuen Aufschlüsse gegeben hatte, wurde am 8. Mai die Operation vorgenommen.

Es wurde zunächst versucht, extraperitoneal an den Tumor heranzukommen. Patientin wurde in die rechte Seitenlage auf eine hohe Rolle gelagert. Ein Schnitt, welcher von der linken zwölften Rippe etwa 8 cm von den Dornfortsätzen begann und schräg von hinten und oben an der Spina anterior superior endigte, durchtrennte allmählich die Weichtheile, bis ein Theil der Nierenconvexität zu Tage lag. Man konnte nun ohne Schwierigkeit die oberen hinteren zwei Drittel der Niere abtasten und auch durch die Inspection sich von der normalen Grösse und Beschaffenheit der Niere überzeugen. Wiederholte Probepunctionen in der Richtung nach dem Nierenbecken und dem mehr nach unten liegenden Tumor ergaben theils ein negatives Resultat, theils nur reines Blut. Als ich nun den Versuch machte, die Niere nach dem unteren Pole freizulegen, trat plötzlich eine so profuse Blutung ein, dass ich von einem weiteren Vorgehen nach dieser Richtung hin Abstand nehmen musste. Die Wunde wurde fest tamponiert und die Patientin in die Rückenlage gebracht, um die Geschwulst transperitoneal in Angriff zu nehmen.

Zu dem Zwecke wurde der nach vorn und unten, wie bereits erwähnt, bis zur Spina anterior superior sinistra reichende Schnitt bis zur Mittellinie verlängert, die einzelnen Schichten der Bauchdecken durchtrennt und das Peritoneum in dieser Ausdehnung an der vorderen und seitlichen Wand eröffnet. Neben den leeren Darmschlingen im unteren Theil der Wunde wölbte sich im oberen Theile derselben der etwa kindskopfgrosse Tumor hervor. Derselbe war an seiner vorderen Seite von einer weissen, derben Kapsel umgeben. Durch die eingeführte Hand konnte man den Zusammenhang mit der Niere nachweisen. Tumor und Niere lagen anscheinend in einer Umhüllung eingebettet, über welche das Colon descendens mit einem kurzen Mesocolon in der Richtung von oben nach unten über die Tumorkapsel hinzog. Eine erneute Probepunction ergab keinen flüssigen Inhalt. Ich versuchte nun, von der Oberfläche des Tumors den Peritonealüberzug zusammen mit dem Colon descendens in Verbindung mit seinem kurzen Mesocolon abzulösen und medianwärts zu verschieben. Dabei zeigte sich jedoch das Peritoneum mit der Kapsel so fest verwachsen, dass das Mesocolon in seiner ganzen Ausdehnung entlang dem Tumor etwa in der Länge von 15–20 cm abriss und auch der Tumor selbst einen Riss erhielt, aus welchem dunkelbräunliche, bröckliche Massen und wenig Blut hervorquollen; das nun locker und beweglich gewordene Colon descendens liess sich leicht medianwärts verschieben. Das über den Tumor hinziehende, mit demselben fest verwachsene Peritoneum wurde an seiner medialen Seite leicht umschnitten und nun Niere und Tumor stumpf aus dem gemeinschaftlichen Bette losgelöst, bis beide nur noch an dem Hilus der Niere hingen. Letzterer wurde abgebunden und peripher von der Ligatur abgetrennt. Nach sorgfältiger Reinigung der Bauchhöhle und Wunde von Blut und Blutgerinnseln und nach exacter Blutstillung handelte es sich einmal darum, das Peritoneum zu schliessen, ferner das in seiner Ernährung gefährdete Colon descendens zu versorgen.

Die sehr ausgedehnte Operationswunde bestand aus einem lumbalen und ventralen Abschnitt. – Es wurde zunächst das Peritoneum des ventralen Abschnitts durch fortlaufende Catgutnaht, und die Haut- und Muskelwunde durch Seidennähte vereinigt.

Die dem lumbalen Abschnitt der Operationswunde entsprechende Peritonealöffnung hatte durch den Ausfall des mit dem Tumor fest verwachsenen und mit diesem entfernten Theils des Peritoneums erheblich an Grösse gewonnen.

Es wurde zunächst der an der lateralen Seite des Colon verlaufende Rest des Mesocolons mit dem median vom Tumor gelegenen Peritonealrand, desgleichen derselbe Mesocolonrest in seiner ganzen Ausdehnung mit dem Peritonealrand, welcher dem lateralen Rand des lumbalen Schnittes entsprach, durch Catgutnaht vereinigt. – Es war somit die ganze ausgedehnte Wunde des Peritoneums geschlossen und das Colon descendens intraperitoneal gelagert und eingenäht.

Die restirende Hautmuskelwunde wurde mit Jodoformgaze ausgestopft, und darüber wurden tiefgreifende Hautmuskelnähte angelegt, bis auf je eine Oeffnung an der Spina anterior superior und dem Anfangstheil des Schnittes an der zwölften

Rippe, aus welchen die Jodoformgazestreifen und die Stielligaturen herausgeleitet wurden. Ein grosser Mooskissenverband beschloss die etwa 1½ Stunden dauernde Operation.

Der nun folgende Krankheitsverlauf war ein ausserordentlich günstiger. Patientin erholte sich ziemlich schnell nach der Operation. Sie hat unmittelbar nach der Operation einige male aufgestossen und Brechneigung gezeigt, blieb aber dann frei von jeglichen peritonitischen Erscheinungen.

Am fünften Tage nach der Operation erfolgte auf Eingiessung normale Stuhlentleerung. Die Urinmenge betrug im Durchschnitt 1000 ccm. das specifische Gewicht des Urins 1020. Ein geringer Eiweissgehalt in den ersten Tagen nach der Operation ist bald wieder geschwunden.

Drei Wochen nach der Operation stiess sich die Stielligatur ab. Fünf Wochen nach der Operation ist die Operationswunde auf einen 15 cm langen und drei Finger im Durchmesser fassenden Canal, welcher mit festen guten Granulationen ausgekleidet ist, geschlossen. Patientin hat sich ausserordentlich erholt, hat guten Appetit, regelmässigen Stuhlgang und ist vollkommen frei von allen Beschwerden.

Ausser dem mitgetheilten Fall habe ich noch fünf Fälle von Aneurysmen der Nierenarterien in der Litteratur auffinden können, die alle erst bei der Section erkannt wurden. (...)

Was nun die Diagnose anbetrifft, so ist dieselbe in den erwähnten Fällen nicht gestellt. Es wird auch in Zukunft in Anbetracht der wenig charakteristischen Symptome Schwierigkeit haben, eine sichere Diagnose zu stellen, da besonders in keinem Fall das für das Aneurysma charakteristische Symptom der Pulsation constatirt werden konnte.

Man wird in Zukunft bei zweifelhaften Fällen von Nierentumoren die Auscultation zu Hülfe ziehen müssen, aber auch diese wird häufig in Stich lassen, da die geringe Blutbewegung bei dem Missverhältnis zwischen der kleinen Arterie und dem grossen Sack, wie bei dem vorliegenden Fall, kaum ein Geräusch wird erkennen lassen.

Eine schnell sich entwickelnde Geschwulst in der Nierengegend nach Verletzungen oder grossen körperlichen Anstrengungen muss den Verdacht auf ein Aneurysma der Nierenarterie erwecken, insonderheit, wenn es sich um Patienten mit Arteriosklerose handelt, bei denen die Geschwulst sich ohne erhebliche Kachexie, ohne Fieber und ohne Veränderungen des Urins entwickelt hat.

Wenn in solchen Fällen die Auscultation und Probepunction einen weiteren Aufschluss geben und Pulsationen fehlen, werden wir über eine Wahrscheinlichkeitsdiagnose nicht hinauskommen. Blutungen treten immer erst auf beim Durchbruch des Aneurysma in das Nierenbecken und werden wohl meist sehr profuse sein.

Was den Verlauf anbelangt, so wird derselbe ohne operativen Eingriff sich sicher ungünstig gestalten. Eine Heilung kann nur erfolgen durch operative Entfernung der Niere mit dem Aneurysma. (...)

Wenn wir die Verzweigungen der Arteria renalis in ihrem Verhältnis zur Niere und zum Nierenbecken betrachten, so wird ohne weiteres klar, dass, wenn die Entwicklung eines Aneurysma an dem Stamm der Nierenarterie eintritt, dasselbe auch ganz ausserhalb der Niere liegen und von ihr getrennt sein muss. Bei Erkrankung der Endäste der Arterie wird die von Armstrong und von Oestreich in einem Fall beschriebene Form des Aneurysma mit Zertrümmerung und Betheiligung des Nierengewebes eintreten, während bei der Bildung des Aneurysma aus einem der grösseren in dem Sinus befindlichen Aeste die von mir beschriebene, an diesem Präparat deutlich zu erkennende Entwicklung erfolgen wird, die sich dadurch von den anderen unterscheidet, dass das Aneurysma, obwohl es die Substanz der Niere, mit Ausnahme des atrophisirenden Druckes, ganz intact lässt, dennoch mit der Niere in einer gemeinsamen Kapsel sich befindet.

Eine neue Klemme zur Herstellung von Seit-zu-Seitanastomosen zwischen Blutgefäßen ohne Unterbrechung des Blutstromes.

Von

Ernst Jeger.

(1912)

Auf dem vorjährigen Chirurgenkongreß in Berlin haben Franke (Rostock) und ich den Vorschlag gemacht, bei Ascites infolge von Lebercirrhose eine Eck'sche Fistel zur Beseitigung desselben anzulegen. Das Prinzip der von uns beiden vogeschlagenen Technik besteht darin, daß mit Hilfe geeigneter Klemmen je ein Stück aus der Seitenwand der Vena cava und Vena portae ohne komplette Unterbrechung des Blutstromes gefaßt und zwischen den beiden abgeklemmten Zipfeln eine Anastomose etabliert wird.

Neuerdings kommt nun Franke auf diese Frage zurück und beantragt eine abermalige Modifikation eines Verfahrens derart, daß unter Verzichtleistung auf die Erhaltung des Blutstromes während der Operation eine End-zu-Seit-Implantation der Vena portae in die Vena cava vorgeschlagen wird.

Ich möchte mir nun die Bemerkung gestatten, daß ich schon längere Zeit vor dem vorjährigen Chirurgenkongreß eine diesbezügliche Arbeit aus dem Institut von Bikkel (Berlin) publiziert habe, die Franke offenbar übersehen hat, so daß ich bezüglich dieser Operationstechnik die Priorität in Anspruch nehmen muß. Was die technischen Unterschiede zwischen Franke's und meinem Verfahren betrifft, so möchte ich seine erste Publikation gesondert von seiner zweiten besprechen. In der ersten stimmen seine Prinzipien mit den meinigen vollkommen überein, nur die verwendeten Klemmen sind verschieden. Franke verwendet ein massiges Modell mit breiten, stark gekrümmten, ich hingegen ein sehr zartes mit geraden, ganz schmalen Branchen. Es ist klar, daß mit meinen Klemmen unverhältnismäßig kleinere Blutgefäße ohne Unterbrechung des Blutstromes partiell abgeklemmt werden können als mit den Franke'schen. Ferner macht die Adaptierung der Blutgefäße aneinander natürlich um so größere Schwierigkeiten, je größer die verwendeten Klemmen sind. Waren doch sogar meine kleinen Modelle in dieser Beziehung noch unbequem und veran-

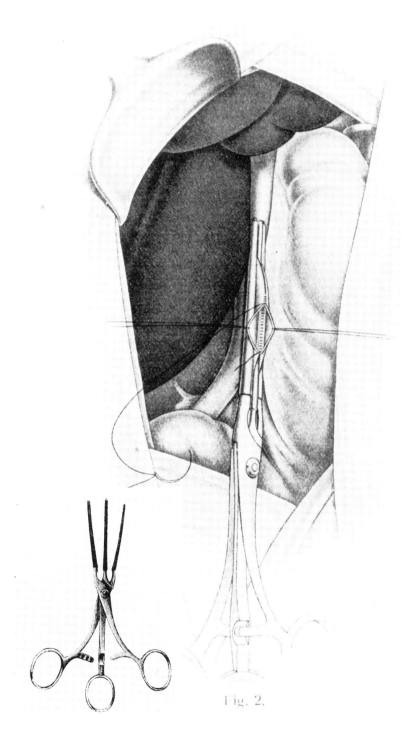

Fig. 2.

laßten mich zu einer weiteren Modifikation (s. u.). Aber auch nach meiner bisherigen Technik ist das Verfahren so leicht, einfach und schnell durchführbar, daß ein Aufgeben des so vorteilhaften Prinzips der Herstellung der Fistel ohne Unterbrechung des Blutstromes, wie es Franke in seiner neuen Publikation vorschlägt, unnötig erscheint. Weist doch Franke selbst in seiner ersten Arbeit darauf hin, daß eine vorübergehende Abklemmung der Vena portae kein gleichgültiger Eingriff ist. Will man aber ohne Berücksichtigung dieser Gefahr an abgeklemmten Gefäßen operieren, so ist eine einfachere und sichere Technik als diejenige Carrel's, der die beiden Gefäße zentral und peripher abklemmt, seitlich inzidiert und mit zirkulärer Gefäßnaht vereinigt, gar nicht denkbar, so daß jede weitere Modifikation unnötig ist. Die Technik meines Verfahrens habe ich in der Zwischenzeit ausführlich beschrieben. Sie ist seither von mir und anderen in so zahlreichen Fällen mit bestem Erfolg verwendet worden, daß an seiner prinzipiellen Überlegenheit gegenüber den älteren Methoden nicht mehr zu zweifeln ist. Immerhin aber war dasselbe, wie schon oben erwähnt, insofern nicht ganz einwandfrei, als die genaue Adaptierung der beiden Blutgefäße aneinander Schwierigkeiten bot, die beiden Klemmen die Bewegungen des Operateurs erschwerten und schließlich jede Unvorsichtigkeit des mit dem Halten der Klemmen betrauten Assistenten zu einem Durchreißen der Nähte und so zu einem Mißglücken der Operation führen konnte. Es ist nun dem Verf. nach zahlreichen Versuchen gelungen, eine Konstruktion ausfindig zu machen, die die eben erwähnten Nachteile vermeidet.

Die neue Klemme ist in Fig. 1 [vgl. verkleinerte Darstellung in Fig. 2] dargestellt. Sie besteht aus drei Branchen. Dieselben sind etwa 10 cm lang. Die mittlere stellt einen drehrunden Stab von der Dicke einer Stricknadel dar, die beiden anderen sind nach innen zu konkav, derartig, daß die beiden äußeren Branchen bei geschlossener Klemme eine Scheide um die mittlere bilden und nur vorn und hinten einen schmalen Spalt freilassen.

Zwischen zwei nach diesem Prinzip hergestellten Branchen ruht ein Blutgefäß ohne gequetscht zu werden äußerst sicher und fest; das bei anderen Konstruktionen leicht vorkommende Abgleiten der Klemme ist gänzlich ausgeschlossen.

Zur Herstellung einer Eck'schen Fistel wird nun ein Zipfel der Vena portae zwischen mittlerer und rechter, ein solcher der Vena portae zwischen mittlerer und linker Branche abgeklemmt. Die beiden Zipfel liegen einander dicht an; jede Adaptierung während der Gefäßnaht, jede Assistenz zum Halten der Klemmen ist unnötig, jedes Zerren der Gefäße ist vermeidbar. Die beiden Zipfel werden genau gleich weit inzidiert und ohne vorherige Adaptierungsnähte eine zirkuläre Naht zwischen beiden Gefäßen ausgeführt. Da die Ecken meist nicht ganz dicht schließen, tut man gut daran, an jeder derselben vor Abnahme der Klemmen zwei durch alle vier Schichten gehende Knopfnähte anzulegen. Da die Anastomose bis zu 7 cm lang gemacht werden kann, spielt die durch diese Knopfnähte bedingte Verkleinerung derselben keine Rolle.

Die ganze Operation konnte von Anfang bis zu Ende in 35 Minuten ausgeführt werden. Verf. hat bisher neun Hunde nach dieser Technik operiert; fünf davon lebten nach der Operation weiter und wurden nach 6 Wochen zur Kontrolle getötet, vier starben, darunter einer an Pneumonie am 3. Tage nach der Operation, einer während der Narkose, zwei gingen in der Nacht nach der Operation offenbar an Schockwirkung zugrunde. In jedem Falle war die Anastomose weit offen, Thromben und Nachblutungen fehlten völlig.

Ueber die Möglichkeit, Insuffizienzzustände des Herzens mit extrakardialen Eingriffen chirurgisch zu beeinflussen.
Von
Willi Felix.

(1928)

Die wenigen intrakardialen Operationen, die bei Menschen zur Beseitigung von Klappenstenosen ausgeführt worden sind (Cutler und Levine, Sauerbruch, Sontlar und Pribram) ergeben noch eine so hohe Sterblichkeit, daß ein unmittelbares Angehen des kranken Organes immer nur der letztmögliche Weg sein darf. Auch wird von vornherein bei gewissen Kranken nach künstlicher Erweiterung der Enge Erfolg ausbleiben, weil oft die schlechte Arbeit des Herzens von Erschlaffung seines Muskels herrührt und wir nicht wissen, ob nach Wegräumen des Hindernisses Erholung eintritt. Noch ein weiterer Grund mahnt zur Vorsicht. Wir kennen Sektionsbefunde mit hochgradigen Stenoseerscheinungen, die zu Lebzeiten kaum klinische Anzeichen verursachten. Hier leistet der Muskel ständig Mehrarbeit. Das Herz selbst, insbesondere aber seine Muskulatur entscheidet demnach über die Wirkung einer Stenose, nicht etwa der Grad der Verengung. Man wird diese Tatsache immer zum Ausgang chirurgischer Ueberlegung zu machen haben. Unser Bestreben muß sein, den Muskel zu unterstützen.

Im Gegensatz zu Klappenstenosen hat man die Insuffizienzen nie operativ behandelt. Man sieht sie als prognostisch günstiger an, denn jede operative, therapeutische Erweiterung einer verengten Klappe schafft ja eine Insuffizienz. Auch da hängt die Ueberwindung gestörter Stromverhältnisse in erster Linie vom Muskelapparat des Herzens ab. Hinzu kommt noch eine zum Unterschied von Stenosen vermehrte Füllung eines bestimmten Herzabschnittes, z. B. der linken Kammer bei Mitralinsuffizienz. Hier wirft die Ventrikelmuskulatur eine größere Flüssigkeitsmenge gegen einen verminderten Widerstand, nämlich gleichzeitig in Aorta und in linken Vorhof. Die Kammer muß bedeutend mehr Blut fassen, um den Druck in der Aorta auf normaler Höhe zu halten, geht ihr doch bei jeder Systole eine gewisse Menge Flüssigkeit durch Rückströmung in den linken Vorhof verloren. Die dadurch erhöhte Arbeit hat ein größeres Volumen zur Voraussetzung. Man nennt dies allgemein kompensatorische Dilatation. Die einzelnen Elemente des Muskels sind verlängert. Dabei fassen wir die Volumenvergrößerung der Herzkammer und die Verlängerung ihrer Muskelelemente als Voraussetzung einer zweckmäßigen Mehrleistung auf.

Demgegenüber stehen als Insuffizienzerscheinung des Herzens Volumenzunahme und passive Dehnung des Muskels infolge von Stauung; ein grundsätzlich anderer

Vorgang, den wir als Stauungsdilatation eines Herzabschnittes infolge Nachlassens der Muskelkraft auffassen.

Es liegt nahe, solche Volumenänderungen therapeutisch zu begünstigen, wo sie zweckmäßig sind, und zu hemmen, wo sie ein Versagen des Herzens bedeuten. Man wird versuchen, kompensatorische Dilatationen zu erleichtern und Stauungsdilatationen zu vermeiden. Es soll dies aber nicht, wie eingangs betont, durch Angehen des Herzens selbst, sondern durch mechanische Einwirkung aus der Umgebung geschehen.

Praktische Medizin und experimentelle Forschung liefern uns Unterlagen, die solche Ueberlegung stützen. Jeder erfahrene Chirurg hat beobachtet, wie das Herz sich plötzlich erweitert, wenn man seinen Beutel breit eröffnet, sei es, um Flüssigkeit (Exsudat oder Blut) abzulassen, sei es, um eine Verletzung des Herzens zu versorgen. Tierversuche bestätigen diese Wahrnehmung am Menschen. Auch ein gesundes Hundeherz schwillt an, sobald man das Perikard genügend weit spaltet. Ganz besonders ist dies aber der Fall, wenn ein künstlich gesetzter Herzfehler für einen Organteil, z.B. für den linken Ventrikel bei Mitralinsuffizienz ein Erweiterungsstreben schafft, das kompensieren soll, sich aber erst auswirken kann, wenn dem Herzen durch Ausschalten der Perikardspannung freier Raum geschaffen wird (Willi Felix). In der Perikardiotomie verfügen wir demnach über ein Mittel, um erwünschte Volumenvergrößerungen des ganzen Herzens und unter bestimmten Bedingungen auch eines Teiles des Herzens entstehen zu lassen. Die Technik ist einfach. Man geht am raschesten intrapleural vor. Schnitt im vierten Zwischenrippenraum. Einsetzen des Rippensperrers. Schlitzen des Perikards vor und parallel zum linken Nervus phrenicus. Die Ränder des Schlitzes verkleben später mit der Herzwand, ohne damit ein Bewegungshindernis darzustellen. Das Anzeigegebiet wird nun folgerichtig jene Zustände umfassen, wo Kompensation ausbleibt, weil ein Herzabschnitt sich nicht zu dehnen vermag. Man kennt, um nur ein Beispiel zu nennen, Fälle von Aorteninsuffizienz, die unkompensiert sind, weil die linke Kammer nicht erweiterungsfähig ist.

Die zweite große Aufgabe besteht im Verhindern von Stauungsdilatation. Bei den Insuffizienzzuständen des Herzens infolge Klappenfehlers versagt zumeist der rechte Ventrikel. Gewöhnlich hypertrophiert er zuvor und die nachfolgende Dehnung ist ein Zeichen von Erschöpfung. Rafft man über solchen Herzen den Beutel, so wirkt man der passiven Dehnung entgegen. Aber noch ein anderer, wesentlich einfacherer Weg verspricht Erfolg: man versucht, die diastolische Herzfüllung zu verkleinern. Die Diastole wird durch den elastischen Zug der Lunge begünstigt. Schalten wir ihn aus, dann entfällt eine ihrer Voraussetzungen. Wir können dies erreichen leicht durch Anlegen eines Mantelpneumothorax rechts oder schwieriger durch Einblasen von Luft in das Perikard. Allerdings beeinflussen wir damit anscheinend nur den rechten Vorhof, nicht die rechte Kammer, denn diese berührt die rechte Lunge überhaupt nicht, während das Atrium ihr breit anliegt. Trotzdem wirkt jede am Vorhof ansetzende Kraft auf die Kammer weiter. Aus Tierversuchen von Nissen und Sulger erfahren wir, daß eine dauernd erhöhte Inspiration oder eine Atmung, die auch exspiratorisch eine leichte Einatmungsstellung des Thorax einhält (Trachealstenose), durch vermehrtes Ansaugen zur Erweiterung des gesamten rechten Herzens, nicht etwa nur des Vorhofes führt.

Perikardraffung, Mantelpneumothorax oder Pneumoperikard bieten so Aussicht, einer passiven Dehnung des rechten Herzens entgegenzuwirken. Ihr Anzeigengebiet werden zunächst die prognostisch ungünstigen, großen stauungsdilatierten Herzen sein, die auf innere Behandlung nicht mehr ansprechen.

Noch in anderer Richtung darf man von solchem Vorgehen Günstiges erwarten, so z. B. bei essentieller Hypertonie. Man führt diese nicht auf krankhafte Herztätigkeit zurück, sondern sieht ihre Ursache teils in nervösen Vorgängen, teils in veränderten Strömungsverhältnissen in den kleinen Gefäßen. Ganz allgemein kann man sich nun vorstellen, daß eine Entspannung des Herzens, hervorgerufen durch breites Spalten des Perikards, nicht nur den Blutdruck heruntersetzt, sondern auch günstig die übrigen Symptome der Krankheit beeinflußt. In der Tat zeigt auch das Experiment, wie auf diese Art eine künstliche Hypertonie gebessert wird (Willi Felix).

Der auf Grund unserer Tierversuche entwickelte Vorschlag einer extrakardial angreifenden chirurgischen Therapie gewisser Insuffizienzzustände des Herzens ist grob mechanisch gedacht. Er berücksichtigt nur den unmittelbaren Einfluß der nächsten Umgebung auf das Herz selbst, während die Wirkung auf Atmung, Kreislauf, Blutdruck zunächst noch vernachlässigt werden. Trotzdem muß die Einfachheit solcher Ueberlegung einleuchten und einen Erfolg in der Ausführung erhoffen lassen, so daß sich eine vorherige Bekanntgabe ohne Hinweis auf genügend praktische Erfahrung am Menschen rechtfertigt.

Die operative Behandlung der Angina pectoris durch Exstirpation des Hals-Brustsympathicus und Bemerkungen über die operative Behandlung der abnormen Blutdrucksteigerung.

Von

Fritz Brüning.

(1923)

Der Gedanke, bei Angina pectoris die Reflex- bzw. Schmerzbahnen zwischen Herz und großen Gefäßen einerseits und Gehirn- und Rückenmark andererseits durch Exstirpation des Hals-Brustabschnittes des Sympathicus zu unterbrechen, stammt von François Frank (1899).

Die erste Ausführung der Operation geschah durch Jonnescu am 2. IV. 1916. Einen zweiten Fall hat er am 12. VI. 1921 operiert. In mehreren Arbeiten hat er über diese Fälle berichtet.

In einer Diskussionsbemerkung zu einem Vortrag Jonnescus macht Tuffier 1922 die Mitteilung, daß er ebenfalls die Operation erfolgreich ausgeführt habe.

Weder in der deutschen noch in der ausländischen Literatur habe ich weitere Mitteilungen über die Ausführung dieser Operation auffinden können.

Lediglich Kappis hat auf dem Chirurgenkongreß 1922 das Verfahren als theoretisch gut begründet empfohlen, berichtet aber nicht über eigene Erfahrungen.

Die guten Erfolge, die ich mit der periarteriellen Sympathektomie nach Leriche in der Behandlung angiospastischer Zustände an den Extremitäten beobachtet hatte, veranlaßten mich in dem gleich zu beschreibenden Fall, in dem es sich um *Angina pectoris auf angiospastischer Grundlage* handelte, die Operation nach Jonnescu auszuführen, und zwar, um es gleich vorwegzunehmen, bisher mit dem denkbar besten Erfolg. (...)

Frau von 59 Jahren. Polycythämie 1909 und 1913 Wassermann + ohne sonstige klinische Erscheinungen von Lues. Seit 1913 ist Wassermann stets negativ. Früher viel Kopfschmerzen. Seit 1911 Anfälle von Herzklopfen, Schmerzen in der Herzgegend, Angstgefühl am Herzen. Vorübergehende Erleichterung durch wiederholte Aderlässe. Seit 1920 nahmen die Anfälle an Zahl und Stärke zu. Gleichzeitig Anfälle von Angiospasmus am linken Fuß. Am 5. III. 1922 wegen der Herzschmerzen Suicidversuch (Erhängen am Bett).

Am 22. XII. 1922 tritt Patientin in meine Behandlung wegen der Schmerzen am Fuß. Am 4. I. 1923 periarterielle Sympathektomie nach Leriche an der Femoralis. Die bisher jeden 2.–3. Tag auftretenden Schmerzanfälle am Fuß bleiben für 6 Wochen fort, um dann wieder aufzutreten.

Während des Aufenthaltes im Krankenhaus beobachtete ich fast jeden zweiten Tag die Anfälle von Angina pectoris. Die Kranke saß dabei zusammengekauert im Bett, sah im Gesicht livide aus, klagte Atemnot und heftigste Schmerzen unter dem Brustbein, die in den linken Arm ausstrahlten. *Während des Anfalles stieg der Blutdruck von 150 bis auf 240 mm Hg.* Am 16. I. 1923 Operation. In Äthernarkose Exstirpation des linken Grenzstranges vom unteren Pol des oberen Halsganglion einschl. bis zum oberen Brustganglion (Ganglion stellatum) einschl. Heilung per primam.

Seit der Operation ist bisher ein Anfall nicht wieder aufgetreten. Die Schmerzen sind völlig geschwunden. Der Blutdruck hat höchstens 195 erreicht, hält sich meistens zwischen 140 und 160. Umhergehen und Treppensteigen ohne Beschwerden.

Kurz zusammengefaßt können wir also sagen, daß durch die Operation, eine 59jähr. Frau, welche durch heftigste Schmerzen schon zum Suicidversuch getrieben war, von ihrer Angina pectoris befreit wurde.

Wenn auch die Operation erst kurz zurückliegt, so glaubte ich doch jetzt schon darüber berichten zu sollen, da ich bei dem qualvollen Leiden selbst eine vorübergehende Schmerzfreiheit für einen großen Gewinn halte, ein Gewinn, der m.E. schon an sich ausreiche, die Operation zu berichten.

Auf technische Einzelheiten der Operation will ich hier nicht eingehen, verweise deswegen auf den Verhandlungsbericht des Chirurgenkongresses. Die *Gefahren des Eingriffes* sind nicht so groß, wie es auf den ersten Blick erscheinen mag, wenn man sich die versteckte Lage des Ganglion stellatum vergegenwärtigt. Bei vorsichtigem Vorgehen lassen sich die größten Gefahren (Verletzung des Bulbus venae jugularis, der Subclavia, der Pleurakuppe und des Ductus thoracicus) wohl immer umgehen. Ich glaube, Jonnescu trifft das Richtige, wenn er sagt: L'opération n'est pas difficile mais très délicat.

Wenn wir uns aber einerseits erinnern, daß die bei der Angina pectoris auftretenden Schmerzen zu den furchtbarsten Schmerzempfindungen gehören, die es vielleicht überhaupt beim Kranken gibt (V. BERGMANN), andererseits ihnen mehr oder weniger machtlos gegenüberstehen, so sind wir berechtigt, auch ein etwas eingreifenderes Operationsverfahren in Anwendung zu bringen.

Bedenken wir ferner, daß in den Anfällen von Angina pectoris häufig der Tod eintritt, wir also durch Beseitigung der Anfälle das Leben verlängern können, so werden wir die Möglichkeit mit in den Kauf nehmen dürfen, bei den meist älteren Kranken mit Herz- und Gefäßveränderungen auch mal einen Operationstodesfall zu erleben.

Was die *Ausdehnung des Eingriffes* anlangt, so hat JONNESCU in seinem ersten Falle und auch TUFFIER nur den Grenzstrang mit dem unteren Hals- und obersten Brustganglion entfernt. Im zweiten Falle ging JONNESCU radikaler vor und exstirpierte auch das obere Halsganglion, um alle zum Herzen führenden Fasern zu unterbrechen.

Da der oberste Herznerv (Ramus cardiacus superior) vom unteren Pol des Ganglion cervic. supremum entspringt, so begnügte ich mich mit der Resektion dieses Poles, ließ das Ganglion sonst stehen und exstirpierte den Grenzstrang dann bis zum Ganglion stellatum einschließlich. Ich glaubte das ganze Ganglion supremum nicht unnötig opfern zu sollen.

Die *Indikation zur Operation* gibt nach den Erfolgen JONNESCU und TUFFIERS, die Angina pectoris bei Arteriosklerose und Aortitis syphilitica, während mein Fall zeigt, wie auch die Angina pectoris vasomotorica günstig beeinflußt wird. Wieweit in meinem Falle Arteriosklerose und Lues mit hineinspielen, will ich dahingestellt sein lassen, im Vordergrund der Erscheinungen stand jedenfalls der Angiospasmus mit der starken anfallsweisen Blutdrucksteigerung.

Nach der Operation ist meine Patientin wochenlang eingehend klinisch beobachtet worden. Aus der Fülle der dabei gemachten Beobachtungen will ich einige Probleme herausgreifen und kurz besprechen.

Zunächst das *Schmerzproblem*. Die unerträglichen Schmerzen sind vom Tage der Operation an nicht wieder aufgetreten. Auf den ersten Blick kann man auf den Gedanken kommen, daß die Schmerzen deswegen weggeblieben sind, weil die Schmerzbahnen durch Exstirpation der Ganglien unterbrochen wurden. Hierin würde dann implizite der Beweis liegen, daß der Schmerz im sympathischen Gebiet entsteht und auch auf sympathischen Bahnen fortgeleitet wird.

Bei näherem Zusehen müssen wir aber besonders im Hinblick auf die ebenfalls ausgebliebenen abnormen Blutdrucksteigerungen zu der Erkenntnis kommen, daß die Schmerzen deswegen ausgeblieben sind, weil es nicht mehr zum Angiospasmus in dem dem Ganglion stellatum unterstellten Bezirk gekommen ist. Für die schon lange anerkannte Ansicht, daß die Ursache der Herzschmerzen in einem Angiospasmus der Coronararterien zu sehen ist, scheint mir unser Fall ein weiterer klinischer Beleg zu sein.

Die Blutdruckerhöhung an sich löst keinen Schmerz aus, denn wir sehen doch bisweilen andere Erkrankungen, z.B. der Niere, mit ganz gewaltigen dauernden Blutdrucksteigerungen einhergehen, ohne daß Herzschmerzen auftreten. Es kann also auch nicht die zur Bewältigung des gesteigerten Blutdruckes benötigte stärkere Anstrengung des Herzmuskels im Anfall von Angina pectoris sein, welche den

Schmerz auslöst, sondern es ist der Krampf der glatten Gefäßmuskulatur, insbesondere der Coronararterien, den wir als schmerzauslösendes Moment verantwortlich machen müssen. (...)

Der zweite Punkt, der noch eine eingehende Besprechung erheischt, ist der *Blutdruck*. Nach unseren Kenntnissen über das Zustandekommen des Blutdrucks, wie sie erst kürzlich Fr. MÜLLER übersichtlich dargestellt hat, tritt Blutdrucksteigerung dann auf, wenn größere Gefäßbezirke eingeengt werden. Eine solche anfallweise auftretende und vorübergehende Einengung ist aber nur durch Angiospasmus zu erklären; oder, wie MÜLLER sagt: »Die Hypertension kann nur funktionell erklärt werden, denn sonst würde sie in ihrer Höhe nicht so schwankend sein. Ihre Ursache ist anatomisch nicht faßbar.« Das gleiche drücken THANNHAUSER und WEISS mit folgenden Worten aus: »Zweifellos steht für das Problem der pathologischen Blutdrucksteigerung das funktionelle Moment im Vordergrund.«

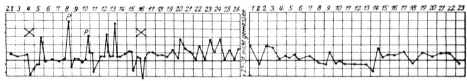

Blutdruck-Kurve. Am 4. I. periarterielle Sympathektomie a. d. Femoralis; am 16. I. Exstirpation d. linken Grenzstranges.

Da wir in der Lage waren, den Blutdruck fortlaufend, insbesondere auch jedesmal im Anfall der Angina pectoris zu messen, so sehen wir aus der Kurve vor der Operation, daß der angiospastische Schmerzanfall immer mit einer sehr beträchtlichen Blutdrucksteigerung verbunden war. Mit Aufhören des Anfalles ging dann der Blutdruck bis auf oder unter die Norm zurück. Es wäre mehr wie gekünstelt, wenn wir nicht in dem Angiospasmus die Ursache für die Blutdrucksteigerung sehen wollten.

Die Blutdruckschwankungen waren vor der Operation oft ganz gewaltig. Innerhalb von Stunden konnte der Blutdruck um mehr wie 100 mm Hg ansteigen und auch um die gleiche und größere Anzahl Millimeter Hg wieder fallen. (...)

Nach der Operation sehen wir, daß der Blutdruck einen Höchstwert von 195 mm nicht mehr überschritten hat und daß er sich von der 3. Woche post operationem an fast ständig zwischen 130 und 160 innerhalb normaler Schwankungen hält.

Die enorm großen Schwankungen, wie wir sie vor der Operation beobachten konnten, sind gänzlich geschwunden und damit sind die durch sie bedingten Gefahren gebannt.

Neben der Erlösung von den unerträglichen Schmerzen sehe ich in dieser günstigen Einwirkung auf den Blutdruck den Hauptvorteil der Operation, eine Tatsache, die in den bisherigen Publikationen über das Operationsverfahren nicht beachtet worden ist.

Ganz sind die Schwankungen besonders in der ersten Woche nach der Operation nicht geschwunden. Beim Lesen der Kurve sieht man, daß wieder noch Angiospasmen aufgetreten sein müssen. Es ist das auch nicht anders zu erwarten. Denn es werden sehr große Stromgebiete durch die Operation gar nicht beeinflußt, insbesondere nicht das des Abdomens, das ja als Hauptregulator des Blutdruckes angesehen wird. Die Umstellung der Gefäßarbeit in dem vom linksseitigen Hals-Brustsympathicus beherrschten, verhältnismäßig großem Stromgebiet genügt aber offenbar, um stärkere Blutdrucksteigerungen zu verhüten.

Daß auch nach der Operation an den abdominalen Gefäßen noch Angiospasmen auftraten, dafür sprechen auch noch nachher beobachtete Anfälle von Bauchschmerzen (Dyspraxia intestinalis angiospastica Ortner), die öfters von Durchfällen gefolgt waren, wie auch die trotz der ausgeführten periarteriellen Sympathektomie nach 6 Wochen Intervall wiederkehrenden Gefäßkrisen am linken Fuß. Wenn letztere auch nach Häufigkeit und Charakter sich wesentlich geändert haben, so rechne ich den Fall doch zu den Mißerfolgen der periarteriellen Sympathektomie, worüber ich demnächst in dieser Wochenschrift berichten werde.

Wie lange nun die Heilung der Angina pectoris andauern wird bzw. ob es ein Dauererfolg werden wird, läßt sich nicht beurteilen. Denn die Möglichkeit liegt vor, daß mit dem Fortschreiten des angiosklerotischen Prozesses sich wieder stärkere Blutdrucksteigerungen einstellen können. Immerhin geben die jahrelangen günstigen Erfolge, über die JONNESCU berichten konnte, zu den besten Hoffnungen Anlaß, die allerdings in unserem Falle durch das wesentlich höhere Alter der Patientin etwas herabgestimmt werden. (...)

Die Tatsache, daß wir durch Exstirpation sympathischer Ganglien, in dem von ihnen beherrschten Gebiet eine Schwächung der Vasoconstrictoren und damit eine Gefäßerweiterung und Herabsetzung des allgemeinen Blutdruckes erzielen, legt uns den Gedanken nahe, *die Operation nicht nur bei der Angina pectoris, sondern überhaupt zur Bekämpfung des krankhaft gesteigerten Blutdruckes in Anwendung zu bringen. Dabei wird der zu erwartende Effekt um so größer, je größer das von den exstirpierten Ganglien beherrschte Stromgebiet ist.*

Sollte durch einseitige Exstirpation des Hals-Brustsympathicus evtl. in Verbindung mit einer Unterbrechung des Plexus carotideus, die Senkung des Blutdruckes nicht ausreichend erfolgen, so käme die doppelseitige Exstirpation in Frage, die übrigens JONNESCU auch evtl. bei der Angina pectoris ausgeführt wissen will. Schließlich ist noch, worauf mich Herr Geh. Rat F. KRAUS aufmerksam machte, die Resektion der Splanchnici zu erwägen, um dadurch mit den Abdominalgefäßen den, wie gesagt, wichtigsten Faktor für die Blutdruckregulierung lähmend zu treffen. Allerdings teilt KAPPIS mit, daß er bei seinen Splanchnicusanästhesien nur sehr minimale Blutdrucksenkungen, bisweilen sogar Blutdrucksteigerungen gesehen habe. Da es sich dabei ja aber nur um verhältnismäßig kurzdauernde Unterbrechungen der Splanchnici handelt, ist es möglich, daß sich in dieser kurzen Zeit der Einfluß auf den allgemeinen Blutdruck noch nicht auswirken konnte.

Die Beobachtungen an meinem Fall lassen jedenfalls den Versuch, den krankhaft gesteigerten Blutdruck operativ anzugreifen, als aussichtsreich erscheinen, ich hoffe hierüber bald weitere Mitteilungen machen zu können. (...)

Augensymptome. Schon während der Operation bildete sich der sog. Hornersche Symptomenkomplex in typischer Weise aus. Da das Ganglion cervicale supremum bis auf seinen untersten Pol erhalten geblieben ist, so beweist diese Beobachtung erneut die bekannte Tatsache, daß die sympathischen Bahnen für das Auge z.T., ja zum wesentlichen Teil ihren Ursprung an den tiefer gelegenen Ganglien nehmen müssen.

Die Augenerscheinungen, besonders die conjunctivale Gefäßinjektion gingen in den ersten Tagen nach der Operation etwas zurück, seither sind sie jedoch stationär geblieben. Subjektiv werden sie von der Patientin nicht empfunden.

Die Beobachtung und Untersuchung über den durch die Exstirpation der Ganglien bedingten Funktionsausfall ist noch nicht beendet, es wird darüber später Mitteilung gemacht werden. (...)

Unser Fall beweist uns jedenfalls, daß wir durch Exstirpation der Hals-Brustganglien des Sympathicus die Angina pectoris klinisch zur Heilung bringen können, ein Erfolg der gegenüber den mit der Erkrankung verbundenen Qualen und Gefahren nicht hoch genug gewertet werden kann.

Ueber Kontrastdarstellung der Höhlen des lebenden rechten Herzens und der Lungenschlagader.

Von

Werner Forßmann.

(1931)

Unsere Kenntnis von der Tätigkeit des Herzens stützt sich in nicht geringem Maße auf röntgenologische Beobachtung. Wir können aus dem Gesamtschatten des Herzens näheres über seine Arbeit und seinen Gesundheitszustand aussagen. Allerdings ist uns nur das Bild des ganzen Herzens zugänglich, während Einblick in sein Inneres während der Tätigkeit verschlossen bleibt. Um nun den Anteil zu bestimmen, den der Hohlraum des Herzens am Gesamtschatten hat, sind Untersuchungen mit Ausfüllung der verschiedenen Abschnitte des Herzens mit kontrastgebenden Stoffen an der Leiche unternommen worden. Diese Methode liefert aber nur ein Bild des in allen seinen Teilen erschlafften und durch die Füllung gewaltsam gedehnten Herzens. Denn alle Höhlen werden zu gleicher Zeit in einem Zustand der gewaltsamen Diastole dargestellt, während sich beim lebenden Herzen verschiedene Teile zu gleicher Zeit immer nur in verschiedenen Spannungs- und Füllungszuständen befinden. Unsere Vorstellung von Form und Größe der einzelnen Innenräume im Verhältnis zum Gesamtschatten des lebenden Herzens kann nach den Leichenbildern nur eine konstruktive sein. Es gilt also am lebenden Herzen, und zwar zunächst einmal an der aus anatomischen Gründen leichter zugänglichen rechten Hälfte eine Kontrastdarstellung seines Innern zu versuchen. So ist es Sinn und Zweck des hier beschriebenen Verfahrens, uns eine Möglichkeit in die Hand zu geben, um Anatomie und Physiologie eines lebenden Herzinnenraumes zu studieren, und um ein in weiter Ferne liegendes Ziel zu verfolgen, nämlich ähnlich, wie bei der Diagnostik des Verdauungsschlauches Funktionsbilder und -typen der verschiedenen Herzkrankheiten herauszuarbeiten.

Bei der schnellen Tätigkeit des Herzens ist zunächst damit zu rechnen, daß ein nur kurz verweilendes Kontrastmittel einen schlechten Schatten gibt; deshalb benötigen wir ein Kontrastmittel von hoher Schattendichte bei guter Verträglichkeit für den Körper. Ferner muß der Ort der Einverleibung des Mittels sorgfältig gewählt werden.

Spritzt man es peripher ein, z. B. in eine Ellenbeugenvene, so wird es langsam einfließen, entsprechend dem trägen Strome an diesen Stellen. Dadurch ist es weitgehender Verdünnung durch die reichlich zuströmenden Blutmassen ausgesetzt, die bei der an sich schon starken Schattenwirkung des Herzens eine Darstellung verhindern muß. Das läßt sich recht gut bei intravenöser Einspritzung eines Kontrastmittels beobachten. (...)

Es war anzunehmen, daß diesem Hindernis dadurch begegnet werden kann, daß man das Kontrastmittel zentral in den Kreislauf bringt.

Diesen Zweck verfolgt ein im vorigen Jahre von mir beschriebenes Verfahren, das in der Spondierung des rechten Herzens beim Menschen in Anlehnung an physiologische Versuchsmethodik besteht. Ein weiterer Ausbau erscheint trotz zahlreicher mündlich geäußerter Bedenken aussichtsreich, weil es von Nachuntersuchern bereits mehrfach ohne Zwischenfälle angewandt wurde. Verwiesen sei auf Arbeiten von O. Klein, der über eine Erfahrung von 18 Fällen mit 11 einwandfreien Sondierungen verfügt, und von Diaz-Cuenca, die einen geglückten Versuch veröffentlichten. Zusammen mit den beiden im vorigen Jahr mitgeteilten und einer später von mir an einem Kranken vorgenommenen Sondierung verfügen wir also über 22 Versuche, bei denen 15mal die Sondierung gelang, während es O. Klein 7mal nicht glückte, das Herz zu erreichen. Dazu kommen noch vier im Rahmen dieser Arbeit unternommene Selbstversuche – zwei sind unten näher beschrieben –, von denen zwei mißlangen. Einmal irrte dabei die vom rechten Arme aus eingeführte Sonde in den Arcus venosus juguli ab, ein anderes Mal war es vom linken Arme nach Freilegung der tiefen Gefäße im Sulcus bicipitalis medialis nicht möglich, über den Beginn der Vena axillaris herauszukommen. Der Grund hierfür liegt vielleicht darin, daß die mehrfach beim Verfasser ausgeführten Gefäßunterbindungen zu Verlagerungen des venösen Abflusses am Arme geführt haben; Schädigungen sind nicht beobachtet worden.

Nicht nur schnelle Tätigkeit des Herzens, sondern auch physikalische Eigenschaften des Kontrastmittels verlangen möglichst rasche Einspritzung des Mittels durch die Herzsonde. Bei so hochkonzentrierten wasserlöslichen Kontrastmitteln, wie wir sie verwenden müssen, setzt das hohe spezifische Gewicht der freiwilligen Mischung von Blut und Kontrastmittel erheblichen Widerstand entgegen. Man muß also, um gleichmäßige Füllung zu erhalten, für gute mechanische Durchmischung der beiden Flüssigkeiten sorgen. Das wird erreicht durch Zerstäubung des Kontrastmittels beim schnellen Austritt aus den feinen Oeffnungen der Sonde, ein Vorgang, den man beim Reinigen der Sonde gut beobachten kann.

Wenn auch bei intrakardialen Injektionen keine Störung der Herztätigkeit bekannt geworden ist, so konnte doch eine körperfremde und so stark hypertonische Lösung, wie wir sie verwenden mußten, zu folgenschwerer Reizung des Herzens führen. Die Nervengeflechte reichen ja bis in die obersten Schichten der Herzinnenhaut und es war daher damit zu rechnen, daß gewisse Lösungen, ebenso wie sie in der Venen- und Arterienwand Gefühlsreize auslösen, auch auf die Herzwand einwirken und dort zu bedrohlichen Störungen im Sinne lebhafter Schockwirkung führen. Die gute Verträglichkeit des Herzinnern für mechanische und Fremdkörperreize ist zwar erwiesen, doch kann die Wirkung eines osmotischen Reizes nicht von vornherein ausgeschlossen werden. Die nachfolgend beschriebenen Tier- und Menschenversuche haben allerdings in dieser Hinsicht keine Schädigungen gezeigt. Es wirkt wohl auch hier die feine Verteilung und die dadurch bedingte hochgradige Verdünnung des Kontrastmittels im Blute im Sinne einer Abschwächung eines solchen vermuteten Reizes.

Eine zweite Gefahrenmöglichkeit bietet die bei der Durchmischung des Blutes mit einem ungeeigneten Kontrastmittel in hoher Konzentration stattfindende Störung des kolloidalen Gleichgewichtes des Blutes und eine dadurch bedingte Ausfällung von Thrombosenmassen.

In der Tat starben auch bei den ersten Tierversuchen, in denen eine 10proz. Lösung von kolloidalem Silber verwendet wurde, die damit behandelten Hunde regelmäßig sofort nach der Einspritzung unter Auftreten eines akuten Lungenödems. Bei der Leichenöffnung fanden sich sämtliche feinen Aeste der Lungenschlagader von Blutpfröpfen verstopft. Die Versuche mit diesem Stoff wurden deshalb als aussichtslos abgebrochen.

Für die Kontrastdarstellung der Höhlen des rechten Herzens sind also zunächst zwei Fragen zu beantworten:
1. Läßt sich überhaupt am schlagenden Herzen ein nennenswerter Kontrastschatten von Herzhöhlen darstellen, und
2. wird ein solches Verfahren von einem lebenden Menschen oder Tier anstandslos vertragen?

Zu ihrer Beantwortung sollen zunächst Tierversuche dienen, die im allgemeinen mit der nachfolgenden beschriebenen Methodik angestellt wurden:

Bei einem narkotisierten Kaninchen oder Hund wird die äußere Drosselvene freigelegt und unter Röntgenkontrolle eine Herzsonde in den rechten Vorhof eingeführt. Dann wird das Kontrastmittel mit einer Rekordspritze möglichst schnell und mit großer Kraft injiziert. Während der Einspritzung nach Einfließen von etwa ¾ der beabsichtigten Menge wird eine Momentaufnahme gemacht. Die Narkosetechnik lehnt sich an die bei Brugsch-Schittenhelm für Tierversuche gegebenen Vorschriften an, und zwar erhielten als Basis der Aethernarkose Kaninchen von einer 20proz. Urethanlösung 5,0 pro kg Körpergewicht subkutan, Hunde ohne Unterschied der Größe 10,0 einer 4proz. Morphinlösung. Die Einführung der Sonde in die Mitte des Vorhofes, und nicht etwa nur in eine Hohlvene, geschieht mit Rücksicht auf die Strömungsverhältnisse. Durch das Zusammentreffen der genau entgegengesetzten Strömungsrichtungen der oberen und unteren Hohlader kommt es zu Wirbelbildung und einer durch diese bedingten innigeren Durchmischung. Benutzt man eine Sonde mit einer Ausflußöffnung, so soll sie an dieser Stelle liegen, während man bei einer Sonde mit mehreren Oeffnungen ungefähr die Mitte des mit Löchern versehenen Anteiles auf die Mitte des Vorhofes einstellt.

Als Versuchstiere wurden zunächst Kaninchen benutzt, bei denen sich zwar mit Jodnatrium ein Schatten darstellen ließ, die aber so hinfällig waren, daß bald Hunde an ihre Stelle treten mußten. Hunde eigneten sich auch deshalb besser, weil ihre Pulszahl niedriger ist. Auf eine experimentelle Pulsverlangsamung etwa durch Ergotamintartrat, die in gewisser Hinsicht Vorteile bieten könnte, verzichten wir, um zunächst unter möglichst natürlichen Verhältnissen zu arbeiten. Als Kontrastmittel wurde anfänglich Jodnatrium in wäßriger Lösung verwandt, deren Konzentration wir allmählich von 15 auf 20 Proz. steigerten. Die Tiere erhielten als Einzeldosis 20,0 und in einer Sitzung bis zu 3 Injektionen, die sie gut vertrugen. Dieses Kontrastmittel gab namentlich, nachdem statt der weichen eine härtere Durchstrahlung gewählt worden war, ausreichende Bilder. Unter dem Einfluß einer Arbeit von Schmidt und des ersten unten näher beschriebenen Selbstversuches, gingen wir zu Uroselektan über. Bei Verwendung 40proz. Lösung, wie zur Nierenbeckendarstellung, blieb Schattenbildung aus. Erst eine Konzentration von 50 Proz. führte zu den gewünschten Resultaten. Die Tiere erhielten ebenfalls als Einzeldosis 20,0 und bis zu 3 Einspritzungen in einer Sitzung. Nur ein sehr kleiner Hund ging verloren, der während desselben Versuches innerhalb einer Stunde zum vierten Male 20,0 erhielt. Er bekam zunächst während der Injektion einen plötzlichen Herzstillstand. Das Herz konnte jedoch durch eine kurze Herzmassage wieder für 2 Stunden in Gang gebracht werden. Bei der Sektion fanden sich keine Veränderungen der parenchymatösen Organe außer einer Stauungsblutüberfüllung. Nur das rechte Herz war stark erweitert und vorgebuchtet. Die Beobachtung zeigt deutlich, daß bei dem Verfahren der Kontrastfüllung des rechten Herzens mit Uroselektan oder Jodnatrium die Gefahrenquelle nicht in Giftigkeit des verwandten Mittels oder in einer Embolie zu suchen ist. Sie liegt vielmehr in der durch plötzliche Einspritzung bedingten Dehnung des rechten Herzens.

Nach diesen Vorversuchen wurde das Verfahren auch auf den Menschen ausgedehnt. Wegen der von Schmidt, Schüller und anderen bei Gefäßdarstellungen beschriebenen schmerzhaften Gefühlswahrnehmungen entschloß ich mich zunächst zu Selbstversuchen.

Zunächst galt es die Jodnatriumlösung zu erproben. Freilegung einer Vene der linken Ellenbeuge in örtlicher Betäubung durch Assistenz. Einführung einer Herzsonde von 8 Charrières. Die Einführung der Sonde mißlang zunächst, da sie an der Spitze etwas abgebogen war. Sie wich in die linke Vene jugularis ab. Als ihre Spitze ungefähr in der Mitte des Halses lag (Röntgenkontrolle), erzeugte sie einen dumpfen Schmerz im Ohr. Hierzu möchte ich im Hinblick auf die Arbeit von Klein folgendes bemerken: Wie mehrfache Versuche ergaben, wurde das Abweichen der Sonde durch zu starkes Erheben des Armes befördert. Die Vena subclavia bildet dann nämlich einen ziemlich kurzen, nach oben offenen Bogen, der bei der Einmündung der Drosselvene endet und dort das Abweichen der Sonde begünstigt. Wird dagegen der Arm stark gesenkt, so bildet die Vena subclavia einen nach unten offenen Bogen, in den die Vena jugularis in ziemlich spitzem Winkel einmündet. Dieser Wechsel der Lage beider Gefäße zueinander scheint bis jetzt noch nicht hinreichend beobachtet worden zu sein, da wir ja auch gewohnt sind, sie an der Leiche bei adduziertem Arm zu präparieren. Bei Einführung der Sonde ist deshalb darauf zu achten, daß der Arm nur zur Ueberwindung der Achselhöhlenkrümmung bis zur Wagrechten erhoben wird. Dann ist der Arm beim Weiterleiten der Sonde langsam zu senken. Eine neue Sonde mit gerader Spitze überwand das Hindernis glatt. (Durchleuchtung und Aufnahme.)

Injektion von 5,0 führte zu keiner Störung oder Wahrnehmung. Während der nun folgenden schnellen Einspritzung von 20,0 einer 25proz. NaJ-Lösung wurde eine Nahaufnahme mit $1/20$ Sekunde Belichtung gemacht. Kurz nach der Injektion trat leichtes Schwindelgefühl auf, das sofort wieder verschwand. Lediglich die ungefähr eineinhalb Tage andauernde Ausscheidung des Jodsalzes verursachte leichten Schnupfen und unangenehme Beeinträchtigung des Geschmackes.

Die Aufnahmen zeigten nur gute Durchzeichnung der Lungenschlagader, waren aber sonst unbefriedigend. Immerhin erbrachte der Versuch den Beweis, daß es sich um ein ungefährliches diagnostisches Verfahren handelt.

Nachdem auch die Anwendung von Uroselectan den Tieren keinen Schaden gebracht hatte, wurde auch dieses Mittel im Selbstversuch erprobt. (...)

Dieser Versuch zeigt erneut die großen Vorteile, die Uroselectan zur Gefäßdarstellung besitzt, gegenüber Jodnatrium, wie dies auch schon Schmidt betont hat. Auch beweist er die außerordentlich geringe Giftigkeit, die oft hervorgehoben wird, in letzter Zeit wieder von Benassi. Die Aufnahme ist leider, wie beim ersten Selbstversuch, unbrauchbar. Nur mit Mühe läßt sich in der Umgebung der Sonde ein schwacher Schatten erkennen. Vermutlich bestätigen Untersuchungen an größerem Krankenmaterial, etwa mit stärkeren Kontrastmitteln oder mit geeigneterer Röntgenapparatur diese eindeutigen Ergebnisse des Tierversuchs. (...)

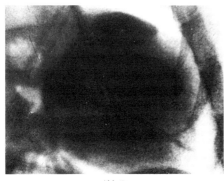

Abb. 2

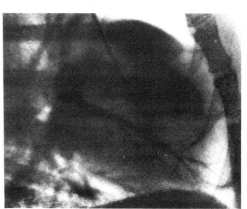

Abb. 3

Wie schon eingangs erwähnt, handelt es sich bei den bis jetzt bekannten Füllungsbildern an der Leiche um Kunstprodukte. Dieser Umstand ist es auch, der uns wiederum die Deutung der bis jetzt am lebenden Herzen gewonnenen Bilder erschwert. Es läßt sich, wie die Abbildungen zeigen, gar kein Vergleich zwischen der Aufnahme am lebenden und toten Tier aufstellen. Die Deutung der Bilder wird ferner dadurch noch erschwert, daß sie bis jetzt Zufallsprodukte sind, denn es gelingt noch nicht, eine Aufnahme in einem bestimmten Funktionsstadium, also z. B. auf der Höhe der Kammersystole, zu machen, sondern wir müssen uns mit dem begnügen, was uns das Röntgenbild zufällig bietet. Die Deutung der Röntgenbilder vom lebenden Tier ist deshalb nur mit äußerster Vorsicht zu verwerten und auf Grund von physiologischen Vorstellungen möglich. Wir müssen ferner berücksichtigen, daß auch bei den mit der beschriebenen Methode hergestellten Bildern die Möglichkeit einer Dehnung besteht, denn die zentrale Injektion von 20,0 einer Flüssigkeit bedeutet bei dem an sich schon kleinen Schlagvolumen der Versuchstiere vielleicht eine mäßige Ueberfüllung der zentralen Kreislauforgane. Allerdings handelt es sich hier im Gegensatz zum Leichenversuch um Füllung eines Hohlorganes mit normalem Tonus. Es ergibt sich also aus der Arbeit die Forderung nach einem Kontrastmittel, das bei gleicher Ungiftigkeit wie das Uroselectan stärkeren Schatten gibt und so Darstellung der Innenräume des rechten Herzens mit geringeren Mengen gestattet, eine Darstellung, die sich noch mehr den Verhältnissen bei ungestörter Funktion angleicht und das Gefahrenmoment herabmindert. (...)

Die Versuche der Bilderklärung, die nur eine vorläufige sein kann, lehnt sich an das an, was man bei der Durchleuchtung sieht. Aus dem gleichmäßig einfließenden Strome teilt das Herz in rhythmischer Folge gleich große Wolken ab. Diese dureilen es in großer Geschwindigkeit von der Basis zur Spitze, wo sie umkehren, um in der Gegend des Klappenkranzes zu verschwinden. Während der Vorhofskontraktion sieht man nur einen Schatten, der das Herz durchwandert und für einen Augenblick in der Kammer halt macht. Jetzt bildet sich im Vorhofe eine neue Wolke, die in gleichem Maße wächst, wie die andere an Größe verliert. Ist die Kammerwolke verschwunden, setzt sich die nun zur vollen Größe herangewachsene Vorhofswolke in Bewegung, und der Vorgang wiederholt sich.

Zusammenfassung:

1. Füllungen von Leichenherzen mit Röntgenkontrastmitteln können trotz schöner Bilder keine den natürlichen Verhältnissen entsprechenden Resultate ergeben.
2. Mit Hilfe der Herzsonde ist es möglich, Kontrastmittel in das lebende rechte Herz einzubringen.
3. Jodnatrium in 25proz. und Uroselectan in 50proz. Lösung werden von den Versuchstieren bei schneller Injektion gut vertragen und ergeben gute Bilder.
4. In zwei Versuchen an demselben Menschen sind bei schneller Injektion von Jodnatrium und Uroselectanlösung in den rechten Vorhof mit der Herzsonde Unannehmlichkeiten oder Schädigungen nicht beobachtet worden. Aufnahmen sind wegen mangelhafter Technik nicht erzielt worden.

Erfolgreiche operative Beseitigung eines Aneurysma der rechten Herzkammer.

Von

Ferdinand Sauerbruch.

(1931)

Meine sehr verehrten Damen und Herren!

Gestatten Sie mir zunächst, kurz ein Röntgenbild zu demonstrieren, dessen Deutung nicht sehr schwer ist. Sie sehen links über und neben dem Herzen eine fast kreisrunde scharf begrenzte Schattenbildung, die außerhalb der Lunge liegt und nur dem Mittelfellraum angehören kann. Die Diagnose lautet: »Mediastinaltumor«, wahrscheinlich »Mediastinalcyste«.

Dieser Kranke wurde von dem behandelnden Arzt überwiesen mit der Frage, ob die bestehenden Beklemmungserscheinungen, Herzklopfen und Unregelmäßigkeiten des Pulses mit dem Befund des Röntgenbildes in Zusammenhang stehen könnten. Diese Annahme durfte auf Grund ähnlicher Beobachtungen unserer Klinik als richtig anerkannt werden. Dem Kranken wurde die Entfernung der Geschwulst vorgeschlagen; sie gelang, und Heilung wurde erreicht. Die pathologisch-anatomische Diagnose lautete: Cyste des Mediastinums mit hämorrhagischer Infarzierung der Wand.

Kurz darauf trat in die Klink eine 28jährige Patientin ein mit einem sehr ähnlichen röntgenologischen Befund.

Vor nicht ganz einem Jahr hatte die Kranke eine Grippe durchgemacht, an die sich eine rechtsseitige Lungen-Rippenfellentzündung anschloß mit hohen Temperaturen. Nach etwa 6 Wochen waren die örtlichen Erscheinungen abgeklungen, aber unregelmäßiges, niedriges Fieber blieb bestehen.

Eingehende klinische Beobachtungen lenkten den Verdacht auf eine schwere postgrippöse Herzmuskelentzündung. Sie verschwand erst im Verlauf von 5 Monaten. Die Kranke begab sich daraufhin zu einem Kuraufenthalt nach *Bad Kudowa*. Hier setzten erneut Beschwerden: Atemnot, bedrohliche dyspnoische Zustände, Beklemmungsgefühl, in Arme und Rücken ausstrahlende »Herz«schmerzen, Steigerung und Unregelmäßigkeit des Pulses ein. Ein gutes Röntgenbild zeigte jetzt einen dem rechten Herzen aufsitzenden, großen scharf umgrenzten Schatten, der dem Ihnen eben gezeigten bei dem ersten Kranken außerordentlich ähnlich war.

Dem Röntgenbild entsprechend fand sich eine ausgesprochene Dämpfung über dem rechten Unterlappen, namentlich in seinen paravertebralen Bezirken. Jagende, unregelmäßige und ungleichmäßige Herzarbeit. Extrasystolen.

Auch bei dieser Kranken vermuteten wir einen mediastinalen Tumor. Das klinische Bild wurde durch dessen Druck auf die rechte Atrioventricularzone des Herzens erklärt. Operative Entfernung der Geschwulst war nach dieser Auffassung wiederum angezeigt.

Nach breiter Eröffnung der Brustwand vorn rechts im Bereich der 4. bis 6. Rippe gelang es schnell, einen fast kindskopfgroßen cystischen Tumor in seinem oberen, unteren und lateralen Abschnitt zu entwickeln. Seine Basis dagegen erstreckte sich mit unklarer Begrenzung nach hinten tief in den Mittelfellraum hinein.

Um Platz zu gewinnen, sollte nun zunächst die Geschwulst durch Punktion verkleinert werden. Aus der ersten Einstichstelle entleerte sich nichts. Dagegen spritzte aus einer weiter oben gelegenen zweiten Punktionsöffnung beim Zurückziehen der Nadel im Strahle Blut hervor. Kein Zweifel, man war in eine große Schlagader, in das Herz oder in ein »Aneurysma« hineingelangt.

Ich versuchte jetzt, die Punktionsöffnung durch Naht zu verschließen. Das gelang nicht. Die Fäden schnitten durch, die Wunde erweiterte sich. Auf einmal stürzte jetzt mit Wucht eine mächtige Blutsäule aus dem verkannten »Cystensack« hervor. Die schnell in die klaffende Wunde eingeführten Zeige- und Mittelfinger der linken Hand brachten die Blutung zum Stehen. Ich fühlte in einer Tiefe von 6–7 cm einen scharf umgrenzten harten Ring, von dem aus man in einen anderen Hohlraum gelangte. Brodeln, Schwirren und Wirbeln des Blutes kennzeichneten ihn als Herzkammer oder Vorhof.

Schnell ließ ich den Assistenten zwei starke Seidenfäden legen, die gleichzeitig angezogen wurden, während die Finger aus der Wunde zurückschlüpften. Die Blutung stand!

Nun war der Befund klar: der große Cystensack war ein Aneurysma des Herzens und – wie sich bald herausstellte – der rechten Kammer. Seine operative Beseitigung mußte versucht werden, schon mit Rücksicht auf einen zuverlässigen Verschluß der provisorisch vernähten Kommunikationsstelle. Der Aneurysmasack wurde gespalten und Massen geronnenen Blutes und ältere Thromben entfernt. Dann folgte die Resektion der Wand und mehrschichtige Vereinigung ihrer Ränder. So wurde die Durchbruchstelle gedeckt. Bemerkenswert war die Beobachtung, daß beim Anziehen der einzelnen Fäden jedesmal eine beträchtliche Beschleunigung oder auch Verlangsamung, ja sogar vorübergehender Stillstand der Herzarbeit eintraten. Schließlich aber erholte sich das Herz zu zwar beschleunigter, aber regelmäßiger und gleichmäßiger Tätigkeit. Die Blutung stand vollständig. Der Verschluß des Brustraumes wurde nach Blähung der Lunge in üblicher Weise vorgenommen. Die Kranke überstand den Eingriff.

Eine mehrwöchentliche Steigerung der Pulsfrequenz auf 140 bis 160 Schläge klang langsam und allmählich ab. Nach 3 Wochen wurde ein klares Reizexsudat aus der rechten Brusthöhle durch Punktion entfernt. Nach 8 Wochen konnte die Kranke das Bett verlassen, ohne irgendwelche Zeichen gestörter Herzarbeit. Heute, 3½ Monate nach dem Eingriff, ist sie gesund und beschwerdefrei.

Dieses erfreuliche Ergebnis, das einen gewissen Fortschritt in der Herzchirurgie darstellt, verdanken wir einer falschen Diagnose, aber richtigem, operativem Handeln.

Plastische Chirurgie

Im Jahre 1838 erschien zum ersten Mal ein Werk, das den Begriff »Plastische Chirurgie« im Titel führte. Es stammte von *Eduard Zeis* (1807–1868), der 1863 auch eine erste Geschichte der plastischen Chirurgie verfaßte. Wenn auch der Begriff erst im 19. Jahrhundert geprägt wurde, so sind operative Verfahren zur Wiederherstellung von äußerer Gestalt und Funktion von Körperteilen weitaus älter. Der altindischen Medizin war die Nasenplastik mittels eines Stirnhautlappens geläufig. *Celsus* (um Christi Geburt) dokumentierte, daß die Ärzte der Schule von Alexandria Defekte der Nase, der Lippen und der Ohren mit Hautlappen gedeckt hätten. Auch *Galen* (geb. 131 n. Chr.) kannte plastische Operationen von Defekten und Deformationen. Insbesondere die Rhinoplastik hat immer wieder zu neuen Versuchen herausgefordert. Die Mitglieder der italienischen Ärztefamilie *Branca* haben neue, von ihnen geheimgehaltene Operationsmethoden entwickelt. Eine erste Veröffentlichung erfolgte 1586 durch *Gaspare Tagliacozzi* (1546–1599), der die sogenannte italienische Methode der *Rhinoplastik* publizierte, eine Armhautlappentransplantation zum Ersatz der Nase.

Zu Beginn des 19. Jahrhunderts wurde Berlin zum Zentrum der plastischen Chirurgie. Die neugegründete Universität mit ihren chirurgischen Kliniken bot den Rahmen für diese Entwicklung. *Carl Ferdinand von Graefe* hat 1818 zum ersten Mal seit *Tagliacozzi* wieder ein Buch über die Rhinoplastik veröffentlicht. Der älteste hier aufgenommene Bericht über eine Nasenrestauration stammt allerdings nicht aus der Universitätsklinik, sondern aus der Charité. *Johann Nepomuk Rust* hat ihn in dem von ihm herausgegebenen »Magazin für die gesamte Heilkunde« veröffentlicht.

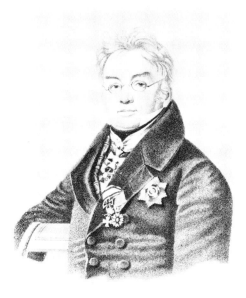

Johann Nepomuk Rust (1775–1840)

1802–1815	Nach Ausbildung als Chirurg Lehrer der Chirurgie in Olmütz und Wien
1808	Doktor der Medizin
1809	Magister der Augenheilkunde
1815	General-Divisionschirurgus auf preußischer Seite
1816	Ordentlicher Professor für Chirurgie und Augenheilkunde an der medico-chirurgischen Militärakademie in Berlin
1824	Ordentlicher Professor an der Berliner Universität

Tätigkeit in der preußischen Medizinalverwaltung und Organisator des preußischen Medizinalwesens, Förderer der Vereinigung von Chirurgie und Medizin

Rust (1775–1840) wurde im österreichischen Schlesien geboren. Er erhielt eine Ausbildung als Chirurg und war danach als Lehrer der Chirurgie in Olmütz, Krakau und Wien tätig. Daneben promovierte er 1808 zum Doktor der Medizin und erwarb 1809 den Grad des Magisters der Augenheilkunde. 1815 trat er in preußische Dienste und wurde schon 1816 zum ordentlichen Professor für Chirurgie und Augenheilkunde an die medico-chirurgische Militär-Akademie nach Berlin berufen. In dieser Funktion wurde er Erster Wundarzt der Charité und Direktor der chirurgisch-ophthalmologischen Klinik. 1824 wurde er ordentlicher Professor auch an der Berliner Universität. Während er die praktische Ausübung der Chirurgie mehr und mehr seinem Assistenten *Johann Friedrich Dieffenbach* (1792–1847) überließ, widmete er sich mit besonderem Eifer der Reorganisation des preußischen Gesundheitswesens. Er setzte sich für die Schaffung von chirurgischen Lehranstalten ein, um die praktizierte handwerksmäßige Chirurgenlehre zu ersetzen, betrieb die Zusammenführung von Chirurgie und Medizin in einem Fach und gründete eine Krankenwärterschule. Von seinem Fleiß zeugen auch die von ihm herausgegebenen Zeitschriften und ein umfassendes 18bändiges Handbuch der Chirurgie. *Rust* starb fast erblindet auf seinem Gut in Schlesien.
Als Rust Professor an der Berliner Universität wurde, war die Chirurgie dort von einem jungen Mann vertreten, der einen atemberaubenden Aufstieg hinter sich hatte. *Carl Ferdinand Graefe* (1787–1840) war im Jahre 1810 als 23jähriger zum Professor der Chirurgie an die neugegründete Berliner Universität berufen worden. Er hatte seine Ausbildung zunächst an der medico-chirurgischen Akademie in Dresden, dann an den Universitäten Halle und Leipzig erhalten, wo er auch zum Doktor der Medizin und Chirurgie promoviert worden war. Danach war er als Leiter eines Krankenhauses in Halle und als Leibarzt des Herzogs von Anhalt-Bernburg tätig gewesen, wo dem 20jährigen die Leitung des gesamten Gesundheitswesens übertragen worden war.
Graefes chirurgische Leistungen standen seinen organisatorischen, die er auch als Generalchirurgus der Befreiungsarmee in den preußischen Dienst stellte, in nichts nach. Er führte als erster in Deutschland die Resektion eines krebsbefallenen Unterkiefers durch, ihm gelang zum ersten Mal der Verschluß einer angeborenen Gaumenspalte, er beherrschte die Rhinoplastik nach der indischen und nach der italienischen Methode. Auch auf dem Gebiet der Urologie und der Augenheilkunde hat er wichtige neue Verfahren entwickelt.
Die lange Zeit übliche Einteilung der Hörer einer Vorlesung in Auskultanten und Praktikanten geht auf seine Vorlesung zurück; er schuf so erstmalig für die Studenten die Möglichkeit einer aktiven Teilnahme am Unterricht. Es ist kein Wunder, daß er zu den gesuchtesten Operateuren in den europäischen Adelshäusern gehörte. Er operierte in Rußland – seinen Adelstitel erhielt er 1826 vom Zaren – ebenso wie in London. Von einem Jagdunfall im Jahr 1829, bei dem ihm Schulter und Brust von einer Gewehrkugel durchschlagen wurden, hat er sich Zeit seines Lebens nie mehr ganz erholt. Trotzdem ist er ohne Rücksicht auf seine Gesundheit weiter ärztlich tätig gewesen und hat beschwerliche Reisen auf sich genommen. So ist er dann auch nicht in Berlin, sondern in Hannover auf einer Konsultationsreise gestorben.
Die *Gaumenspalte* wurde vor *Graefe* von den meisten Autoren auf eine Syphilisinfektion zurückgeführt. Als Mittel der Wahl galt seit den Zeiten des *Ambroise Paré* (1510–1590) der Obturator aus weichem oder hartem Material. Nachdem erkannt worden war, daß es sich bei der Gaumenspalte um eine kongenitale Mißbildung

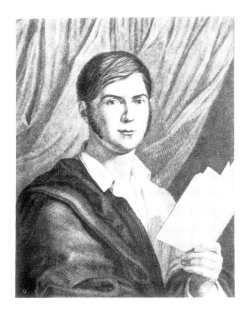

Carl Ferdinand von Graefe (1787–1840)

1807 Doktor der Medizin und Chirurgie
1808 Herzoglicher Hofarzt in Anhalt-Bernburg
1810 Professor für Chirurgie an der neugegründeten Berliner Universität, Leitung des klinisch-chirurgischen-augenärztlichen Instituts der Universität
1813– Aufsicht über das gesamte preußische
1815 Lazarettwesen
1822 Mitdirektor der militärärztlichen Bildungsanstalten

Wegbereiter der plastischen Chirurgie, führte die partielle Unterkieferresektion ein, Wiederentdeckung der Rhinoplastik

handelte, gab es auch Versuche eines operativen Vorgehens. *Jacques Houllier* (gest. 1562) hatte in der Mitte des 16. Jahrhunderts erfolglos die Gaumennaht mit Hilfe eines Schwammes versucht. Ende des 18. Jahrhunderts waren erfolgreiche Operationen bei gespaltenem Velum berichtet worden.
Um die Priorität der Graefeschen Operation entspann sich ein kurzer Streit mit dem Franzosen *Philibert Roux* (1780–1854), der 1819 die Staphyloraphie als neue Operation bekannt gemacht hatte. In einer Anmerkung zu dem hier abgedruckten Bericht schrieb *Graefe*: »Bereits im Frühling des Jahres 1816 übte ich die Gaumennaht, deren glücklichen Erfolg der Herr Staatsrat *Hufeland*, die Herren Geheimräte *Rudolphi* und *Richter*, der Herr Professor *Bernstein*, die Herrn Doktoren *Boehm, Jüngken, Michaelis* und mehrere andere mit mir beobachteten. Noch im Jahre 1816 hielt ich über dieses operative Verfahren eine Vorlesung in der Berliner medizin-chirurgischen Gesellschaft, deren Mitgliedern ich auch die von mir gebrauchten Instrumente vorwies. Im Jahre 1817 und 1818 lehrte ich die Anwendung der Gaumennaht meinen zahlreichen Zuhörern in den Vorträgen über Akirurgie öffentlich, und schon vom Jahre 1817 findet man im 44sten Band des Hufelandschen Journals der Heilkunde gedruckte Nachweisungen über mein Verfahren.«
Sechs Jahre nach der umfassenden Darstellung durch *Graefe* hat *Johann Friedrich Dieffenbach* (1792–1847), damals noch praktischer Arzt in Berlin, das Verfahren erweitert. In seiner Veröffentlichung unterzog *Dieffenbach* die Modifizierungen, die die Graefesche Technik in wenigen Jahren erhalten hatte, einer kritischen Prüfung, aus der hervorgeht, wie schnell diese Operation Eingang in die ärztliche Praxis fand. Durch die hier wiedergegebene Methode des Wundverschlusses hat sich *Dieffenbach* ebenso einen Namen gemacht wie durch die Einführung der entspannenden Inzisionen, die die Operation auch breiter Gaumenspalten möglich machte. Die Dieffenbach-

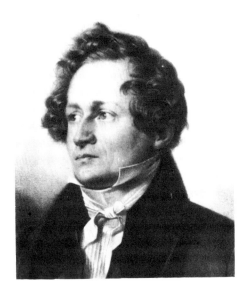

Johann Friedrich Dieffenbach (1792–1847)

1812– Studium der Theologie und Teilnahme an
1814 den Befreiungskriegen
1823 Doktor der Medizin und Chirurgie in Würzburg, Niederlassung in Berlin als praktischer Arzt
1829 Dirigierender Arzt an der chirurgischen Abteilung der Charité in Berlin
1832 Außerordentlicher Professor
1840 Ordentlicher Professor für Chirurgie an der Berliner Universität, Nachfolger von Graefes

Bahnbrechende Arbeiten auf dem Gebiet der Wiederherstellungs- und Abdominalchirurgie, Entwicklung einer Schieloperation, Einführung der Äthernarkose in Berlin 1847

sche Methode wurde zum Ausgangspunkt weiterer Entwicklungen durch den Amerikaner *John Collins Warren* (1842–1927), den Engländer *Robert Liston* (1794–1847) und durch *Bernhard von Langenbeck* (1810–1887), dessen Technik der Ablösung von Schleimhaut und Periost vom Knochen die Möglichkeit schuf, auch große Defekte zu operieren. Sein Verfahren wurde von *Karl Schönborn* (1840–1906) und *Wolfgang Rosenthal* (geb. 1882) zur *Schönborn-Rosenthal*-Methode weiter ausgebaut.

Johann Friedrich Dieffenbach war erst auf Umwegen zur Medizin gekommen. Zunächst hatte er Theologie studiert, dann als Reitender Jäger an den Befreiungskriegen teilgenommen und erst danach, von 1816 bis 1820, in Königsberg Medizin studiert. Nach Studienaufenthalten in Bonn, Würzburg und Paris hatte er sich 1823 in Berlin als praktischer Arzt niedergelassen und sein Hauptinteresse der Chirurgie zugewendet. 1829 war er in die chirurgische Klinik der Charité eingetreten, wo er als Assistent von *Rust* bald dessen Stellvertreter wurde und den größten Teil der anfallenden Operationen erledigte. 1832 verlieh ihm die Universität den Titel eines außerordentlichen Professors. Seine außergewöhnlichen Erfolge als Chirurg, vor allem auf dem Gebiet der plastischen Chirurgie, aber auch auf dem der Ophthalmologie – er hatte eine überaus erfolgreiche Schieloperation entwickelt – machten ihn nicht nur weltberühmt, sondern verhalfen ihm auch zu einer umfangreichen Klientel, so daß er bald auf über 3000 erfolgreiche Operationen zurückblicken konnte. Einen Großteil dieser Operationen hat er, wie zu dieser Zeit üblich, in den Privatwohnungen der Patienten durchgeführt. Aber im Gegensatz zu manchen Kollegen war er auch in den Stadtvierteln zu Hause, wo er keine Bezahlung für seine Leistungen erwarten durfte. Aus diesen Vierteln stammt der Vers:

»Wer kennt nicht Doktor Dieffenbach,
den Doktor der Doktoren!
Er schneidet Arm und Beine ab,
macht neue Nas' und Ohren.«

Dieffenbachs Popularität, verbunden mit seiner liberalen politischen Einstellung, führte zu Spannungen mit der Fakultät. Als *Rust* 1840 starb, rechnete man damit, daß *Dieffenbach* sein Nachfolger würde, aber die Fakultät entschied sich für *Johann Christian Jüngken* (1793–1875). Als *Graefe* im selben Jahr starb, reichte die Fakultät eine Liste ein, auf der *Dieffenbach* wiederum fehlte. Jetzt aber umging der Minister *Altenstein* die Liste und berief *Dieffenbach*. Obwohl er nur sieben Jahre die Klinik in der Ziegelstraße leitete, hat er der Chirurgie entscheidende Impulse gegeben. Wohl am bedeutendsten wurde sein grundlegendes Werk »Chirurgische Erfahrungen, besonders über die Wiederherstellung gestörter Teile des menschlichen Körpers nach neuen Methoden«, das in vier Bänden 1829 bis 1834 in Berlin erschien.

Wie aufgeschlossen er Neuerungen gegenüberstand, wird auch durch die Einführung der Äthernarkose schon im Jahre 1847 in Berlin deutlich. Noch im selben Jahr erschien sein Büchlein »Der Aether gegen den Schmerz«. *Dieffenbach* ist mitten in Vorlesungen und Operationen, die damals noch im selben Raum durchgeführt wurden, an einem Herzversagen gestorben.

Einen Einblick in die praktischen Probleme, denen sich zu dieser Zeit ein Chirurg gegenüber sah, gibt der kurze Aufsatz über die Neubildung der Lippen, der auch zeigt, daß *Dieffenbach* stets bereit war, neue Wege einzuschlagen und dabei vor allem das Wohl des Patienten im Auge hatte.

Nach dem Tode *Dieffenbachs* legte die Fakultät eine Dreierliste vor, auf der *Bernhard von Langenbeck* (1810–1887) an erster Stelle stand. Gegen manche Intrigen und mit Unterstützung der Studenten setzte sie die Berufung durch. Unter *von Langenbeck* wurde die Klinik in der Ziegelstraße zum Zentrum der deutschen, ja der europäischen Chirurgie.

Von Langenbeck hatte in Göttingen Medizin studiert, sich dort für Physiologie und pathologische Anatomie habilitiert und war 1841 außerordentlicher Professor geworden. Noch im selben Jahr war er einem Ruf als Chirurg an die Universität Kiel gefolgt. Bei der Übernahme seiner Tätigkeit in Berlin befand sich die Klinik immer noch in einem ehemaligen Fabrikgebäude, erst zum Ende seiner Amtszeit konnte er den Neubau der Klinik durchsetzen. *Von Langenbeck* war in der vornarkotischen Aera ausgebildet. Deshalb arbeitete er außerordentlich schnell und exakt. Er operierte nicht nur in der Klinik, sondern auch in Privatwohnungen und Hotelzimmern. Er war außerdem Leiter der chirurgischen Station des Jüdischen Krankenhauses, wo *James Israel* (1848–1926) sein Assistent und Nachfolger wurde.

Bernhard von Langenbeck hat auf vielen Gebieten der Chirurgie gearbeitet, noch heute sind ein Dutzend Instrumente nach ihm benannt, mehr als zwanzig Operationsverfahren tragen seinen Namen. Aber nicht diese haben eigentlich seinen Ruf begründet, auch nicht die Schule, die er geschaffen hat, sondern die Art seines Auftretens, sein Talent, Streit zu schlichten, junge Talente zu fördern, die Wissenschaft zu organisieren. So wurde er zum führenden Vertreter der deutschen Chirurgie, die durch seinen Einfluß zu einer auf breiter *naturwissenschaftlicher Basis begründeten Handlungswissenschaft* wurde und sich so in großem Umfang auch neue Operationsgebiete erschloß. 1861 gründete er mit seinen Schülern *Ernst Julius Gurlt* (1825–1899) und *Theodor Billroth* (1829–1894) das »Archiv für klinische Chirurgie«, das noch heute seinen Namen trägt. Er gehörte zu den Gründern und war für 14 Jahre der erste Präsident der »Deutschen Gesellschaft für Chirurgie«.

Plastische Chirurgie

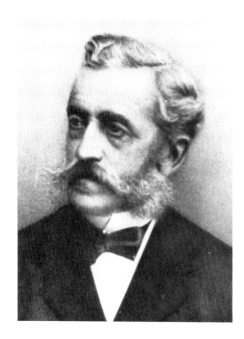

Bernhard von Langenbeck (1810–1887)
1835 Promotion in Göttingen
1838 Habilitation für Physiologie und pathologische Anatomie in Göttingen
1842 Ordinarius für Chirurgie in Kiel
1848 Ordentlicher Professor am Universitätsklinikum in der Ziegelstraße in Berlin als Nachfolger Dieffenbachs, außerdem Leitung der chirurgischen Abteilung im Jüdischen Krankenhaus (bis 1880)
1872 Mitbegründer der »Deutschen Gesellschaft für Chirurgie«

Grundlegende Arbeiten auf dem Gebiet der plastischen Chirurgie, der Orthopädie und der Kriegschirurgie

Die beiden hier aus *von Langenbecks* Feder abgedruckten Mitteilungen betreffen zwei ganz unterschiedliche Gebiete der plastischen Chirurgie. 1864 veröffentlichte er eine neue Methode der totalen Rhinoplastik, wobei er sich bewußt auf seine Vorgänger *von Graefe* und *Dieffenbach* berief, deren Ansätze er durch den Aufbau eines knöchernen Gerüstes ganz konsequent weiter verfolgte. Es ist bemerkenswert, daß er diese neue Operationsmethode in der »Berliner medizinischen Gesellschaft« vortrug. Diese war ab der Mitte des Jahrhunderts zum Forum der Medizin geworden, insbesondere auch der Chirurgie. Es war nur konsequent, daß die »Berliner medizinische Gesellschaft« und die »Deutsche Gesellschaft für Chirurgie«, um *von Langenbeck* zu ehren, gemeinsam das Langenbeckhaus schufen und zu einer Art medizinischer Akademie machten.

Der zweite ausgewählte Aufsatz, ein Vortrag auf dem Chirurgenkongreß des Jahres 1884, behandelt die Therapie des *Zungenkarzinoms*. Deutlich wird, wie *von Langenbeck* hier zwischen notwendiger Radikalität und möglichster Schonung des Patienten einen Mittelweg zu gehen sucht.

Mit der Arbeit von *Julius Wolff* kommen wir noch einmal auf die operative Therapie der Gaumenspalte zurück. Als ein Hauptproblem der operativen Versorgung wurde stets die starke Spannung angesehen, die auf der Gaumensegelnaht liege. *Dieffenbachs* Inzisionstechnik, *von Langenbecks* Ablösetechnik, zuletzt *Billroths* Empfehlung, die mediale Platte des Processus pterygoideus ossis sphenoidei nach innen zu dislozieren, hatten das Ziel, die Spannung zu vermindern. *Wolffs* Methode geht davon aus, daß diese Vorstellungen irrig waren, und daß das Problem durch eine Schonung der Gaumenmuskulatur bei der Operation gelöst werden könne.

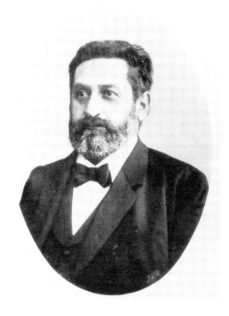

Julius Wolff (1836–1902)

1860 Promotion, Assistent an der chirurgischen Universitätsklinik der Charité in Berlin
1868 Habilitation
1884 Extraordinarius
1890 Gründung einer privaten orthopädischen Klinik (provisorisches Universitätsinstitut)
1902 Anerkennung seiner orthopädischen Poliklinik als Teil der Universität

Grundlegende Arbeiten zur Störung des Knochenwachstums, zur Frakturheilung, aber auch zur plastischen Chirurgie

Julius Wolff (1836–1902) hat in Berlin den Namen »Knochenwolff« gehabt, weil er sich insbesondere der orthopädischen Chirurgie widmete. Der abgedruckte Bericht aber macht deutlich, daß auch ein Spezialist sich in der damaligen Zeit noch mit Problemen beschäftigen konnte, die außerhalb seines unmittelbaren Fachgebietes lagen.

Wolff wurde in Westpreußen geboren, hatte in Berlin studiert und war 1860 promoviert worden. Seine chirurgische Ausbildung bekam er in der Charité, wo er sich 1868 für Chirurgie habilitierte. Seit 1884 war er Extraordinarius und insbesondere durch seine Arbeiten über Störungen des Knochenwachstums, über Strukturänderungen des Knochens bei veränderter Statik und über die Frakturheilung bekannt geworden. Er gehörte zu den Gründern der »Freien Vereinigung der Chirurgen Berlins« und hatte eine private orthopädische Klinik gegründet, die schließlich von der Regierung als provisorisches Universitätsinstitut anerkannt wurde. Zuvor, im Jahre 1890, hatte die Fakultät die Errichtung einer Universitätspoliklinik für orthopädische Chirurgie und *Julius Wolff* als deren Leiter vorgeschlagen. Erst im Gründungsjahr der »Deutschen Gesellschaft für orthopädische Chirurgie« im Jahr 1902 wurde die Poliklinik endgültig als Teil der Universität anerkannt.

Im Jahr 1906 stellte *Fedor Krause* (1857–1937) wiederum in der »Berliner medizinischen Gesellschaft« einen Fall vor, der bislang erst einmal Eingang in die Literatur gefunden hatte. Acht Jahre zuvor hatte *Karl Nicoladoni* (1847–1902) über die Transplantation einer Zehe als Daumenersatz berichtet. Vor dem Ende des 19. Jahrhunderts hatte man für derartige Operationen keine Notwendigkeit gesehen, da die Einschränkung der Erwerbsfähigkeit früher kaum eine Rolle spielte. Außerdem fehlten bis dahin

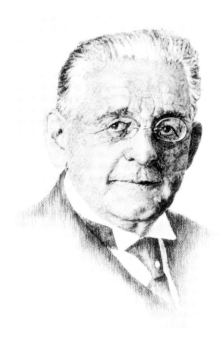

Fedor Krause (1857–1937)

1879– Ausbildung an der Augenklinik von Julius
1883   Hirschberg in Berlin, am Kaiserlichen Gesundheitsamt bei Robert Koch, in Frankfurt am Main bei Carl Weigert
1883   Assistent an der chirurgischen Universitätsklinik in Halle bei Richard von Volkmann
1887   Habilitation für Chirurgie
1892   Oberarzt an der chirurgischen Abteilung des Städt. Krankenhauses in Altona
1901   Chefarzt am Augusta-Hospital in Berlin
1914   Ordentlicher Honorarprofessor

Kapazität auf dem Gebiet der operativen Behandlung der Neuralgien, der Gehirn- und Rückenmarkschirurgie

die technischen Voraussetzungen. Es ist bemerkenswert, daß nun der soziale Aspekt *Krause* zu seiner Operation bewegte.
Fedor Krause wurde in Schlesien geboren, studierte Medizin in Halle, Frankfurt und Berlin, wo er 1879 den Doktorgrad erwarb. *Krause* besaß eine umfangreiche medizinische Ausbildung, die er sich an der Augenklinik von *Julius Hirschberg* (1843–1925), im Kaiserlichen Gesundheitsamt bei *Robert Koch* (1843–1910), am Senckenbergischen Institut in Frankfurt bei *Carl Weigert* (1845–1904) und als Assistent in Halle bei *Richard von Volkmann* (1830–1889) erworben hatte. 1887 habilitierte er sich in Halle für Chirurgie, von 1892 bis 1900 war er Oberarzt an der chirurgischen Abteilung des Städtischen Krankenhauses in Altona. 1901 übernahm er die Leitung des Augusta-Hospitals in Berlin, 1914 wurde er ordentlicher Honorarprofessor an der Berliner Universität, die mit diesem Titel klarmachte, daß sie ihn anderen Ordinarien gleichstellte. *Krause*s Spezialgebiet war die Knochen- und Gelenktuberkulose. Als Kapazität galt er auf dem Gebiet der operativen Behandlung der Neuralgien, der Gesichtsnerven, wie überhaupt der Gehirn- und Rückenmarkschirurgie. Seine »Chirurgie des Gehirns und des Rückenmarks« von 1911 erlebte mehrere Auflagen und Übersetzungen.
In den Bereich der plastischen Chirurgie gehört auch eine kurze Mitteilung von *August Bier* (1861–1949) über eine *Krebsbehandlung*. Die Injektion von Schweineblut zur Bekämpfung des Tumors fällt sicher aus dem Rahmen der klassischen Schulmedizin heraus. Sie dokumentiert in diesem Zusammenhang aber zweierlei: einmal das Bestehen einer »alternativen« Medizin, die auf vorrationale Vorstellungen zurückgreift und vor allem in den Jahren um die Jahrhundertwende verstärkt von sich reden machte,

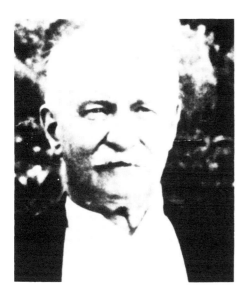

August Bier (1861–1949)

1888	Assistent an der chirurgischen Klinik in Kiel bei Friedrich von Esmarch
1889	Habilitation für Chirurgie
1894	Extraordinarius
1899	Ordinarius in Greifswald
1903	Ordinarius in Bonn
1907–1932	Ordinarius am Universitätsklinikum in der Ziegelstraße in Berlin als Nachfolger Ernst von Bergmanns

Entdecker der Lumbalanästhesie (1898), zahlreiche operationstechnische Verbesserungen, Einführung der Hyperämiebehandlung, Verteidiger der Homöopathie

sowie *Biers* Vorliebe für »natürliche« Heilweisen, die sich vorher schon in seiner *Hyperämietherapie* gezeigt hatte, und die ihn nach dem Ersten Weltkrieg bei seiner Stellungnahme für die Homöopathie in heftige Konflikte mit seinen Kollegen führen sollte.

August Bier hatte Medizin in Berlin, Leipzig und Kiel studiert, wo er 1888 promoviert wurde und als Assistent in die chirurgische Klinik unter *Friedrich von Esmarch* (1823–1908) eingetreten war. Schon ein Jahr später konnte er sich habilitieren, und 1894 wurde er zum Extraordinarius ernannt. Bereits in dieser Zeit hat er sich neben rein chirurgischen Fragestellungen mit der Hyperämie als Reaktionsweise des Körpers und als therapeutischer Möglichkeit beschäftigt. 1899 erhielt er einen Ruf nach Greifswald. Dort lernte er *Hugo Schulz* (1853–1932) kennen, der zusammen mit dem Psychiater *Rudolph Arndt* (1835–1900) das sogenannte »biologische Grundgesetz« formuliert hatte: schwache Reize fachen die Lebenskraft an, mittelstarke fördern sie, starke hemmen sie und stärkste Reize heben sie auf. Auf dem Boden der *Arndt-Schulz*schen Regel entstanden *Biers* Vorstellungen über »Transfusion von Blut und ihre Verwendung zu Heilzwecken von neuen Gesichtspunkten aus betrachtet« im Jahre 1901. *Bier* widerspricht hier der allgemeinen Anschauung, transfundiertes Blut ersetze das fehlende, vielmehr wirke es durch seinen Verfall als Reiz.

1903 folgte *Bier* einem Ruf nach Bonn. 1907 kam er als Nachfolger *von Bergmanns* (1836–1907) in die Ziegelstraße. Hier wurde er zu einem der führenden Vertreter der deutschen Chirurgie. An seiner Stellung änderte auch der Homöopathiestreit des Jahres 1925 nichts. *Bier* sah in der Homöopathie nichts anderes als seine eigene

Reizlehre. Auf dem Boden dieser Vorstellungen ist auch der hier abgedruckte Heilungsversuch zu sehen. Bei der notwendigen Betonung der biologischen Anschauungen *Biers* darf nicht vergessen werden, daß er als Chirurg mit der Entdeckung der Lumbalanästhesie, den zahlreichen operationstechnischen Verbesserungen und der Einführung des Stahlhelms im Jahre 1916 außerordentliches leistete.

Mit dem letzten der in diesem Kapitel gesammelten Beiträge kommen wir noch einmal zur Rekonstruktion der Gesichtsmitte zurück. Bei dem von *Jacques Joseph* (1865–1934) beschriebenen Fall handelt es sich um die operative Versorgung eines Totaldefekts des Oberkiefers, der Nase, der Oberlippe und beider Wangen. Leider ist nicht überliefert, wie dieser schwere Defekt zustande kam. Das Jahr der Operation, 1918, legt jedoch nahe, daß es sich hier um eine Schußverletzung handelt.

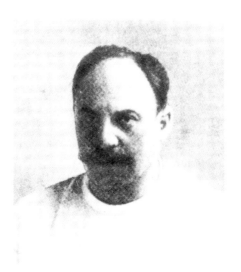

Jacques Joseph (1865–1934)

1890 Approbation
1894 Assistent an der orthopädischen Poliklinik von Julius Wolff in Berlin
1910 Leitung der Abteilung für Gesichtsplastik der Ohren- und Nasenklinik der Charité in Berlin
1918 Ernennung zum Professor

Bahnbrechende Arbeiten zur plastischen Chirurgie, besonders zur Ohren-, Nasen-, Gesichts- und Mammaplastik

Joseph studierte in Berlin. Nach dem Staatsexamen und der Doktorprüfung in Leipzig arbeitete er an der Universitätspoliklinik für orthopädische Chirurgie bei *Julius Wolff*. 1910 übernahm er die Leitung der Abteilung für Gesichtsplastik der Ohren- und Nasenklinik der Charité, ohne zum Lehrkörper der Universität zu gehören. Erst 1918 wurde er zum Professor ernannt.

Joseph hat die plastische Chirurgie zur Kunst vervollkommnet. Er begann schon in den 90er Jahren des vorigen Jahrhunderts, auch aus kosmetischen Gründen Operationen durchzuführen. Eine seiner ersten Veröffentlichungen handelt »Über die operative Verkleinerung einer Nase (Rhinomiosis)«. Neben der Nasenchirurgie widmete er sich auch der operativen Ohrenkorrektur. Um ihn von zwei anderen Berliner Medizinprofessoren mit dem Namen *Joseph* zu unterscheiden, hatte ihm der Berliner Volksmund den Namen »Nasenjoseph – kurz Noseph« gegeben. *Joseph* hat zahlreiche Instrumente und Methoden entwickelt. Zu Standardwerken seines Spezialgebietes wurden seine Bücher »Korrektive Nasen- und Ohrenplastik« und »Nasenplastik und sonstige Gesichtsplastik nebst einem Anhang über Mammaplastik«.

Von *Joseph*s Tod gab es unterschiedliche Versionen. Die eine nahm Selbstmord in Berlin an, die andere sprach von einem Herzinfarkt, den *Joseph* in Prag erlitten habe, als er davon erfuhr, daß sein Schwiegersohn beim Versuch, die deutsche Grenze zu überschreiten, erschossen worden sei. Nach jüngsten Forschungen darf wohl von einem Tod in seiner Berliner Wohnung ausgegangen werden, wobei es offen bleiben muß, ob es sich um einen natürlichen Tod oder um Suicid handelte.

Neue Methode, verstümmelte und durchbrochene Nasen auszubessern.

Ein Beitrag zur Geschichte der Nasen-Restaurationen.
Von
Johann Nep. Rust.

(1817)

Herr N. N. hatte das Unglück, nach wiederholten örtlichen syphilitischen Affectionen von der allgemeinen Lustseuche befallen und so heftig ergriffen zu werden, daß außer allen übrigen Zufällen einer secundären Syphilis auch die Gaumen- und Nasenknochen in Gefahr standen, durch eine cariöse Zerstörung gänzlich in Verlust zu gerathen. Schon war rechterseits das Nasenbein durchbrochen, schon waren mehrere muschelförmige Knochenstücke, ein Theil des weichen Gaumens und der ganze Zapfen in Verlust gerathen, schon war die ganze Nase, vorzüglich aber der knorplichte Theil des linken Nasenflügels, mit um sich fressenden Geschwüren besetzt, und noch war keine Aussicht vorhanden, dieser zerstörenden syphilitischen Metamorphose Einhalt zu thun. (...) Er wurde endlich als unheilbar erachtet, und als unfähig zum fernern Militairdienste auf Pension gesetzt.

In dieser Lage nahm er seine letzte Zuflucht zu mir, nicht um eigentlich hergestellt zu werden, was er nach so vielfältigen fruchtlosen Versuchen schon selbst aufgegeben hatte, sondern um vielmehr bloß Linderung und Besänftigung seiner schmerzhaften Zufälle, um Verminderung seines kläglichen Uebels und wo möglich um Hülfe gegen eine ihn bedrohende scheußliche Entstellung (gegen den Verlust der ganzen Nase) zu finden.

Obgleich schon viel Mercur in Form von Frictionen bereits verbraucht worden war, so war dennoch die methodische Anwendung der Mercurial-Inunctions- und Hunger-Cur noch nicht in Ausübung gesetzt worden. Ich schlug daher dem Kranken diese Heilmethode als dasjenige Mittel vor, welches, meines Erachtens und meiner innigsten Ueberzeugung zu Folge, allein noch übrig wäre, ihn nicht bloß vor der angedrohten gänzlichen Entstellung zu sichern, sondern welches ihn sogar noch vollständig herstellen könnte. Wenigstens sey das letztere, wenn auch nicht mit absoluter Gewißheit zu versichern, dennoch höchst wahrscheinlich zu gewärtigen. (...)

Mit neuer Hoffnung beseelt, unterzog sich der Kranke willig der Kur und den hierbei gegebenen Vorschriften. (...)

Alle syphilitischen Gestalten hatten sich während der 12 Tage andauernden Vorbereitung bedeutend gebessert, und schon nach der 6ten Inunction waren alle Geschwüre geheilt, alle Knochengeschwülste, alle Hautflecke, alle folternde Schmerzen verschwunden. Die Krise trat regelmäßig am 16ten Tage durch zehnstündigen starken Schweiß ein, die Speichelung war heftig, war zwischen der 3ten und 4ten Einreibung erschienen, und hatte bis ans Ende der Cur angedauert. Am 21sten Tage und nachdem der Kranke neun Einreibungen (6 Morgen- und 3 Abend-Inunctionen) erhalten hatte, konnte die Cur mit Sicherheit geschlossen werden. (...)

Nicht so leicht war der zurückgebliebenen Verstümmelung der Nase abzuhelfen. Das rechtseitige Nasenbein war gänzlich durchbrochen. Ein Loch, welches knapp von der Zusammenfügung dieses Knochens mit dem Thränenbeine sich nach abwärts und gegen den Rücken der Nase hin erstreckte, hielt ungefähr im Durchmesser der Länge 5 und in jenem der Breite 4 Linien. Dabei war die Nasenwandung der leidenden Seite wegen des gleichzeitigen Verlustes der Muschelknochen tief eingefallen, und gab der Nase selbst eine sehr widrige Stellung und Form. Kein Instrumenten- und Bandagenkünstler, so viele auch zu Rathe gezogen wurden, konnte eine Vorrichtung erdenken, welche diesem Uebelstande nur einigermaßen leidlich abgeholfen hätte, und das Tragen eines Heftpflasters von fleischfarbenem Taffet, welches wegen des häufig durchdringenden Nasenschleims freilich öfters gewechselt werden mußte, blieb noch immer das Beste, was dießfalls ausgedacht und versucht worden war. (...)

Dieses verhaßte Hinderniß zu beseitigen, beschäftigte ihn nun unabläßlich, und trieb ihn an, mich täglich bis zum Ueberdrusse zu quälen, ihn nun auch von diesem Fehler noch zu befreien. Er meinte, wenn man heut zu Tage ganze Nasen ansetzen könnte, so müßte doch die Kunst auch ein Mittel finden, ein so armseliges Loch auszuflicken. Er machte mir selbst den Vorschlag, ihm ein Stück Haut aus dem Arme auszuschneiden und an jener durchbrochenen Stelle einheilen zu lassen. Ja er war bereit, als ich ihm die Unausführbarkeit dieses Vorschlags zu demonstriren suchte, sich die ganze verkrüppelte Nase abschneiden und eine neue, besser geformte (wie er wähnte) sich dafür ansetzen zu lassen.

Dieses unbegränzte Zutrauen zu mir, diese Entschlossenheit von Seiten des Patienten, die mißliche Lage, in der er sich ohne Erreichung seines Zweckes (ohne erneuerte Anstellung in den activen Dienst) befand, und endlich der stille Vorwurf, den ich mir als Arzt selbst machte, in dieser Beziehung doch nur immer eine unvollständige Cur an ihm verübt zu haben, bestimmten mich, ernstlicher über diesen Gegenstand nachzudenken, mich mit meinem Freunde, dem Hrn. Professor Kluge, dießfalls zu berathen und als Resultat hiervon folgenden operativen Cur-Versuch zu unternehmen.

Ich hatte nämlich den Plan entworfen, die Haut von den dem Loche nächst angränzenden Partien loszutrennen, sie über die Oeffnung zu spannen und mittels blutiger Hefte Vereinigung und Verheilung an der bestimmten Stelle zu erzielen.

Diesem Plan gemäß ließ ich mir einen eigenen Instrumenten-Apparat, ein höchst subtiles, lanzenförmiges, nur von der Spitze an etwa 8 Linien mit doppelter Schneide versehenes Scalpel, und ein halb Dutzend feiner Heftnadeln sammt einem Nadelhalter, alles im verjüngten und der Kleinheit des Operationsobjects entsprechenden Maßstabe, verfertigen. Meine erste Sorge war nun, den callösen, narbigen und um die Oeffnung fest verwachsenen Hautrand zu entfernen und dem Schnitte eine ovale längliche Form zu geben. Ich stach daher das Scalpel in der Gegend der Nasenwurzel, etwa vier Linien oberhalb des Loches, grade in der Mittellinie desselben, bis auf die Knochenhaut ein, führte den Schnitt nach aus- und abwärts, etwa eine Linie von dem Rande entfernt in halbmondförmiger Richtung, so daß ich denselben etwa fünf Linien unterhalb der Mitte des durchbrochenen Nasenknochens endigte. Nun setzte ich die Spitze meines Messers neuerdings am obern Einstichspunkte an, und führte dasselbe dergestalt nach ein- und abwärts, daß beide Schnittlinien am obern und untern Winkel genau zusammentrafen, und nebst der abnormen Oeffnung noch oberhalb und unterhalb derselben ein dreieckiges Stück Haut einschlossen. Ich ergriff nun eine feine anatomische Pincette (eigentlich ein sogenanntes Augen-Zänglein), suchte mit derselben vom obern Wundwinkel aus dieses dreieckige Stückchen Haut zu fassen und selbes (um eine größere, zum Anheilungs-Prozesse geeignete Wundfläche zu bekommen) rein abzutragen. Dasselbe geschah auch am untern Winkel der Wunde, und mit jenem schmalen Streifchen Haut, welches zu beiden Seiten der abnormen Nasenöffnung innerhalb der beiden Schnittlinien sich befand.

Nachdem die Wunde vom Blut gehörig gereiniget worden war, faßte ich nun mit der Pincette den äußern Hautrand und suchte denselben von oben bis unten, und so viel es sich ohne Verletzung des Thränensackes und ohne Durchschneidung des Zwischen-Augenlieder-Bandes nur immer thun ließ, rein und genau von der Knochenhaut loszutrennen. Eben so wurde der innere Hautrand gegen den Rücken der Nase hin und über denselben hinüber behutsam losgetrennt, so daß zwei bewegliche und dehnbare Hautlappen, ein innerer und äußerer, erzeugt wurden, die bei geringer Anspannung sich bequem vereinigen ließen.

Die Wunde wurde nun wieder von allem Blutgerinsel gereiniget und dann zum letzten Akte der Operation, zur Vereinigung der beiden Hautlappen geschritten.

Zu diesem Behufe wurde die Knopfnath in Anwendung gesetzt. Mittelst des Nadelhalters wurde eine mit einem doppelten Faden versehene, äußerst subtile Heftnadel 2 Linien vom untern Winkel der Wunde und anderthalb Linien vom Rande des äußern Hautlappens entfernt, eingestochen und in der gerade entgegengesetzten Richtung und Entfernung am Rande des innern Hautlappens wieder ausgestochen, und so der Faden eingezogen. Ein 2ter ganz ähnlicher Heft wurde nun am obern Winkel der Wunde angelegt, und ein dritter und vierter gegen die Mitte hin waren bestimmt, die Vereinigung beider Schnittränder auf allen Punkten zu vollenden. Aus Besorgniß, daß der eine oder der andere Faden ausreißen möchte, da die Nadeln so nahe am Hautrande ein- und ausgestochen werden mußten, weil sonst wegen der mangelnden Unterlage die Hautränder sich nach innen umgestülpt haben würden, wurde noch ein 5ter Heft, mitten dem größten Diameter der abnormen Nasenöffnung gegenüber angelegt und der Faden, da er bloß zur Unterstützung der übrigen Hefte dienen sollte, vier Linien vom Rande des innern und äußern Hautlappens entfernt, ein- und ausgezogen. Nachdem nun sämmtliche Hefte angelegt waren, wurde die Wunde durch das gelinde Anziehen und durch Zusammenknüpfung der sich gegenseitig entsprechenden Fadenenden auf allen Punkten genau vereiniget.

Sobald die Vereinigung geschehen, erhielt die ganze Form der Nase auch ein normales Aussehen; die tiefe Grube war mit dem Loche zugleich verschwunden, und Patient, nachdem er sich durch einen Blick in den Spiegel von der günstigen Metamorphose seiner Nase die Selbstüberzeugung verschafft hatte, gab alle erlittenen (keinesweges ganz unbedeutenden) Schmerzen vergessend, seine Freude über das Gelingen dieses Unternehmens laut zu erkennen. Auch ich fand mich durch den Erfolg für das mühselige Hantiren zehnfach belohnt; denn man glaube doch ja nicht, daß diese Operation so ganz leicht zu vollführen sey. Die unebene Fläche, auf welcher man geradlinicht schneiden soll und muß, wenn man seinen Zweck erreichen will, die feste und größtentheils narbige Verwachsung der Oberhaut mit dem Periostium der Nasenknochen, die Kleinheit des Operations-Objects, die dem Operateur die klare Ansicht alles dessen, was er wirklich thut, in vielen Zeitmomenten der Operation verbietet, die richtige Handhabung der subtilen und ungewohnten Instrumente, und endlich die erforderliche, auf Viertellinien zu berechnende Genauigkeit, mit der die Operation selbst vollführt werden muß, setzen dem Operateur so manche Hindernisse in den Weg, die er alle weder im Voraus zu berechnen, noch ohne Schwierigkeit zu überwinden im Stande ist. Mit wahrem Dankgefühl erkenne ich daher die einsichtsvolle Beihülfe, die Herr Prof. Kluge mir hierbei leistete, und der sammt dem Herrn Dr. Brosse die Güte hatte, während der Operation selbst die erforderliche Assistenz zu übernehmen.

Um die angelegten Hefte zu unterstützen, wurden schmale Streifen englischen Heftpflasters queer über die vereinigte Wunde angelegt, und selbst die Augenlieder wurden, um jede Zerrung der Wunde zu verhüten, durch 24 Stunden, gleichfalls mit einem Heftpflasterstreifen, geschlossen erhalten. Nebstbei wurde der Operirte sorgfältig gewarnt, jede heftige Bewegung mit den Kinnladen durch Essen und lautes Reden zu vermeiden, sich ja nicht zu schnäuzen oder Veranlassung zum Niesen zu geben.

Die auf die Operation erfolgende traumatische Reaction war unbedeutend, und nur der Rücken der Nase, ganz vorzüglich aber der innere Augenwinkel der leidenden Seite mit dem angränzenden Thränensacke, war Theils rothlaufartig, Theils ödematös angeschwollen. Das öftere Benetzen mit einem schwachen und erwärmten Goulardschen Wasser hob die Anschwellung dieser Partien in den nächsten 24 Stunden. Am dritten Tage nach der Operation entfernte ich die 4 kleinen Hefte, ließ aber den tiefsitzenden Faden bis zum folgenden Tage noch unberührt liegen, zu welcher Zeit auch dieser, da er zu eitern anfing, entfernt werden und die Annäherung der Wundränder nur einzig noch durch zweckmäßig angebrachte Heftpflasterstreifen erhalten werden konnte.

Trotz aller unangenehmen, später eingetretenen Ereignisse, die allerdings nachtheilig auf den Kranken und das Operationsobject selbst einwirken mußten, und deren umständliche Erzählung mich zu weit führen würde, gelang doch die Operation vollkommen. Ja der Zweck derselben wurde so ganz, so vollständig erreicht, daß Herr N. außer seiner blühenden Gesundheit nicht allein eine wohlgeformte Nase wieder erhalten hat, sondern auch Niemand die Spur einer früher bestandenen Oeffnung zu entdecken im Stande ist. Gegenwärtig (6 Wochen nach verrichteter Operation) kann man die schön vernarbte Stelle ziemlich unsanft drücken, ohne die mindeste Höhlung zu gewahren, und ich glaube mich nicht zu irren, wenn ich annehme, daß sich die Oeffnung im Knochen selbst, wenn nicht schon vollständig, so dennoch größtentheils, bereits geschlossen habe, und daß nach einer solchen Operation eine ähnliche allmähliche Annäherung und endlich eine vollständige Verwachsung der anfänglich noch so weit abstehenden Knochenränder Statt findet, wie wir solches nach der Operation der Hasenscharte bei einem gleichzeitig gespaltenen Gaumen so oft wahrzunehmen pflegen.

Ich glaubte es daher meinen Kunstgenossen schuldig zu seyn, sie auf dieses operative Verfahren aufmerksam zu machen. Manchem Verstümmelten ähnlicher Art, an denen es leider nicht fehlt, kann hierdurch geholfen, Manchem der ungetrübte Genuß seines Lebens wieder erstattet, Mancher seinem Geschäfte, der Gesellschaft und dem engeren Kreise seiner Familie wiedergegeben werden. Um so mehr glaube ich aber diese operative Technik, wenn ich sie gleich noch nicht als ein vollendetes Ganzes betrachten kann, als Zweck entsprechend anempfehlen zu können, als auch von einem zweiten, zwar noch nicht vollendeten, aber noch schwierigern Versuche bei einem andern Individuo, ebenfalls ein ähnlicher günstiger Erfolg zu erwarten steht. Mit Recht glaube ich endlich dieses Verfahren denjenigen Technicismen an die Seite stellen zu können, die an der Tagesordnung sind, verstümmelte Nasen auszubessern, oder gänzlich in Verlust gerathene wieder zu ersetzen. Ist man auch nicht im Stande, durch die hier angegebene einfache operative Technik ganz neue Nasen zu bilden, so wird man doch meiner Ueberzeugung zu Folge seinen Zweck im angezeigten Falle dadurch weit sicherer und vollständiger, als durch irgend eine andere Methode, erreichen. (...)

Die Gaumennath, ein neuentdecktes Mittel gegen angeborene Fehler der Sprache.

Von

Carl von Graefe.

(1820)

§. 1.

Vermittelst der von den Lungen aus durch den Kehlkopf getriebenen Luft, wird die Stimme erzeugt. So wie diese an dem Gewölbe des Gaumens, der Nasenhöhle und deren Anhangshöhlen reflectirt, reiner und stärker hervortritt, so wandelt sie sich durch gemessene Bewegungen der Lippen, der Zunge und des Gaumensegels um, zur vollkommen articulirten Sprache. – Fehler des Kehlkopfs geben zu Anomalien, ja zu gänzlichem Mangel der Stimme, und, da die Sprache organische Gestaltung der Stimme ist, auch zu Anomalien der Sprache Anlaß. Krankhafte Bildungen des harten Gaumens, der Nase und deren Anhangshöhlen, begründen nicht nur Schwäche, sondern auch Unreinheit der Stimme sowohl als auch der Sprache. Mißbildungen der Lippen, der Zunge und des Gaumensegels, beschränken, selbst bei wohlerhaltener Stimme, durch mangelhafte Tonführung, die Vollkommenheit der Articulation. Unter den zuletzt bemerkten Gebilden, unter jenen nämlich, welche durch ihre gemessenen Bewegungen jeden einzelnen Theil der Sprache bestimmen, nimmt, meiner Ueberzeugung nach, das Gaumensegel einen weit wichtigern Platz ein, als die meisten Physiologen glauben. (...)

§. 2.

Sonderbar ist es, daß ungeachtet des bedeutenden Einflusses der Anomalien des Gaumensegels, diese, in Bezug auf Sprachfehler, doch weit weniger als die Affectionen der übrigen Gebilde, von den Aerzten berücksichtigt wurden, daß namentlich der angebornen Spaltungen des Gaumensegels nur beiläufig, bei der Exposition der Hasenscharte und des Wolfrachens, Erwähnung geschieht, daß sie bei diesen nur als letztes Extrem des krankhaften Zustandes genannt werden, und daß fast kein einziger Schriftsteller, der ältern wie der neuern Zeit, daß kein Arzt Deutschlands, Frankreichs, Englands und Italiens, die in Rede stehende Anomalie isolirt abgehandelt hat. Unmöglich hat aber hiezu die Seltenheit solcher Fälle beigetragen; denn blos innerhalb meines Wirkungskreises habe ich, binnen vier Jahren, bereits 5 Individuen mit jener Affection, ohne Spur von Hasenscharte, beobachtet. (...)

§. 7.

Nachdem oft wiederholte vergebliche Versuche mich von der Unmöglichkeit überzeugt hatten, daß bei Spaltungen des Gaumensegels die Sprache, durch, den Obturatoren ähnliche, Werkzeuge zu bessern sey, erkannte ich die Herstellung der Integrität des weichen Gaumens, als das einzige Mittel, durch welches das Sprachorgan wieder zur Vollkommenheit gelangen könnte. Dieser Zweck war aber nur durch Verschließung der Spalte, vermöge einer organischen Verbindung der Ränder, nur durch eine blutige Heftung des Gaumensegels zu erreichen. Als ich die Ausführung eines solchen Unternehmens in allen ihren Einzelnheiten prüfte, stellten sich mir aber Schwierigkeiten entgegen, die mich, da ich sie zum Theil für unübersteiglich hielt, fast von allen Versuchen abgehalten hätten. – Zu fürchten war nämlich, daß eine im weichen Gaumen angebrachte Sutur, heftige Reizungen, bedeutende lebensgefährliche Entzündungen erregen könnte, indem ähnliche Affectionen sogar durch sehr kleine, der uvula inhärirende fremde Körper, leicht entstehen. Nicht minder besorgte ich ferner, daß die organische Einigung der Gaumenhaut deshalb mißlingen werde, weil die Schleimhäute überhaupt zu adhäsiven Entzündungen in gleichem Verhältniß wenig geneigt sind, als die Productivität bei denselben, schon so sehr in der Secretion des Schleims untergeht. – Aeußerst beschwerlich erschien überdieß noch die Einlegung der Nadeln, theils deshalb, weil jegliche Berührung der tiefern Halsgebilde Würgen und Erbrechen hervorbringt, theils deshalb, weil der Raum im Munde, selbst um cirkelförmige Nadeln anzuwenden, unzureichend ist. Einleuchtend war auch, daß sich keine einzige der bekannten Suturen eignete, um vermöge derselben in der Tiefe, in welcher der Gaumen liegt, sichere, feste Knoten zu schürzen, und die schon liegenden Hefte nöthigenfalls willkührlich nachlassen und befestigen zu können. (...) In wie weit es mir nun gelungen ist, durch meine bisherigen Bemühungen jenen Schwierigkeiten zu begegnen, möge die genauere Exposition des eingeschlagenen Verfahrens nachweisen, der ich indeß, wenn sie verstanden werden soll, die Beschreibung der gebrauchten Werkzeuge nothwendig voraus gehen lassen muß.

§. 8.

Das Instrument, mit welchem ich die Ränder der Spalte wund mache *(Uranotom)*, ist, *Taf.* II. *Fig.* 1., in natürlicher Größe abgebildet. – Es besteht aus einem Meißel

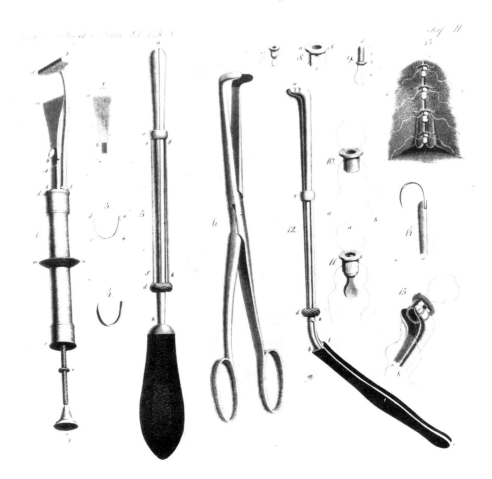

und einer Unterlage. Der Meißel *a. b.*, bis hin zu seinem Griffe *c.*, ist in dem Messingcylinder *d. e.*, vermöge einer Spiralfeder, durch denselben Mechanismus, der an der Klinge des *La Faye'schen* Cystotom's, und an mehrern Pharyngotomen angebracht ist, so beweglich, daß die Schneide desselben *a.*, durch einen Druck auf den Griff *c.*, in die mit Holz gefütterte Unterlage eingesenkt werden kann. Rücksichtlich des Meißels habe ich außerdem noch folgendes zu bemerken. Der schneidende Theil desselben ist in einer kleinen Scheide, deren Vorsprung man gleich unter dem Schräubchen *b.* bemerkt, beweglich, lüftet man dieses Schräubchen, so kann man ihn bei erforderlichem Wechsel herausnehmen. (...)

§. 9.

Die Gaumen-Nadeln unterscheiden sich von gewöhnlichen Heftnadeln, vornehmlich durch ihre Krümmung. Cirkelförmig gebogen, wie die gebräuchlichen, dürfen sie nicht seyn, weil man dieselben sonst nach dem Einstechen, im Munde nicht zureichend wenden, und mithin nicht da durchziehen kann, wo es nothwendig ist. Die Krümmung der Gaumen-Nadeln muß, ich möchte sagen, aus zwei senkrechten, und aus einem wagerechten Theile bestehen, die da, wo sie zusammenstoßen, abgerundete Ecken bilden. In der 3ten Fig. (Taf. II) in welcher man das Profil einer solchen Nadel, mit geraden punktirten Linien umgeben, findet, bemerkt man die beiden senkrechten Theile bei *a. b.* und *d. c.*, den wagerechten hingegen bei *b. c.*, die abgerundeten Ecken bei *b.* und bei *c*. Eine so gekrümmte Nadel braucht bei der Einlegung der Fäden, wie die Exposition der Encheiresen ausweist, nur in gerader Linie vor- oder rückwärts, und nicht, wie die cirkelförmigen, in Wendungen bewegt zu werden, die immer einen größeren Raum erfordern. (...)

§. 10.

Der Gaumen-Nadel-Halter ist (...) durch die 5te Figur (Taf. II) dargestellt. Er besteht aus dem Zangentheile, aus dem Ringtheile und aus dem Griffe. (...) Da nun bei dem Gebrauch des Nadelhalters der obere Ring *c.* tief in der Mundhöhle, der untere Ring *d.* aber außerhalb derselben liegt, so kann man durch den letztern auf den erstern würken, ohne die Finger in die Mundhöhle zu bringen, und auf solche Weise das Instrument ganz von außen schließen und öffnen, wie die Umstände es erfordern. (...)

§. 12.

Die Ligaturschräubchen sind aus der Schraubenmutter und aus dem Schraubenköpfchen zusammengesetzt. Vereinigt sieht man beide Theile von natürlicher Größe auf Taf. II. *Fig.* 7. Getrennt, und der Deutlichkeit wegen um vieles vergrößert, findet man sie in der 8ten und 9ten Figur. Am besten bereitet man die Ligaturschräubchen aus Silber. – Die Schraubenmuttern, *Fig.* 8., bildet einen kleinen Cylinder, der in seiner Höhlung mit einem genauen Schraubengange versehen ist: äußerlich läuft dieser Cylinder in einen tellerförmigen Vorsprung *a. b.* aus, der sich bei der Anlegung der Hefte platt an die Weichgebilde legt, und das Einschneiden des Cylinderrandes in dieselben verhindert. (...)

Operation.

Erster Act.
Lösung der Epidermis vom Rande der Spalte.

§. 16.

Die für die organische Einigung unumgänglich nothwendige Lösung der Epidermis vom Rande der Spalte, kann durch zwiefache Mittel, mechanisch sowohl als chemisch, bewirkt werden. Da es mir an Vorbildern fehlte, so versuchte ich das eine Verfahren sowohl als das andere.

Um die Epidermis durch den Schnitt zu entfernen, verfahre ich auf folgende Weise: der Kranke nimmt, in hellem Lichte, auf einem Stuhle Platz, und lehnt den Kopf gegen die Brust des hinter ihm angestellten, ärztlichen Gehülfen, welcher der genaueren Fixirung wegen, die Schläfen- und die Stirngegend des Kranken fest umfaßt. Der Operateur setzt sich dem Kranken gegenüber, faßt nun das nach den gegebenen Regeln (§. 8.) genau gestellte Uranotom, so in die rechte Hand, daß er es zwischen dem Zeige- und Mittelfinger festhält. (...) Die Daumenspitze derselben Hand legt der Operateur an die ausgehöhlte Fläche des Handgriffs c., um den Meißel hinreichend stark herabbewegen zu können. Hat der Operateur das Instrument zweckmäßig gefaßt, und der Kranke den Mund weit geöffnet, so führt der erstere das Uranotom, ohne im Munde irgend einen Theil zu berühren, tief bis zur Gaumenspalte hin, bewegt nun den Theil des Werkzeuges, der die Unterlage f. k. bildet, durch die Gaumenspalte so hindurch, daß die hintere Fläche des Gaumens, wenn das Instrument wieder etwas vorgezogen wird, auf die Holzfütterung der Unterlage zu ruhen kömmt. (...) Jetzt sieht man nochmals genau zu, ob die Schneide richtig trifft, ob nicht zu viel oder zu wenig gefaßt ist, und hat man sich von der Zweckmäßigkeit der Lage überzeugt, so wird der Meißel mit aller Kraft, in dem Grade herabgedrückt, daß die Schraubenmutter i. an den Messingcylinder, bei e., anzuliegen kömmt. Da die Schneide des Meißels bloß durch Druck, und nicht durch Druck und Zug zugleich, wirkt, so muß zur Durchschneidung des gefaßten Gebildes zwar eine ungewöhnliche Kraft angewendet werden, doch reicht ein starker Fingerdruck, bei der Dünne des Gaumens hin, um eine sichere, glatte Trennung rasch und bestimmt vollziehen zu können. (...) Unter vier Mal wiederholtem Ansetzen des Instruments, beendet man die Operation, selbst bei mäßig großen Spalten, nicht. Nach jedem Ansetzen ist es nothwendig, daß der Kranke den Mund mit kaltem Wasser ausspühle, um die an sich zwar mäßige, aber doch, durch gleichmäßige Färbung das weitere Unternehmen störende Blutung, etwas zu verringern. Diese Zeit benutzt der Operateur zugleich, um den andern Meißel in das Instrument einzuführen, wenn ein Wechsel desselben nöthig ist. Die Schmerzen, die die Excision veranlaßt, sind, der Versicherung der Kranken zu Folge, immer äußerst gering.

§. 17.

Die zweite Art, das Oberhäutchen zu lösen, ist die, durch Anwendung chemischer Mittel. Zu diesem Zwecke bediente ich mich des ätzenden Kali's, der concentrirten Salzsäure und der concentrirten Schwefelsäure. Den lapis causticus chirurgorum faßt man zwischen die Spitzen einer Pincette, bringt ihn dann, während die Zunge vermöge eines Spatels herabgedrückt gehalten wird, durch den weit geöffneten Mund des Kranken, ohne irgend einen Theil zu berühren, bis in die Spalte, und überfährt hierauf, mit dem Beizmittel den ganzen Rand der Spalte. (...) Alle Beizmittel, vorzüglich aber das ätzende Kali, und die concentrirte Schwefelsäure, bilden, bei mäßiger Reizung, Schorfe gelblichen Ansehens, die zwischen dem 4ten und 7ten Tage ganz abgehen. Nach der Lösung der Schorfe zeigen sich rothe, aus der geätzten Fläche vorkeimende Fleischpünktchen. Bevor nicht aus allen Stellen des geätzten Randes Fleischpapillchen vortreten, darf man die Einigung nicht versuchen; so lange nämlich noch gelbliche, nicht hinwegzuwischende Inseln, auf dem Rande bemerkbar sind, können wir die Heftung nicht unternehmen, weil die zurückgebliebenen Schorfe, während der Heftung, zwischenliegend, nothwendig zu Störungen der organischen Einigung Anlaß geben.

§. 18.

Beide Methoden, den Rand der Spalte von der Epidermis zu befreien, die akiurgische sowohl, als jene durch chemische Mittel, habe ich angewendet. (...) Den Schnitt halte ich nicht für ganz entbehrlich, weil wir ihn der Aetzung da immer vorangehen lassen müssen, wo einzelne zackige unförmliche Stellen der Spalte vor der Einigung zu ebnen sind. Außerdem glaube ich aber der Anwendung der Beizmittel im allgemeinen den Vorzug einräumen zu müssen. – Der Schnitt schien mir in einem Fall, in welchem die Vereinigung gänzlich mißlang, viel zu wenig Reizung hervorzubringen; er veränderte die Stimmung der Schleimhaut zu wenig, er erweckte in ihr die Neigung zu coalesciren bei weitem nicht hinreichend. – Bei allen Kranken wirkten die Beizmittel, theils dadurch, daß sie die Gaumenhaut wulstig auftrieben, und die Berührungspunkte der Wundränder mithin vermehrten, theils dadurch, daß sie die Schleimhaut überhaupt mehr umstimmten, offenbar günstiger. (…)

(…) §. 19.

Durch genaue Befolgung dieser Vorschriften, befreit man den Rand der Spalte sehr bestimmt von der Epidermis, und gewinnt zugleich den sehr wichtigen Vortheil, daß der, der Spalte nähere Theil des Gaumensegels von seiner schleimhäutigen Natur entfernt, der des corii genähert, und auf solche Weise zur Heftung sehr zweckmäßig vorbereitet wird. Bemerkenswerth ist noch, daß die Zeit zur Einigung, bei diesem Verfahren, gewöhnlich erst gegen den 7ten oder 10ten Tag, nach der ersten Beizung, eintritt, und daß man die richtige Periode theils aus den, bei dem Gebrauche der Beizmittel, schon im allgemeinen (§. 17.) angegebenen Zeichen, daran nämlich, daß der ganze Rand gleichförmig mit rother Granulation, und nirgend mit gelben Schorfen bedeckt seyn muß, theils aber auch dadurch erkennt, daß das Gaumensegel in der Nähe der Spalte hochroth gefärbt, und daß der ganze Rand desselben, bei wulstigem Aufgetriebenseyn, um vieles fester und dicker als früherhin erscheint.

Zweiter Act.
Einlegung der Hefte.

§. 20.

Nicht immer reichen wir Behufs der genauen Zusammenfügung der Spalte mit einer gleichen Zahl von Heften aus. (…) Bei ganz gespaltenem Gaumensegel sind in der Regel wenigstens 4 bis 5 Hefte nöthig. – Die Art, wie unter den angeführten Umständen 4 Hefte anliegen, sieht man (Taf. II) aus der 13ten Figur. (…) Die Ordnung in welcher man die Hefte anbringt, ist nicht gleichgültig; immer müssen die obersten zuerst eingelegt werden; weil die Nadeln von der uvula her am leichtesten einzuführen sind, und weil sie, wenn dieser Weg erst durch Anlegung der untern Hefte verschlossen ist, äußerst schwierig durch die obere, immer enger werdende Oeffnung der Spalte angebracht werden können.– Im allgemeinen gebe ich noch den Rath, sich bei diesem Acte ja nicht zu übereilen, und den Kranken oft genug ruhen zu lassen. Muß derselbe ununterbrochen den Mund aufhaben, so öffnet er ihn, durch die Ermüdung, die diese Stellung erzeugt, zuletzt immer weniger. Fühlt er ununterbrochen den Gaumen berührt und gereizt, so bekommt er leicht heftiges Würgen, ja selbst Erbrechen. Läßt man ihn hingegen zwischen jedem einzelnen Unternehmen den Mund wieder schließen, den Kopf etwas vorbeugen, und den am Gaumen gemachten Reiz verschmerzen, so hält der Kranke viel besser aus, und man beendet die Operation weit sicherer und behender. (…)

§. 23.

Ist die Nadel zweckmäßig gefaßt, der Kopf des Kranken fixirt, und der Mund weit genug geöffnet, so führt man den Heftapparat in die Mundhöhle ein, bewegt den Nadelhalter, ohne irgend einen Theil des Mundes zu berühren, bis zur Gaumenspalte, so fort, daß die Nadelspitze nach unten, und daß das Oehr nach oben gerichtet bleibt. Hat der Operateur die Spalte erreicht, so geht er, ohne die Richtung zu ändern, mit dem Nadelhalter durch die Spalte durch, bis die Spitze der Nadel weiter nach hinten, als das Gaumensegel zu liegen kömmt. Erst dann, wenn man die Nadel auf die vorgeschriebene Weise tief genug eingebracht hat, wird der Nadelhalter in seiner Axe dergestalt gedreht, daß die Nadelspitze nach irgend einer der beiden Seiten der Spalte, hinter der hintern Fläche des Gaumensegels zu liegen kömmt. Bevor der Operateur nun die Nadel von hinten nach vorn durchstößt, muß er genau darauf achten, daß die Nadel in Bezug auf Höhe sowohl, als hinsichts der Breite, genau so gehalten wird, daß der Einstich in die, §. 20., vorgeschriebene Stelle erfolgt. (...) Daß die zweite Nadel, hinsichts der Höhe, und hinsichts der Entfernung vom Rande der Spalte, ganz nach denselben Gesetzen eingelegt werden muß, nach welchen man die erste einbrachte, ist durchaus nothwendig, wenn das Heft vollkommen regelmäßig wirken soll. Ist auch die zweite Nadel mit der Nadelzange aus dem Munde gebracht, so muß sie, wie die erste, vom Faden abgestreift werden. Beide aus dem Munde hängende Enden, des, auf die vorgeschriebene Weise, in das Gaumensegel eingelegten Fadens, werden nun, jedes nach seiner Seite, über die Wangen hin, aufwärts geschlagen, und daselbst mit einem kleinen Pflasterstreifen in bestimmter Ordnung befestigt, theils damit die zusammengehörigen Enden späterhin leichter aufgefunden werden können, theils damit die eingelegten Hefte, während dem Einziehen der übrigen, nicht zu Irrungen Anlaß geben. (...)

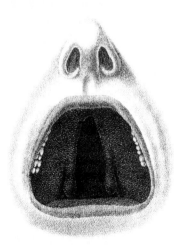 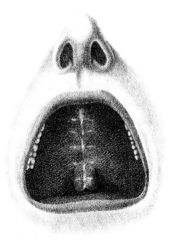

Dritter Act.
Einigung.

§. 24.

Um eine vollkommene Zusammenziehung der Spalte, und ein recht genaues Aneinanderliegen der Wundflächen zu bewirken, faßt man den aus dem Munde hängenden Theil des obern Heftes, ordnet hierauf die beiden Fadenhälften so, daß jede nach der Seite zu liegen kömmt, auf welcher sie in das Gaumensegel eingezogen ist, und besorgt nun außerhalb des Mundes das Einlegen der Enden in die Mutter des Ligaturschräubchens. Zu diesem Behufe befestige ich das Schraubenköpfchen (Taf. II) *Fig.* 9. mit seinem Griffe *a.* in dem Nadelhalter *Fig.* 5., und übergebe denselben einem Gehülfen. Hierauf halte ich die Mutter so vor den geschlossenen Mund, daß der tellerförmige Vorsprung *Fig.* 8. *a. b.*, nach den Lippen, und daß je eins der beiden Seitenlöcher nach einer Seite des Kranken ragt. In dieser Lage bringt man ein Fadenende in die Oeffnung des tellerförmigen Vorsprungs, die zwischen *a.* und *b.* der 8ten Figur sichtbar ist, um es von außen nach innen durch das Seitenloch durchzuziehen, welches gerade der Seite, auf welcher das Fadenende aus dem Gaumen vorragt, entspricht. Ist dies mit Einem Fadenende geschehen, so verfährt man auf ganz gleiche Weise auch mit dem Fadenende der entgegengesetzten Seite, dergestalt, daß beide Fadenenden durch die Seitenlöcher in der Art heraushängen, wie dies *Fig.* 10. bei *a.* und *b.*, und *Fig.* 13. bei *a.* und *b.* zu sehen ist. – Liegen die Fadenenden zweckmäßig in der Mutter, so faßt man die letztere auf die Weise mit dem Schraubenhalter, daß die Spitzen des hakenförmigen Theils, *Fig.* 12. *a.*, vermöge ihrer innern gekerbten Flächen mit den Abplattungen der Mutter in Berührung kommen. Hiebei müssen wir immer darauf bedacht seyn, daß bei dem Fassen der Mutter die Seitenlöcher keineswegs vom Schraubenhalter gedeckt werden, sondern daß die Mutter in dem Schraubenhalter genau so zu liegen kömmt, wie uns dies die 15te Figur näher bezeichnet. (...) Haben wir die Schraubenmutter genau auf die vorgeschriebene Weise eingelegt, so wird sie durch das Vorschieben des Ringtheils *Fig.* 12. *d. e.* ganz auf dieselbe Art befestigt, wie man die Nadeln durch den Nadelhalter fixirt. Ist auch dies geschehen, so muß jedes Fadenende, auf seiner Seite, in eine der Querfurchen des Schraubenhalters *Fig.* 12. *a.*, und *Fig.* 15. *c.*, gelegt werden. Hierauf faßt man den Schraubenhalter in die linke, und die beiden Fadenenden in die rechte Hand, läßt den Mund weit öffnen, und schiebt die Mutter auf den Fäden tief in die Mundhöhle, bis an das Gaumensegel hinan. Liegt die Mutter an dem Gaumen an, so windet man ein Fadenende um den Widerhaken *k. l.* des Schraubenhalters *Fig.* 12. – Ist dies mit einem Fadenende auf der einen Seite vollbracht, so bewirkt man dasselbe mit dem andern Fadenende an dem zweiten Widerhaken der entgegengesetzten Seite. Von dem Grade, in welchem man bei diesen Umschlingungen die Fäden anzieht, hängt der Grad der Zusammenziehung der Gaumenspalte ab. (...) Erst wenn die Einigung auf das vollständigste gelungen ist, wird zur bleibenden Befestigung des Heftes geschritten. Zu letzterem Zwecke faßt man das durch den Gehülfen dargereichte, in dem Nadelhalter befestigte Schraubenköpfchen in die rechte Hand, den mit seinem Griffe aus der Mundhöhle vorragenden Schraubenhalter in die linke Hand, und führt nun das Schraubenköpfchen in die Mundhöhle, um es zwischen den hakenförmigen Theil des Schraubenhalters in die Mutter einzusenken, und in derselben, durch Bewegung des Nadelhalters um seine Axe, hinreichend zu befestigen. Diese Drehungen müssen immer so lange fortgesetzt werden, bis das Schraubenköpfchen mit seinem Vorsprunge, *Fig.* 9. *b.*, an den Rand der Mutter *Fig.* 8. *c.* stößt, und bis auf solche Weise die Vereinigung des Ligaturschräubchens, von welchem man sich durch die 7te und 11te Fig. eine Vorstellung machen kann, vollkommen gelungen ist. (…)

Ganz so, wie man das eine Heft vermöge des Ligaturschräubchens befestigte, ganz so verfährt man auch bei den übrigen. Immer wird das zunächst nach unten gelegene Heft zuerst besorgt. Liegen alle Hefte, so gewähren sie, sammt den geschlossenen Ligaturschräubchen, die Ansicht, die wir in der 13ten Figur treu nach der Natur dargestellt finden. – Ist die Einigung der Spalte auf die beschriebene Weise in mechanischer Hinsicht vollendet, so hat man nur noch für die zweckmäßige Nachbehandlung hinsichts der organischen Verbindung Sorge zu tragen.

Nachbehandlung.

§. 25.

Unmittelbar nach der Operation haben wir theils für die Erleichterung des Kranken, theils für die zweckmäßige Richtung des Vitalitätsstandes in den Wundflächen, und nicht minder auch dafür zu sorgen, daß die angelegten Hefte fortwährend einen hinrichenden Grad von Contraction unterhalten. – Was das erstere betrifft, so müssen vorzüglich die Beschwerden berücksichtigt werden, die die Kranken durch eine kaum glaubliche Menge von Schleim erleiden, welcher das Gaumensegel, die Zunge, und alle im hintern Theil der Mundhöhle gelegenen Gebilde dick überzieht. Es entsteht diese Schleimansammlung theils durch die lebhaftere Secretion, in welche die Schleimhaut, vermöge des Reizes der eingelegten Hefte, versetzt wird, theils dadurch, daß die Kranken den im Uebermaaß abgesonderten Schleim, vermöge der Spannung des Gaumensegels (§. 7.), nicht frei genug herabschlucken können. Anfangs bringt diese, sich nach jeder Reinigung bald wiedererzeugende Schleimansammlung Ekel und Uebelkeit, späterhin aber, wenn sie sich zur Stimmritze hinaberstreckt, beständiges Hüsteln, und bisweilen sogar momentane, von einem convulsivischen Aufhusten begleitete Erstickungszufälle hervor. Nach den ersten Operationen suchte ich meinen Kranken durch Auswischen des Mundes mit einem Tuchzipfel, an welchem der zähe Schleim noch am leichtesten haften blieb, ferner durch Reinigung des Gaumens mit trocknen Charpiepinseln, die ebenfalls den Schleim zweckmäßig hinwegnehmen, ferner durch Aussprützen und Ausspühlen des Mundes mit reinem, kalten Wasser, so viel wie möglich, Erleichterung zu geben. Gelang es auch hierdurch, wenn die Reinigung recht oft, wenn sie wenigstens alle Viertelstunden vorgenommen wurde, die beängstigenden Zufälle abzuhalten, so war den Kranken doch, des bei Tag und bei Nacht ununterbrochenen Reinigens wegen, jegliche Ruhe in solchem Grade genommen, daß sie sehr bald in einen nicht unbedeutenden Schwächezustand geriethen. Da mich nun jene Erfahrungen von der Unzulänglichkeit der angewendeten Mittel überzeugten, so versuchte ich gegen die genannten Beschwerden späterhin den innern Gebrauch des Belladonna-Extracts, täglich zu 1 bis 2 Gran.

(Immer wurde die Arznei blos in sehr wenigem Wasser aufgelöst gegeben, weil die Kranken nur äußerst geringe Quantitäten niederschlucken konnten.) Der Erfolg dieses Unternehmens zeigte sich einige Mal sehr nützlich. Durch die specifike Wirkung der Belladonna auf den Gaumen, und die nachbarlichen Gebilde, nahm die Empfänglichkeit des erstern für den Reiz der Hefte in dem Grade ab, daß die Schleimerzeugung sich bedeutend verminderte. (...)

§. 28.

Später nach der Operation, haben wir für die Auslösung der Hefte, für die vollständige Vernarbung der verletzten Stellen, und zuletzt erst für die Sprachverbesserung, zu sorgen.

Was das erstere betrifft, so müssen wir nothwendig von dem Grundsatze ausgehen, daß die Hefte hier, wo die organische Verbindung, wegen der zum Zusammenwachsen so wenig geneigten Schleimhaut, immer schwierig erfolgt, nicht spät genug ausgenommen werden können. Ihre Entfernung besorgen wir diesemnach nicht eher, als bis sie aufhören den beabsichtigten Zweck zu erfüllen, bis sie von selbst ganz oder halb ausfallen. – Je nachdem ein einzelnes Heft stärker einschneidet, reift es auch früher zur Ausnahme. Nach meinen bisherigen Erfahrungen schneiden einzelne Hefte schon gegen den dritten, alle aber spätestens bis zum fünften Tage wegen der Lockerheit der Gaumenhaut, und wegen der Nothwendigkeit der Fäden immer hinreichend fest angezogen zu halten, so ein, daß dieselben bis dahin entweder ganz, oder wenigstens auf einer Seite ausfallen. In dem erstern Falle zieht man das Ligaturschräubchen ohne alles Hinderniß vermittelst des zu demselben gehörigen Fadens aus. In dem letztern Falle, in welchem der Faden vom Stichpunkte bis zur Einigungsstelle, eine Lefze ganz durchschneidet, nützt das längere Liegen desselben, Behufs der Einigung, nicht im mindesten. Hier müssen wir daher das Heft ausschneiden, damit es, durch Zerrung und durch Unterhaltung des Eiterungsprocesses, nicht Nachtheil bringe. (...)

§. 32.

Nach ganz vollendeter Zuheilung der Spalte, bleibt uns noch die Sorge, die operirten Individuen zum richtigern Sprechen anzuweisen. Aus dem Vorhergegangenen erhellt, daß das normal gebildete Gaumensegel durch abgemessene Bewegungen zur Modulation der Stimme, daß es hierdurch zur Deutlichkeit der Sprache vorzüglich beiträgt; daß ferner Spaltungen jener Membran die Bewegungen derselben, und mit diesen auch die Sprache, mehr oder weniger beschränken. Die aufgestellte Operation hebt nun zwar die Spalte, sie behindert aber zu Anfang, durch übermäßige Spannungen des Gaumensegels, die Bewegungen desselben, und wird hierdurch der Sprache eben so nachtheilbringend, wie es die früher vorhanden gewesene Spalte war. In diesem Verhältnisse haben wir den Grund zu suchen, daß während dem Anliegen der Hefte die Sprache vollkommen behindert wird, und daß wir die erste Zeit nach erfolgter Heilung, keine Besserung, sondern gewöhnlich weit eher eine offenbare Verschlimmerung derselben bemerken. In gleichem Maße, als sich aber die Spannung des Gaumensegels, nach Ablauf einiger Wochen oder einiger Monate, mindert, kehrt, zu Folge meiner Erfahrungen, größere Beweglichkeit des Gaumensegels, und mit dieser auch eine vollkommnere Sprache zurück. – Ist die Möglichkeit gegeben, das Gaumensegel, mit erfolgtem Nachlaß der Spannung, vollkommen zu bewegen, so hat das Individuum deshalb noch keineswegs die Fertigkeit gewonnen, alle, zur Hervorbringung rein articulirter Töne nöthigen, Veränderungen mit demselben vorzunehmen. Eine solche zum reinen Sprechen erforderliche Fertigkeit, erlangen die Operirten, die einmal an die frühere Beschränktheit der Stimme gewöhnt sind, nicht zufällig, sondern immer nur durch besonderes Bemühen. – Um den Operirten nun jenen Gebrauch des Gaumensegels recht bald zu eigen zu machen, rathe ich dieselben erst darin zu üben, deutlich vorgesagte, einzelne Buchstaben, rein nachzusprechen. Können sie dies, so würde ich auf gleiche Weise zu Uebungen im deutlichen Aussprechen einzelner Silben, und zuletzt erst zu Uebungen im reinen Articuliren schreiten. (...)

Beiträge zur Gaumennath.
Von
Johann Friedrich Dieffenbach.

(1826)

Nächst der Staaroperation und der künstlichen Pupillenbildung ist wohl die Gaumennath unter den chirurgischen Operationen eine der sinnreichsten und interessantesten. Sehr groß ist daher das Aufsehen, das dieselbe, seitdem ihr Erfinder, Gräfe, sie bekannt gemacht hat, in den meisten Ländern erregt, und der Beifall, den sie bei den Aerzten und Wundärzten gefunden hat, fast ungetheilt. (...)

In den wenigen Jahren seit der ersten Bekanntwerdung der Gaumennath, ist mancherlei an der zuerst von Gräfe angegebenen Operationsmethode, theils durch ihn selbst, theils durch seine Nachfolger in Deutschland, Frankreich und England abgeändert worden, so daß fast jeder, der sich theoretisch oder praktisch mit diesem Gegenstande beschäftigt, ein mehr oder minder von dem ursprünglichen abweichendes Verfahren aufgestellt hat; wohl ein deutlicher Beweis von dem Interesse, welches alle an der Sache nahmen, so wie von dem Eifer irgend etwas ausfindig zu machen, um die Operation selbst zu erleichtern und ihr Gelingen zu befördern.

Auch ich wünschte hierzu etwas beizutragen. Sehr große und, nach der Exstirpation der Mandeln zu urtheilen, fast unübersteigliche Schwierigkeiten, schien mir anfangs die Gaumennath in ihrer Ausübung darzubieten, und Ebels treffliche Erzählung zweier mißlungener Operationsfälle diente eben nicht dazu, mir die Sache leichter vorzustellen. Angelegentlich bemühte ich mich daher, irgend eine leichtere Methode zur Vereinigung des Gaumensegels zu erdenken. Den ersten Akt, nämlich das blutige Verwunden des Spaltenrandes, hielt ich für nicht schwer und den chemischen, Entzündung erregenden Mitteln vorzuziehen, theils wegen der geringern Neigung dieser Art von Wundflächen zur adhäsiven Entzündung, theils auch wegen der

Besorgniß des leichten Ueberganges in Eiterung, die die feuchte Wärme des Mundes wohl befördern könnte. Schwieriger schien mir das Durchführen der Nadeln und Ligaturen, ganz vorzüglich aber die Schließung des zweiten Knotens nach Schürzung des ersten. Ist der erste Knoten gemacht und die Gaumenspalte zusammengezogen, so läßt er wieder nach, ehe die zweite Schlinge nachgeschoben worden ist, und es entsteht ein geringes Klaffen in der Spalte. Oft wenigstens wird dies nicht zu vermeiden sein, der zweite Knoten mag mit den Fingern oder einem Schieber dem ersten nachgerückt, oder jener so lange mit einer Zange zusammengehalten werden, bis er durch den zweiten befestigt wird; es wird das Nachschieben einen heftigen Reiz am Gaumensegel hervorbringen, welcher Husten, Würgen und das Nachlassen der Knoten zur Folge haben wird, so daß nichts anderes übrig bleibt, als die Ligatur wegzunehmen, und eine neue einzulegen. Ist der Doppelknoten am Gaumensegel erst vollendet und der Faden abgeschnitten, so hat der Operateur keine Gewalt mehr über die Ligatur als solche, er kann sie weder lösen, noch fester anziehen, sondern sie nur durchschneiden. (...)

Allen den angegebenen Schwierigkeiten und Unannehmlichkeiten bei der Operation des gespaltenen Gaumens, besonders bei dem dritten Akt, nämlich der Knotenschlingung, sieht man sich aber überhoben, wenn man sich zur Vereinigung eines Materials bedient, das fast so weich und biegsam wie ein gewichster Faden ist, und das, bloß zusammengedreht, die nöthige Haltbarkeit besitzt. Dies ist das gereinigte Blei in Form eines Drathes gebracht. Ein glatter Bleidrath läßt sich äußerst leicht zusammendrehen, und ist er erst als Ligatur durch die Ränder des gespaltenen Velums geführt, so kann er außerhalb des Mundes schon zusammengewunden, und dadurch die Gaumenspalte geschlossen werden, ohne daß Instrumente oder Finger Mund- und Rachenhöhle durch Berührung und Manipulation auf eine unangenehme und nachtheilige Weise reizen. Das nähere über diese Operationsmethode, die ganz v. Walther's Beifall hat, werde ich sogleich angeben, zuvörderst aber die Instrumente, die ich dazu für nöthig fand, beschreiben.

1. Eine Kornzange. Die Kerben an der innern Blattspitze gehen nicht, wie gewöhnlich, queer herüber, sondern verlaufen der Länge nach neben einander.

2. Ein schmales spitzes Bistouri mit langem Griff, dem Richterschen Staarmesser ähnlich.

3. Gaumennadeln, 7 Linien lang, von der Spitze bis zur Mitte sind sie kaum bemerkbar gekrümmt und dreischneidig, mit einer breitern Fläche an der concaven Seite, und zweien schmälern Seitenflächen; folglich ist die Nadel nicht bloß an den beiden Seiten, sondern auch auf dem Rücken schneidend. Die zweite hintere Hälfte ist überall von gleicher Dicke, und vollkommen rund und hohl. An der innern Wand läuft ein Mutterschraubengewinde herab. Die Nadeln müssen vom feinsten Stahl, besonders gut gearbeitet, und das Gewinde gehörig tief eingeschnitten sein.

4. Bleidrath von mäßiger Dicke. Das Blei muß von Zinn und andern seine Biegsamkeit verringernden Bestandtheilen möglichst gereinigt sein; nur dann hat der Drath den gehörigen Grad von Geschmeidigkeit und läßt sich leicht in das Schraubengewinde der Nadel hineinschrauben, mit dem er sich fest verbindet.

5. Eine Zange, die lang, dünn und auswendig an den Armen gereift ist. Die Kreuzung befindet sich sehr weit nach vorn. Die Spitze ist etwas umgebogen, und an der innern Fläche der Blätter mit Rinnen zum Einlegen der Nadeln versehen. Bei ge-

Tab: I.

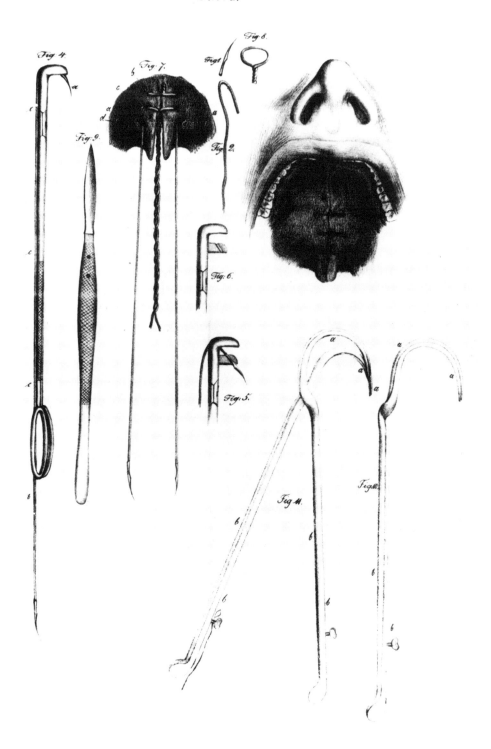

Instrumente zur Gaumennath. Tab. I.

Fig. 1. Die Gaumennadel von der Seite gesehen.
Fig. 2. Dieselbe von hinten.
Fig. 3. Die Ligaturen mit aufgeschrobenen Nadeln.
Fig. 4. Die geschlossene Zange mit eingelegter Nadel und Ligatur.
    a. Die obere Nadel, wie sie durch das Velum geführt wird.
    b. Die untere Nadel.
    c. c. c. Der in der Zangenfurche liegende Drath.
Fig. 5. Die innere Fläche des einen Zangenblatts mit der Nadel.
Fig. 6. Diese ohne Nadel.
Fig. 7. Das zum Theil durch die Ligaturen vereinigte Gaumensegel.
    a. a. Die Hälften des Velums.
    b. Die oberste fertige Nath mit abgeschnittenen Drathenden.
    c. Die mittlere Nath mit zusammengedrehten, zum Munde heraushängenden Enden.
    d. Die dritte, eingelegte, aber noch nicht zusammengedrehte Ligatur.
Fig. 8. Die Ligatur, wie sie im Velum liegt.
Fig. 9. Das Messer zum Abtragen des Randes des Velums.
Fig. 10. Die Gaumenzange zur Vereinigung des Velums ohne Nath.
    a. a. a. a. Die doppelten Blätter.
    b. b. b. b. Die doppelten Arme.
    c. c. Die Schraube zum Zusammenschrauben der Arme.
Fig. 11. Die einfache Zange für eine Hälfte des Velums.
    a. a. Die Blätter.
    b. b. Die Arme.

schlossener Zange sieht man an der vom Schnabel abgewandten Seite eine Furche auf der Schließungslinie der Arme herablaufen, in die der Drath gelegt wird.

Die Operation wird auf folgende Weise in drei Akten verrichtet.

Erster Akt. Wundmachung der Spaltenränder. Das halbe Velum wird mit der Kornzange mehr an seiner äußern Seite gefaßt, gespannt, mit der Spitze des Messers am untersten Winkel durchstochen, und ein schmaler Streifen, der ganzen Spaltenlänge nach, von der einen Seite des Velums abgetragen; der Schnitt wird bis über den Spaltenwinkel verlängert, und trifft mit dem von der entgegengesetzten Seite, an der man eben so verfährt, zusammen.

Zweiter Akt. Einlegen der Ligaturen. Nachdem auf zwei Spannen lange Drathenden die Nadeln fest aufgeschraubt worden sind, wird die erste mit ihrem hintern Drittheil in die Kerbe der Zange so eingelegt, daß die Spitze nach den Branchen der Zange sieht, und der Drath in die äußere an der Armen herablaufende Furche hineingebogen, indeß das untere Ende mit der zweiten Nadel frei herabhängt. Man faßt jetzt zuerst die rechte Seite des Velums mit der Kornzange, führt den Schnabel der Nadelzange in die Spalte, und durchsticht dasselbe von hinten nach vorn, faßt dann die Nadelspitze mit der Kornzange, öffnet die Nadelzange, und zieht die Nadel mit der nachfolgenden Bleiligatur zum Munde heraus, und zwar so weit, bis das andere Ende derselben mit ihrer Nadel in der Spalte angelangt ist. Jetzt wird die zweite Nadel auf die hier eben beschriebenen Weise gefaßt, die gegenüber liegende Seite des Velums durchstochen, und die Nadel sammt dem Drath so weit wieder vorgezogen, bis beide Nadeln außerhalb des Mundes gleich weit herabhängen. Man schraubt sie jetzt entweder ab, und braucht sie zu der nächsten Nath, oder schneidet, um Zeit zu ersparen, den Drath oberhalb durch. Eben so verfährt man bei der Anlegung einer zweiten oder dritten Ligatur.

Hierauf beginnt man nun die Schließung der Näthe, indem man die zusammengehörenden Enden außerhalb des Mundes zusammenzudrehen anfängt, worauf die Windungen sich allmählig bis an das Gaumensegel fortschieben, dessen Ränder sich mehr und mehr nähern, und zuletzt dicht an einander legen. Zweckmäßig ist es gegen das Ende der Drehung, die Ligaturen dicht an Velum mit dem Schnabel der Nadelzange zu halten, damit das Gaumensegel nicht unnütz gezerrt werde. Die oberste Ligatur wird am besten zuerst geschlossen. Hat man nun, je nachdem die Umstände es erforderten, zwei, drei oder vier Ligaturen angelegt und geschlossen, so schneidet man dieselben einige Linien weit vom Gaumensegel entfernt mit einer auf der Fläche gebogenen Scheere ab, und bestreicht die scharfen Ecken etwas mit der Kornzange, dann läßt man den Mund mit lauem Wasser ausspülen und untersucht genau, ob irgendwo die Wunde noch auseinander stehe, oder zu fest zusammengeschnürt sei. Das erste wird man durch stärkeres Zusammendrehen, das letztere durch Erweitern der Drathschlinge zu verbessern suchen. Hierauf biegt man die kurzen zusammengewundenen Enden etwas nach oben, damit sie die Zungenwurzel nicht reizen.

Tritt einige Zeit nach der Operation ein so hoher Grad von Entzündung am Gaumen ein, daß man ein Einschneiden der Ligaturen befürchtet, so löst man dieselben durch ein geringes Aufdrehen mittelst der Kornzange; werden sie aber locker, so dreht man sie etwas stärker zusammen.

Bei der Entfernung der Näthe verfährt man auf folgende Weise: Das Doppelende wird mit der Kornzange gefaßt, und der einfache Ring dicht am Gaumensegel mit der Spitze einer scharfen Scheere durchschnitten. Dann faßt man abermals mit ihren Spitzen das einfache Drathende zangenartig und zieht den Ring von einander, indem die Kornzange in der Rechten, welche das Doppelende fixirt, durch eine Seitenbewegung leicht das Herausziehen gestattet.

Auch nach gelungener Operation, ist selbst noch einige Tage dem Operirten alles Sprechen zu verbieten, und ihm bloß der Genuß einer dünnen Suppe zu erlauben. (...)

Neue Methode der Lippenbildung, bereits durch die Erfahrung bewährt.
Von
Johann Friedrich Dieffenbach.

(1828)

Es gibt viele Unglückliche, deren Mund in Folge herpetischer, syphilitischer, Mercurialgeschwüre u.s.w. nach vorangegangener Zerstörung der Lippen, bis auf ein kleines rundes Loch verwachsen ist. Das bis jetzt übliche Verfahren besteht darin, entweder den Mund wieder aufzuschneiden und einen fremden Körper bis zur Vernarbung zwischen die auf diese Weise neugebildeten Lippen zu legen, oder die Wangen zu durchbohren, Bleidräthe an der Stelle der Mundwinkel durchzuziehen, und dann, wenn die Löcher endlich ausgeheilt sind, die Backen zu durchschneiden.

Die erste von diesen Methoden hilft gar nichts, da der Mund binnen kurzer Zeit sich zuweilen noch mehr als vor der Operation verengt. Zur zweiten wird, ehe die Stichwunden ausheilen, Jahr und Tag erfordert, und der Operirte hat dann ein callöses Mundloch, das er weder öffnen noch schließen kann. Ich habe solche Menschen gesehen.

Meine Methode besteht darin, daß ich von dem runden Loche aus nach beiden Seiten desselben einen dicken Streifen aus den sämmtlichen Weichtheilen herausschneide bis auf die Schleimhaut, welche unverletzt bleibt; dann trenne ich ringsum die Schleimhaut noch etwas nach dem Mund hinein ab, und hierauf spalte ich bei von einander entfernten Kiefern die bis dahin ungetrennte Schleimhaut, doch nicht bis in die Winkel hinein.

Wenn nun das geschehen ist, so wird die Schleimhaut über die Wundränder der Weichtheile gezogen und hier die sich berührenden Ränder der Schleimhaut und *Cutis* mit den feinsten von meinen Nadeln ringsum durch die umwundene Naht vereinigt. Gegen den überhäuteten Mittelpunct der Lippen wird die Schleimhaut eingefalzt. Besonders ziehe man den nicht durchschnittenen Theil derselben aus den Winkeln stark hervor.

Die ganze Operation, die ich für einen sehr wesentlichen Gewinn der Chirurgie halte, ist äußerst leicht und schnell auszuführen, indem man die Wundränder mit der innern Schleimhaut des Mundes wie Schuhe einfaßt.

Ein junger Mann, den ich durch diese Operationsmethode von seinem unglücklichen Zustande befreite, hatte an der Stelle des Mundes ein Loch von dem Umfange eines starken Federkiels. Nach vollendeter Operation wurden in den ersten Tagen kalte Umschläge angewendet. Die Heilung erfolgte fast überall *per primam intentionem*.

Die ausführliche Beschreibung dieser neuen chirurgischen Operation nebst der weitläufigern Mittheilung des Falls werde ich nächstens mit andern Restitutionsoperationen am Gesicht, bekannt machen.

Ueber eine neue Methode der totalen Rhinoplastik.
Von

Bernhard von Langenbeck.

(1864)

Der organische Wiederersatz totalen Nasenmangels ist sowohl durch die Indische, wie durch die Italienische Rhinoplastik versucht worden. Beide Methoden, seit C. F. v. Graefe die erstere auf den Europäischen Continent verpflanzte, und die letztere wesentlich verbesserte, sind bis auf die neueste Zeit im Wesentlichen unverändert geblieben. Es ist nicht unsere Absicht, die Leistungen Dieffenbach's und der Chirurgen der neuesten Zeit gering anzuschlagen – in der Operationsmethode totaler Nasendefecte haben dieselben jedoch keine wesentliche Veränderung hervorzubringen vermocht.

Das Knochengerüst der Nase wird von den Nasalfortsätzen des Oberkiefers, der perpendikulairen Platte des Siebbeines und dem Vomer, und von den Nasenknochen gebildet. Fehlen neben der häutigen und knorpeligen Nase nur die *Ossa nasi* bei erhaltenen Nasalfortsätzen des Oberkiefers, so vermag die Rhinoplastik recht befriedigende Resultate zu liefern. Sobald aber sammt der weichen Nase alle jene Knochentheile zerstört sind, die Nasengegend vollkommen flach erscheint und gegen die Stirn erheblich zurücktritt, erweist sich die Indische wie die Italienische Rhinoplastik völlig unzureichend. Die neue Nase, mag sie auch noch so gross und vollkommen gebildet sein, flacht sich mit der Zeit mehr und mehr in das Gesicht ab, und hat schliesslich keine viel stärkere Erhebung, als der frühere Narbenstumpf.

Um der neuen Nase eine grössere Festigkeit und, wenn möglich, eine knöcherne Grundlage zu geben, versuchte Langenbeck im Jahre 1859 die periostale Rhinoplastik, d. h. die Transplantation eines aus Stirnhaut und Pericranium bestehenden Ersatzlappens auf den Defect (Deutsche Klinik 1859, Nr. 48., Beiträge zur Osteoplastik). Aus den fünf bis jetzt von ihm nach dieser Methode operirten Fällen glaubt L.

den Schluss ziehen zu dürfen, dass die neue Nase allerdings eine weit grössere Festigkeit und eine vollkommenere Erhebung behält, und dass durch die Verknöcherung der überpflanzten Periostlager eine mehr oder weniger vollständige Knochenbildung stattfinden kann. Bei fehlenden Nasalfortsätzen des Oberkiefers ist es indessen auch durch die Periosttransplantation nicht möglich, Nasen von der erforderlichen Erhebung zu construiren.

Es hat sodann Ollier im Jahre 1861 die periostale Rhinoplastik mit Knochentransplantation combinirt ausgeführt (*Gaz. des Hôpit.* 1861, Nr. 135, 19. Novbr.), indem er den vorhandenen Rest des rechten *Os nasi* und einen Theil des *Process. nasalis* über den Defect transplantirte, und diesen Knochenlappen mit Stirnhaut und Pericranium überhäutete. Das Resultat scheint ein günstiges gewesen zu sein. In dem zweiten von Ollier operirten Falle wurde ein Theil des transplantirten *Os nasi* nekrotisch ausgestossen, und die neue Nase hatte eine schlechte Form (*Gaz. des Hôpit.* 1862, Nr. 22, p. 87.). In einem dritten nach derselben Methode operirten Fall (Ollier, *ostéoplastie appliquée à la restauration du Nez*, Vortrag gehalten in der *Societé impér. de méd., de Lyon 1863*) war der Erfolg wiederum ein günstiger.

Ganz abgesehen von den Erfolgen, die sich wegen fehlender Abbildungen nicht sicher beurtheilen lassen, vermag L. den Ersatz des fehlenden Knochengerüstes durch Transplantation von Resten der Nasenknochen nicht als rationell anzusehen. Reste der Nasenknochen, wie gross und wie geformt sie auch immer sein mögen, sind stets am meisten an ihrem Platz da, wo sie sich befinden; es kann also für die zu gewinnende Formbildung nicht zweckmässig sein, sie an eine andere Stelle zu transplantiren. Es handelt sich ja nicht darum, eine knöcherne Nasenspitze herzustellen, sondern im Bereich des Nasenrückens und der Nasenwurzel die nöthige Knochenunterlage zu schaffen, und hier finden sich unter allen Umständen die Reste der Nasenknochen, wenn solche überhaupt vorhanden sind. Wollte man die fehlenden Nasenknochen durch Transplantation von Knochen ersetzen, so müsste man mit dem Stirnhautlappen ein dem Umfange des zu ersetzenden Knochens entsprechendes Stück der *Tabula externa* des Stirnbeines reseciren und über den Defect verpflanzen. Die Ausführung dieser Operation würde nicht auf erhebliche Schwierigkeiten stossen, und L. hat nur deshalb Abstand genommen, zu derselben zu schreiten, weil die Resection der *Tabula externa* die Eröffnung der *Venae diploicae* zur Folge haben würde, eine Verletzung, welche Phlebitis und purulente Meningitis veranlassen könnte.

Im verflossenen Sommer hat L. einen andern Operationsplan verfolgt, welcher für die Zukunft der totalen Rhinoplastik von Bedeutung zu werden verspricht. Derselbe besteht in der Transplantation eines verhältnissmässig kleinen Stirnhautlappens über ein vorher aufgerichtetes Knochenbalkengerüst. Zum besseren Verständniss dieser Operation ist es erforderlich, die Veränderungen zu berücksichtigen, welche die weichen und knöchernen Theile des Antlitzes im Bereich des Nasendefectes und durch ihn erleiden. (...)

Die ulcerativen Prozesse, welche Nasendefecte veranlassen, haben meistens einen sehr chronischen Verlauf und es können bis zu ihrer Heilung 10–20 Jahre vergehen. Chronische Ulcerationen in der unmittelbaren Nähe der Knochen haben, wie es die bekannte Knochenauflagerung der Tibia bei chronischen Beingeschwüren zeigt, sehr constant Callusproductionen zur Folge, und diese Veränderung kann häufig auch an den Knochenstümpfen der zerstörten Nasen nachgewiesen werden. Von den Rändern der *Apertura pyriformis*, manchmal von der ganzen Innenfläche der Nasenhöhle, wachsen Callusproductionen hervor, welche jene Oeffnung um mehr als die Hälfte verengern, bisweilen die ganze Nasenhöhle vollständig ausfüllen können, so dass nur ein federkieldicker centraler Kanal die Nasenrespiration noch möglich macht. In seltenen Fällen kömmt auch eine Art von Neubildung der Nasenknochen zu Stande, indem eine Callusbrücke von einem *Processus nasalis* zum andern quer herüber wächst. Diese Callusproductionen kommen ohne Zweifel dadurch zu Stande, dass die von den Knochenwandungen auswachsenden, bei der Benarbung gegen das Centrum der Höhle sich contrahirenden Granulationen allmälig verknöchern. In demselben Maasse als die Knochensubstanz des Oberkiefers in die Nasenhöhle gleichsam hineinwächst, wird auch die den Nasendefect umgränzende Gesichtshaut durch Narbencontraction gegen die Mittellinie des Defectes zusammengerückt.

Diese bisher nicht beachteten Verhältnisse hat L. zuerst an Lebenden bei Gelegenheit der Rhinoplastik wahrgenommen, dann aber an nahezu vierzig kranken Schädeln verschiedener Sammlungen wiedergefunden. (...)

Auf jenem gewöhnlichen Befund, d.h. vorhandenen Resten der Nasenknochen und Callusproductionen an den Rändern der *Apertura pyriformis*, hat L. die gleich zu schildernde Operation basirt, welche, da sie ein neues Princip, den Aufbau eines Knochengerüstes, zur Geltung bringt, als neue Methode der combinirten Rhinoplastik hingestellt werden kann. Diese Operation zerfällt in drei Hauptacte:

1) **Ablösung der den Defect bedeckenden Haut.** Ein vom Nasalfortsatz des Stirnbeines in der Mittellinie des Defectes herabsteigender senkrechter Schnitt trennt die den Narbenstumpf bedeckende, gesunde Haut in zwei Hälften, deren jede gegen die Wange hin abpräparirt wird. Die etwa vorhandenen Reste der Nasenknochen und der *Processus nasales*, sowie die Ausdehnung der Knochenneubildung liegt nun zu Tage.

2) **Aufrichtung des Knochenbalkengerüstes.** Ein mit der Stichsäge geführter Sägenschnitt trennt von dem Knochenrande der *Apertura pyriformis* an jeder Seite einen 1½–2″ breiten Knochenbalken ab. Die Länge dieses Knochenbalkens wird bestimmt durch die Breite der von dem Defect abgelösten Haut, welche er zu stützen bestimmt ist. Mit einem in den Sägenschnitt eingesetzten Elevatorium wird der Knochenbalken von jeder Seite vorsichtig losgebrochen, so aber, dass er in der Gegend des unteren Randes der *Apertura pyriformis* mit dem Oberkiefer in Verbindung bleibt. An diesem senkrecht aufgerichteten Knochenbalken wird die sub 1. abgelöste Haut durch eine Fadenschlinge befestigt, und folglich in der senkrechten Stellung erhalten.

Sodann werden die vorhandenen, gegen die Nasenhöhle eingesunkenen Reste der *ossa nasi* durch einen senkrecht gegen das Stirnbein aufsteigenden Sägenschnitt von dem *Processus nasalis* jeder Seite getrennt, und mittelst des Elevatorium langsam in die Höhe gebrochen und bis zu der erforderlichen Erhebung aufgerichtet. Die in der Regel erhaltene Nahtverbindung der *ossa nasi* mit dem *os frontis* bildet das Charnier, in welchem die Nasenknochen sich, ohne abzubrechen, bewegen.

3) **Transplantation eines Stirnhautlappens über das aufgerichtete Knochenbalkengerüst.** Mit diesem Stirnhautlappen kann ein Stück Pericranium transplantirt werden, wenn es erforderlich sein sollte.

Diese Methode bietet den Vortheil, dass sich eine Nase von vollkommen normaler Erhebung mit einem sehr geringen Aufwand von Material herstellen lässt. Denn während die totale Rhinoplastik aus der Stirnhaut allein einen Ersatzlappen von mindestens 3″ Breite erfordert, betrug diese in dem von L. operirten Fall nur 1″. Die Erhebung der neuen Nase ist (...) in den seit der Operation verflossenen 4 Monaten vollkommen unverändert geblieben. L. zweifelt nicht, dass diese Methode auch auf die Wiederaufrichtung eingesunkener Nasen mit Vortheil verwendet, und nach dem jedesmaligen Bedürfniss vielfach modificirt werden kann.

Ueber Zungenamputation mittelst des Thermocauters.
Von
Bernhard von Langenbeck.

(1881)

M. H.! Bei der vorgerückten Zeit und der noch keinesweges erschöpften Tagesordnung, würde ich meinen Vortrag am liebsten zurückgezogen haben, um zu verhindern, dass die noch angekündigten weiteren Vorträge uns nicht entgehen. Allein ich fühle mich gewissermassen verpflichtet, Ihnen ein Mundspeculum vorzulegen, welches mein chirurgischer Instrumentenmacher, Herr Schmidt, auf meine Veranlassung angefertigt und welches sich bei thermokaustischen Operationen in der Mundhöhle recht nützlich erwiesen hat. Der Demonstration des Instruments muss ich jedoch einige Worte vorausschicken.

Die zahlreichen Arbeiten über die Operation des Zungencarcinoms, welche die letzten zehn Jahre uns gebracht haben, berechtigen wohl zu dem Schluss, dass dieser wichtige Gegenstand noch keinesweges zum Abschluss gekommen ist. Selbstverständlich gilt dieses nur von den ausgedehnten Zungencarcinomen, wobei eine ganze Zungenhälfte oder die ganze Zunge bis zur Epiglottis entfernt werden muss und wo Theile des Mundbodens und erkrankte Lymphdrüsen mit zu beseitigen sind. Auf den freien Theil der Zunge beschränkte, weniger ausgedehnte Carcinome können ja nach verschiedenen Methoden mit Sicherheit angegriffen werden, und es ist dabei ja auch der Thermocauter schon mit Erfolg angewendet worden, die Exstirpation sehr ausgedehnter Zungencarcinome aber gehört noch immer zu den höchst gefahrvollen Operationen, welche Methode man dabei auch in Anwendung ziehen mag.

Die Anforderungen, welche wir bei Exstirpation umfangreicher Carcinome an die zu wählende Methode stellen müssen, sind: die Möglichkeit einer vollständigen Exstirpation alles Krankhaften, die Vermeidung der Blutung und des Hineingelangens von Blut in die Luftwege während der Operation, endlich die sichere Ableitung des Wundsecretes und der sich zersetzenden Mundflüssigkeiten bis zur vollendeten Heilung.

Ich habe eine Zeit lang geglaubt, dass zwei Methoden diese Bedingungen vollständig erfüllen müssten, nämlich die submentale Exstirpation nach Regnoli-Billroth für die Amputation der ganzen Zunge und der in dem Ausschnitt des Unterkiefers sitzenden Mundbodencarcinome, und die von mir angegebene Methode mit temporärer seitlicher Durchsägung des Unterkiefers (Verhandlungen der Deutschen Gesellschaft für Chirurgie. Vierter Congress, 1875. Berlin 1876, S. 111. – Benary, die Exstirpation des Zungencarcinomes etc. Inaug.-Dissertation. Berlin, 1876) für die Amputation der ganzen Zunge, einer Zungenhälfte und der seitlichen Mundbodencarcinome. Auch heute noch kann ich versichern, dass in Bezug auf die vollständige Exstirpation aller kranken Theile und auf die Verhinderung der Blutung und des Hineingelangens von Blut in die Luftwege während der Operation, meine Methode nichts zu wünschen übrig lässt.

Allein, abgesehen davon, dass die Durchsägung des Unterkiefers manche Unannehmlichkeiten für den Kranken bietet, so ist das Mortalitätsverhältniss der Zungenexstirpationen sowohl nach der Regnoli-Billroth'schen, wie nach meiner Methode ein beträchtlich grosses. Unter 15 ausgedehnten Zungenexstirpationen habe ich einen nach der submentalen Methode und 5 mit temporärer seitlicher Durchsägung des Unterkiefers Operirte durch den Tod verloren. (...)

Nach seitlicher Durchsägung des Unterkiefers hat man die Blutstillung so sicher in seiner Hand, dass der Blutverlust selten ein bedeutender sein wird, und dass der immer etwas zeitraubende Voract der Unterbindung der Artt. linguales oberhalb des Zungenbeines vermieden werden kann. Sobald die durchsägten Kieferhälften seitlich verzogen werden, wird die ganze Submaxillar- und Sublingualgegend so zugänglich und übersichtlich, dass man bei vorsichtiger Zergliederung die freigelegten Arterien (Art. lingualis und maxillaris externa) sicher erkennt und zwischen zwei Schieberpincetten durchschneiden kann. Ja es gelingt, wenn die ganze Zunge entfernt werden muss, ohne Schwierigkeit, auch die genannen Arterien der anderen Seite in derselben Weise zugänglich zu machen und zu unterbinden (...). Da während der ganzen Dauer der Operation auch die Rachenhöhle übersehen werden kann und die Epiglottis zu Tage liegt, so gelingt es mit derselben Sicherheit, das Ueberfliessen von Blut in der Larynx zu verhindern, auch wenn Arcus palatoglossus, Tonsille und ein Theil des Gaumensegels mit fortgenommen werden müssen.

Auch die Ableitung des Wundsecretes und der Mundflüssigkeit ist durch ein in den unteren Winkel der Halswunde eingelegtes dickes Drainrohr vollkommen sichergestellt.

Diese Vortheile der Methode verschwinden aber gegenüber der bis jetzt nicht zu beseitigenden Gefahr einer nachfolgenden tiefen Halsphlegmone und des Hineingelangens fauliger Wundsecrete und der Mundflüssigkeiten in die Luftwege. (...)

Das Auftreten tiefer Halsphlegmone mit acutem purulentem Oedem und Senkungen bis in das Mediastinum und die Schluckpneumonie sind also die Gefahren, welche nach ausgedehnten Zungenexstirpationen, selbst bei noch so glücklich ausgeführter Operation, das Leben der Kranken bedrohen. Auf die Aspiration fauliger Gase in die Luftwege kann ich kein grosses Gewicht legen, weil diese nach Resection des Oberkiefers und Unterkiefers, wegen der Unmöglichkeit der Desinfection der Mundhöhle, in noch reichlicherem Maasse stattfinden muss und weil ich davon bis jetzt Nachtheile nicht gesehen habe. Ich möchte daher die Tracheotomie als Voract der Zungenexstirpation nicht empfehlen, weil sie die Operation noch mehr complicirt. Auch habe ich einen Kranken, bei dem ich die Tracheotomie der Zungenexstirpation vorausgeschickt hatte, und der bis zum Tode vollkommen frei durch die Canüle athmete, an Schluckpneumonie verloren.

Nach Exstirpation einer Zungenhälfte oder der ganzen Zunge bis an die Epiglottis fehlt die beim Schlingen nothwendige Ueberdachung der Stimmritze durch den Kehldeckel, und es muss, bei den unwillkürlichen Schlingbewegungen, welche der Kranke macht, um den in der Mund- und Rachenhöhle sich ansammelnden Schleim hinabzubefördern, dieser zum Theil in den Kehlkopf gelangen.

Dieser stets drohenden Gefahr würde nur dann vorgebeugt werden, wenn man nach dem Vorgange von Kocher (Deutsche Zeitschrift f. Chirurgie, Bd. 13, S. 134) die Tracheotomie vorausschicken, Zunge und Mundboden von der Fossa submandibularis aus exstirpiren und bis zur vollendeten Heilung die Nasen-Rachenhöhle mit Carbolgaze tamponiren wollte. Allein ich würde mir nicht getrauen, die ganze Zunge oder eine Zungenhälfte bis zur Epiglottis sammt Tonsille, Arc. palatoglossus und Gaumensegel von der Unterkiefergrube aus zu exstirpiren, in der Besorgniss, bei der geringen Uebersichtlichkeit des Operationsfeldes und der dabei doch möglichen Verletzung der Art. pharyngea und palatina ascendens, sowie der Carotis, die Blutung nicht sicher beherrschen zu können. Auch dürfte die zur Ernährung mit der Schlundsonde mehrmals täglich nothwendige Erneuerung der Rachentamponnade auf grosse Schwierigkeiten stossen.

Nachdem ich in mehreren Fällen den freien Theil der Zunge, sowie kleinere Zungengeschwülste mit Hülfe des Paquelin'schen Thermocauters mit Erfolg exstirpirt hatte, beschloss ich auch die ausgedehnten und weit nach hinten reichenden Zungen- und Mundboden-Carcinome damit in Angriff zu nehmen, sobald die fehlende Infiltration der Submaxillardrüsen eine vollständige Zerstörung alles Krankhaften vom Munde aus als möglich erscheinen liess.

Es gelingt in der That, mit dem Thermocauter so gut wie ganz unblutig zu operiren, wenn man mit dem nur bis zum Rothglühen erhitzten messerförmigen Instrument die Gewebe langsam trennt, vorausgesetzt, dass die zu trennenden Gefässe nicht zu grossen Calibers sind. In den ersten so operirten Fällen, in denen ich zu schnell vorging, blutete freilich die Art. lingualis jedesmal; die Blutung konnte aber durch Fassen mit der Schieberpincette sofort gestillt werden, weil die Trennung dieser Arterie erst bei Ablösung der Zunge vom Mundboden stattfand, die Operation also beendigt war. In einem neuerdings operirten Fall von Totalexstirpation der hinteren Zungenhälfte bis an Epiglottis, sammt dem Arcus palatoglossus gelang es aber auch diese Blutung zu vermeiden, weil ich das Instrument sehr langsam einwirken liess.

Anfangs benutzte ich zum Offenhalten des Mundes das Whitehead'sche Speculum. Es gelang aber dabei nicht, leichte Verbrennungen der Lippen- und Wangenschleimhaut durch die strahlende Wärme ganz zu vermeiden. Ich veranlasste daher unseren chirurgischen Instrumentenmacher Herrn Schmidt das Instrument in folgender Weise zu verändern:

Dem oberen Bügel des Speculums, welcher dem Oberkiefer anliegt, schliesst sich eine, an ihrer oberen Fläche mit einer Elfenbeindecke gefütterte Stahlplatte an, welche bis an das Gaumensegel reicht und das ganze Gaumengewölbe verdeckt. Von dem vorderen Rande dieser Gaumenplatte erhebt sich eine vertical gestellte Stahl-

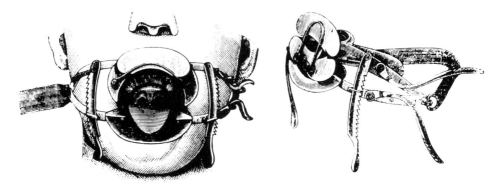

platte, welche die Oberlippe schützt, mit den Seitenrändern der Gaumenplatte sind zwei seitliche schmalere Platten derselben Construction beweglich verbunden. Sobald das in den Mund eingeführte Speculum geöffnet und der Unterkiefer vom Oberkiefer entfernt wird, schlagen sich die seitlichen Platten durch Federwirkung nach abwärts, so dass Wangenschleimhaut und Mundwinkel gegen die strahlende Wärme des Thermocauters geschützt bleiben. Der untere, für die Zahnreihe des Unterkiefers bestimmte Bügel des Speculums ist ebenfalls mit einer mit Elfenbein gefütterten Schiene versehen, welche die Unterlippe schützt. Das für die Fixirung der Zunge bestimmte Zungenstück des Whitehead'schen Speculums ist natürlich fortgelassen.

Zur Ausführung der Operation wird, nachdem der Kranke tief chloroformirt worden, zunächst eine Fadenschlinge durch die Zunge gelegt, die Schlinge zwischen den Branchen des Speculums hindurchgezogen, sodann das Speculum in den Mund eingeführt, geöffnet und die Zunge so weit als möglich hervorgezogen. Ist nur eine Zungenhälfte zu entfernen, so markirt man zunächst die Grenze der kranken Zungenhälfte mit dem Thermocauter. Sind Gaumenbogen, Tonsille und die ganze Zungenwurzel zu entfernen, so nimmt die Operation am besten hier ihren Anfang. Da es schwierig ist, mit dem geraden Messer des Thermocauters hinten im Munde senkrechte Schnitte zu führen, wie sie zur Abtrennung der Zungenwurzel vom Ligament. glossoepiglotticum erforderlich sind, so habe ich die Platinaspitze des messerförmigen Instruments hakenförmig umbiegen lassen. Um möglichst unblutig zu operiren, darf man das nur bis zum Rothglühen erhitzte Instrument nur sehr leicht über die zu trennenden Gewebe hinführen und sehr langsam in die Tiefe vordringen.

Als Annehmlichkeit der Methode darf ich hervorheben die Möglichkeit, bei theilweiser Exstirpation der Zunge das Instrument, nach Abtragung der kranken Theile, noch beliebig tief auf den Zungenstumpf oder den Mundboden einwirken zu lassen und so mehr Sicherheit zu erlangen, dass alles Kranke zerstört ist. Dieser über die Grenzen des Kranken weit hinausgreifenden Cauterisation schreibe ich es zu, dass bei den von mir operirten Kranken ein Recidiv an den Zungenresten oder im Mundboden bis jetzt nicht vorgekommen ist. Auch die Gefahr einer tiefen Halsphlegmone nach der Operation dürfte durch das Cauterium wohl am sichersten beseitigt werden. Dagegen halte ich eine vollständige, dauernde Desinfection der Mundhöhle mit den bis jetzt uns zu Gebote stehenden Mitteln nicht für erreichbar, weil der ziemlich dicke

Brandschorf gleich einem Schwamm mit Wundsecret und Mundflüssigkeit getränkt bleibt, deren faulige Zersetzung während der Nacht nicht verhindert werden kann. Diesem Umstande glaube ich die Temperatursteigerung zuschreiben zu müssen, welche ziemlich regelmässig am Abend des zweiten Tages nach der Operation einzutreten pflegt und die erst aufhört, wenn der Brandschorf abgestossen ist und die Wunde granulirt. Die Gefahr der Schluckpneumonie ist (...) auch bei der Anwendung des Thermocauters nicht ausgeschlossen, und ich weiss nicht, wie man derselben begegnen soll. Auch bei streng durchgeführter Fütterung durch die Schlundsonde findet doch ein zeitweises unwillkürliches Schlingen von Mundflüssigkeit statt, und die dann eintretenden Hustenanfälle machen es wahrscheinlich, dass jedesmal etwas in die Luftwege übergeflossen ist. Ausgedehnte, bis an die Epiglottis reichende Zungenexstirpationen mit Hinwegnahme eines Arcus glossopalatinus werden also wahrscheinlich immer sehr gefahrvoller Operationen bleiben, in welcher Weise man sie auch ausführen mag. Und doch gestatten die schrecklichen Qualen, welche ein tiefgehendes Zungencarcinom mit sich führt, es nicht, uns diesen Operationen zu entziehen, so lange noch eine Infiltration der Lymphdrüsen nicht nachgewiesen werden kann. Ob das Operiren mit dem Thermocauter geeignet ist, die Gefahren der Operation zu vermindern, müssen weitere Erfahrungen zeigen. Vorläufig werde ich diese Methode festhalten, die lange Dauer der Operation aber in Zukunft dadurch vermeiden, dass ich zuvor beide Artt. linguales oberhalb des Zungenbeines unterbinde. Die Abtragung der Zunge wird sich dann mit dem Thermocauter ebenso schnell ausführen lassen, wie mit schneidenden Werkzeugen. Zur Ableitung des Wundsecrets werde ich eine Drainröhre durch den Mundboden nach aussen führen. (...)

Die Naht der Spalten und Defekte des Gaumensegels ohne Durchschneidung der Gaumenmuskeln.

Von

Julius Wolff.

(1890)

Man hat bisher bei der Gaumennaht stets als die größeste aller Schwierigkeiten den Umstand angesehen, dass an den vernähten Gaumensegelhälften eine zu starke Spannung und damit eine das Misslingen der Operation veranlassende Zerrung an der Nahtreihe sich geltend mache, und man hat es desshalb immer als eine der wichtigsten Aufgaben bei der Gaumennaht betrachtet, außer der Ablösung des mucös-periostalen Gaumenüberzuges vom harten Gaumen noch besondere operative Maßnahmen zur Entspannung des Gaumensegels zu treffen. (...)
Die von mir seit Oktober v. J. vorgenommenen Gaumenspaltenoperationen haben nun aber gezeigt, dass in Wirklichkeit keineswegs in den Spannungsverhältnissen des Gaumensegels die Hauptschwierigkeit oder auch überhaupt nur irgend eine Schwie-

rigkeit der Operation liegt, und dass wir uns mithin bisher bezüglich der Nothwendigkeit solcher besonderen operativen Maßnahmen zur Entspannung des Gaumensegels (...) im Irrthum befunden haben.

Es stellt sich nämlich heraus, dass nach sorgfältiger Ablösung des Involucrum palati duri vom Knochen das Gaumensegel, als eines der weichsten, beweglichsten und dehnbarsten Gebilde des menschlichen Körpers, vermöge dieser seiner Eigenschaften auch ohne Seitenincisionen durch das Velum und ohne die Meißelung am Proc. pterygoideus erfolgreich vernäht werden kann.

Ich verfahre gegenwärtig so, dass ich in der gewöhnlichen Weise die beiden Seitenincisionen am harten Gaumen längs der Alveolen bis zur hinteren Grenze des Alveolarfortsatzes ausführe, und von diesen Seitenschnitten aus das Involucrum palati duri ablöse. Die Ablösung geschieht zuerst von der Mundfläche und den Spalträndern der Hälften des knöchernen Gaumens, dann vom hinteren Rande der Partes horizontales ossis palatini, und endlich – so weit es erforderlich ist, um die entsprechende Hälfte des gespaltenen Velum mit Leichtigkeit bis über die Mittellinie hinaus nach der entgegengesetzten Seite herüberziehen zu können – von den den Partes horizontales zunächst angrenzenden Partien der Processus pyramidales des Gaumenbeins. Alsdann erfolgt die Wundmachung und Vernähung der Spalt- resp. Defekträder. Die Seitenschnitte durch das Velum unterlasse ich also eben so, wie Billroth, ganz; ich unterlasse aber auch die Meißelung am Processus pterygoideus. Die innere Platte des Processus pterygoideus bleibt gänzlich außerhalb des Operationsgebietes; nicht einmal der das untere Ende dieser Platte bildende Hamulus pterygoideus wird berührt.

Spalten, die nur durch das Velum palatinum gehen, die also nur bis zur hinteren Grenze des knöchernen Gaumens nach vorn reichen werden genau eben so operirt. Es werden, als wären auch die horizontalen Platten der Gaumenbeine gespalten, kurze Seitenincisionen an der hintersten Partie des Alveolarfortsatzes ausgeführt, und von diesen Schnitten aus geschieht die Ablösung von der hintersten Partie des harten Gaumens ganz in der vorhin beschriebenen Weise. Alsdann werden wieder die Velumhälften wundgemacht und vernäht.

Zehn in solcher Weise von mir ausgeführte und weiter unten in Kürze mitzutheilende Operationen, und zwar 9 Operationen der angeborenen Gaumenspalte und 1 Operation eines enorm großen erworbenen Defektes des weichen Gaumens, liefern den ausreichenden Beweis der vollkommen erfolgreichen Ausführbarkeit dieses meines Verfahrens, und die Fälle zeigen somit, dass die Operationen der Spalten und Defekte des Gaumensegels sich nicht nur außerordentlich vereinfachen, sondern sich auch mit sehr viel vollkommenerer Schonung der Gaumenmuskulatur, als man es bisher für möglich gehalten hat, ausführen lassen. (...)

Es wird desshalb als ein für das funktionelle Ergebnis der Gaumennaht wesentlicher Vortheil angesehen werden müssen, dass aus meinen in Rede stehenden Operationsfällen die Entbehrlichkeit nicht bloß der Seitenschnitte, sondern auch der Meißelung am Proc. pterygoideus erweislich ist.

In den letzten vier der unten aufzuführenden Fälle von angeborener Gaumenspalte habe ich überdies noch eine besondere Art der Vernähung angewendet. Ich habe nämlich die Uvulahälften durch feine Nähte nicht bloß an ihrer vorderen, sondern auch an ihrer hinteren Fläche vereinigt, und dann von dieser hinteren Fläche aus die obersten Partien der beiderseitigen Hälften der Arcus pharyngopalatini noch besonders mit einander vernäht. Das Verfahren bietet keine großen technischen Schwierigkeiten dar, wenn man nur durch Anziehen der zunächst nicht abgeschnittenen Fadenenden je einer so eben angelegten Naht sich die Stelle der je folgenden Naht gehörig zugänglich macht. Eine solche Art der Vernähung bedingt mannigfache Vortheile.

Zunächst erreicht man durch diese Vernähung eine ausgezeichnet schöne, dem normalen Zustande vollkommen entsprechende Bildung des weichen Gaumens, insbesondere der Uvula und der Arcus pharyngopalatini.

Damit erzielt man zugleich eine für den Gaumenklappenschluss wichtige Verlängerung des weichen Gaumens, und zwar um die ganze – keineswegs geringfügige – Breite der auf solche Weise neugebildeten Arcus pharyngopalatini.

Außerdem erhält man eine die Wirkung der Levatores und Tensores ergänzende vorzügliche Funktion der in den Arcus pharyngopalatini verlaufenden und bei der Wiederherstellung der letzteren zugleich mit restituirten Musculi pharyngopalatini. (...)

Ich muss zum Schlusse noch bemerken, dass die hier mitgetheilte Art der Vernähung der Uvula und der hinteren Bögen sich, abgesehen von ihrer soeben erörterten funktionellen Bedeutung, auch noch in rein operativer Beziehung in solchen Fällen als besonders werthvoll erweist, in welchen einzelne Nähte nicht halten, und in welchen demgemäß zunächst eine oder mehrere Lücken in der Nahtreihe entstehen. Man darf nämlich mit fast absoluter Sicherheit darauf rechnen, dass die in der hier erörterten Art angelegte Naht der untersten Partie des weichen Gaumens nicht wieder aufgeht, und wenn nur dies der Fall ist, so wird dadurch das endgültige gute operative Gesammtresultat auch dann gesichert, wenn weiter vorn in der Nahtreihe zunächst Lücken entstehen. Denn bekanntlich pflegen sich solche Lücken, – falls sie nur nicht allzu groß sind –, schon nach wenigen Wochen spontan wieder zu schließen, sobald die Vereinigung der weiter nach hinten gelegenen Gaumenpartien gelungen ist. (...)

Ersatz des Daumens aus der grossen Zehe.
Von
Fedor Krause.

(1906)

M. H.! Ich möchte Ihre Aufmerksamkeit auf eine kleine plastische Operation lenken, die aber unter Umständen, wie in diesem Falle, von praktischer Wichtigkeit werden kann. Es handelt sich um den Ersatz des Daumens durch die grosse Zehe.

Nicoladoni hat vor mehreren Jahren bei einem Kinde als erster den Daumen aus der zweiten Zehe ersetzt. Ich bin in diesem Falle etwas anders verfahren.

Der Patient ist ein 21jähriger Kaufmann, der durch den Verlust des Daumens der rechten Hand nicht allein entstellt, sondern auch in seinem Erwerb wesentlich behindert war, da er bei Stellengesuchen vielfach abgewiesen wurde; die Chefs nahmen Anstoss daran, ihm einen Auftrag zu erteilen.

Als er im letzten Sommer mit seinen Klagen zu mir kam, schlug ich ihm vor, den Daumen durch die grosse Zehe derselben Seite zu ersetzen. Die zweite Zehe, wie sie Nicoladoni benutzt hat, war zu schmächtig, zumal man eher auf eine Atrophie als auf eine Hypertrophie nach der Verpflanzung rechnen muss. Um den Plan auszuführen, bin ich folgendermaassen vorgegangen.

Da dem Kranken bereits im fünften Lebensjahre die Grundphalanx des rechten Daumens durch eine Häckselmaschine etwa zur Hälfte abgeschnitten worden war, so restierte nur ein praktisch unbrauchbarer Stumpf. Zunächst habe ich die Hautnarbe am Daumenende exzidiert und den Knochenstumpf freigelegt, mich aber wohl gehütet, an der den Phalangealrest bedeckenden festen Narbe zu rühren; denn meine Absicht war, ein bewegliches Gelenk zu erzielen. Die Narbe, die den Knochenstumpf bedeckt, wird sich im Laufe der Zeit durch den Gebrauch erfahrungsgemäss zu einer knorpelähnlichen Gelenkfläche umformen. Dann habe ich auf dem Rücken der grossen Zehe einen Querschnitt ein wenig centralwärts vom Interphalangealgelenk ausgeführt, in dieser Richtung Haut, Strecksehne und obere Fläche der Gelenkkapsel durchschnitten und nun, um Platz zu gewinnen, das periphere Ende des basalen Daumengliedes reseziert. In die so geschaffene Weichteil- und Knochenmulde habe ich den angefrischten Daumenstumpf hineingelegt, und in dieser Stellung durch einen grossen Gipsverband die obere Extremität an die untere unverrückbar fixiert.

Bei der nun folgenden Vereinigung habe ich den Knochen gar nicht berührt, habe auch die Gelenkfläche des peripheren Gliedes der grossen Zehe vollkommen intakt gelassen, um eben eine Gelenkverbindung normaler Art zu erhalten. Vereinigt habe ich durch versenkte Nähte die Strecksehne des distalen Endes der grossen Zehe mit der Strecksehne des Daumenstumpfes, dann die Fascie, endlich die Haut. Der Kranke wurde in der angegebenen Weise 17 Tage im Gipsverbande belassen. Er hatte in den ersten Tagen Knieschmerzen, die durch Morphium bekämpft wurden; im übrigen hat er die unbequeme Lage ganz gut ertragen. Wesentlich aber hat er unter der Hitze gelitten, da die Operation am 16. Juli vorgenommen worden war.

Nach 17 Tagen – am 2. August – wurde die Exartikulation des letzten Gliedes der grossen Zehe vollendet. Es wurden der plantare Teil der Gelenkkapsel, die Beugesehnen und die Haut an der Planta quer durchschnitten. Hierbei blutete der am Daumen adhärente Zehenabschnitt aus den peripheren Teilen, so dass die Verheilung genügend vorgeschritten war. Nach Entfernung des Gipsverbandes wurden durch Nähte die Volar und Plantarsehnen und die Haut vereinigt. Die Anheilung gelang.

Der Kranke hat einen von der normalen Form sehr wenig abweichenden Daumen bekommen; dieser ist nur einige Millimeter kürzer als der linke. Ich hatte zuerst geglaubt, ich würde die grosse Zehe, die erheblich dicker war als der Daumen, nach vollendeter Anheilung noch dadurch im Umfange verkleinern müssen, dass ich rechts und links eine ovaläre Exzision der Weichteile vornahm. Das hat sich als unnötig herausgestellt. An der ulnaren Seite hat sich nämlich ein wenig Haut nekrotisch abgestossen, und dieser Vorgang hat das erzielt, was ich von vornherein beabsichtigt hatte: eine Verminderung der Dicke des eingepflanzten Gliedes. Ich habe den Kranken die gesunde Zehe entblössen lassen, damit Sie sehen, wieviel dünner die überpflanzte Zehe geworden ist. Die Verkleinerung schätze ich auf ungefähr den vierten Teil des Gliedumfangs.

Der Kranke ist nicht aus Berlin, ich habe ihn daher nach vollendeter Wundheilung aus den Augen verloren. In seiner Heimat hat er gar keine Bewegungen ausgeführt, weder passive noch aktive. Das muss nun nachgeholt werden. Da die Sehnen zusammengeheilt sind, keine Sehne sich nekrotisch abgestossen hat, da das transplantierte Gelenkende von normalem Knorpel bedeckt, das distale Stück der Daumenphalanx, das der Patient von Hause aus hat, mit einer festen, glatten Narbe überzogen ist, so sind wir zu der Annahme berechtigt, dass bei geeigneten Uebungen ein bewegliches und brauchbares Gelenk erzielt werden wird. Passiv beweglich ist der Daumen, obwohl der Kranke nicht geübt hat, sowohl im Basal- als Interphalangealgelenk.

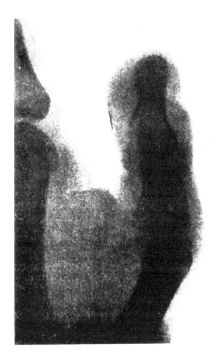

Seit der ersten Operation sind 3 ½ Monate vergangen; ich stelle den Patienten schon jetzt vor, weil er bald nach Amerika übersiedelt. Das Ergebnis kann als ein ausserordentlich befriedigendes bezeichnet werden, da die aktive Beweglichkeit im Metacarpo-Carpalgelenk normal ist und die Gebrauchsfähigkeit des transplantierten Gliedes schon jetzt für alle Funktionen vollkommen ausreicht. Das Gefühl ist am Dorsum in einer zentimeterbreiten Ausdehnung von der Narbe nach der Peripherie zu wiedergekehrt, im übrigen noch nicht. Der Nagel wächst in normaler Weise und muss regelmässig geschnitten werden; überhaupt ist Farbe und Ernährung des Daumens normal.

Der Kranke hat sich früher vor der Transplantation auch psychisch sehr unglücklich gefühlt. Der Daumen bedeutet beinahe die Hälfte der Hand, namentlich gilt das für den rechten Daumen; somit scheint die Operation in solchen Fällen durchaus indiziert.

An dem Röntgenbild sehen Sie den Metacarpalknochen und den Rest des basalen Daumengliedes, darüber die transplantierte Endphalanx der grossen Zehe, zwischen beiden die Gelenkspalte.

Demonstration zur Krebsbehandlung.

Von

August Bier.

(1914)

B. hat schon früher Versuche gemacht, bösartige Geschwülste durch Injektion von Blut gesunder Tiere zu behandeln; er erzielte zuweilen vorübergehende Besserungen, denen aber gewöhnlich um so größere Verschlimmerungen folgten. B. hat nun in dem heute vorgestellten Falle eine Kombination von Blutinjektion und Röntgenbestrahlung versucht. Es handelt sich bei dem Manne um ein von Gluck bereits 2mal operiertes Tonsillarkarzinom. Die erste Operation fand im Januar 1913 statt, einige Monate später wurde ein Drüsenrezidiv entfernt. Anfang des Jahres 1914 folgte dann wegen erneuten Rezidivs eine erfolglose Röntgen- und Radiumbehandlung, nach der im Mai 1914 die Aufnahme in die Kgl. chirurgische Klinik erfolgte. Es hatte sich eine große Geschwulst der rechten Gesichtshälfte entwickelt, die vom Jochbogen bis weit nach dem Halse herabreichte; in der rechten Rachenseite, am Gaumen, an der Zunge und am Mundboden rechts fanden sich leicht blutende Blumenkohlgewächse; es bestand Kieferklemme und jauchiger Ausfluß aus dem Munde. Die Ernährung war fast unmöglich und Pat. sehr verfallen. Der Pat. wurde intensiv bestrahlt und gleichzeitig wurden ihm zu 5 Malen je 10 ccm Schweineblut injiziert. Der Erfolg dieser kombinierten Behandlung ist überraschend. Pat. hat wieder ein menschliches Aussehen bekommen, die Geschwulst ist erheblich im Gesicht abgeschwollen und am Hals fast ganz geschwunden, ebenso zeigt die Schleimhaut des Mundes und Rachens normales Aussehen; die Geschwülste sind in ihr verschwunden. Pat. kann den Mund besser öffnen und kann wieder schlucken. B. will noch nicht von völliger Heilung sprechen, auch nicht entscheiden, ob die Röntgenbestrahlung oder die Blutinjektion das entscheidende war; er ist aber der Überzeugung, daß die Röntgenstrahlenwirkung durch die Blutinjetkion wesentlich gefördert wurde.

B. verspricht, über den Fall später wieder zu berichten. Es handelte sich histologisch um ein Plattenepithelkarzinom.

Diskussion. Auf eine Frage des Herrn Israel über die infolge der Behandlung erfolgten histologischen Veränderungen erwidert Bier, daß die Karzinomzellen unter Mitwirkung reichlicher Leukocyteninvasion zugrunde gingen.

Ungewöhnlich große Gesichtsplastik.
Von
Jacques Joseph.

(1918)

Der plastische Ersatz eines großen Gesichtsdefektes, nämlich einer gänzlich fehlenden behaarten Wange, durch einen am linken Jochbogen gestielten großen Kopfhautlappen ist bekanntlich zuerst von Schimmelbusch erfolgreich durchgeführt worden. So groß indessen der Defekt und die von Schimmelbusch ausgeführte Plastik war, so handelte es sich dennoch nur um den Ersatz einer Wange. Der Defekt beider Wangen sowie der Nasenhaut und der Oberlippe aber ist meines Wissens bisher noch nicht plastisch ersetzt worden. Eine solche Plastik – den Defekt

Fig. 1.

Fig. 2.

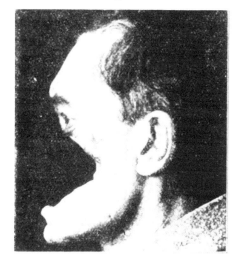
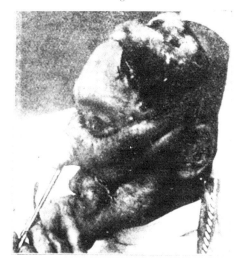

Linke Seitenansicht vor der Plastik. Totaldefekt des Oberkiefers, der Nase, der Oberlippe und doppelseitiger Wangendefekt.

Linke Seitenansicht nach der zweiten Hauptoperation. Die neue Nasenhaut mit einer Schere, die neue Oberlippe durch einen Haltefaden leicht angehoben (am Schluß der zweiten Hauptoperation photogr.).

in seiner ganzen Größe (Oberkiefer usw.) siehe in den Figuren 1, 3 und 5 – hatte ich auszuführen Gelegenheit. Die Methode war im wesentlichen folgende:

Zunächst machte ich in der ersten Hauptoperation – am 23. Januar 1918 – quer über die Kopfhaut von einem Ohr bis zum anderen einen Schnitt, dem ich mitten auf dem Kopf eine Ausbiegung nach hinten gab, groß genug, um später nach der Ueberpflanzung in die Nische in der Gegend der Nase, zwischen beiden Augen und Stirn hineinzupassen. Sodann schnitt ich in einem Abstand von etwa 8 cm gegenüber der genannten Ausbiegung einen halbkreisförmigen, nach vorn konvexen, kleinen Lappen, gewissermaßen ein Spiegelbild der genannten Ausbiegung (s. Fig. 5). Von der

Fig. 3. 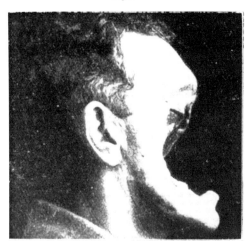 Fig. 4.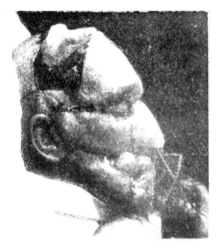

Rechte Seitenansicht vor der Plastik. Defekt wie in Fig. 1. Hier fehlt außerdem das Auge und das untere Augenlid. Konjunktiva stark ektropioniert.

Rechte Seitenansicht nach der zweiten Hauptoperation. Die neue Nasen-Wangenhaut und die neue Oberlippe leicht angehoben, siehe auch Text (am Schluß der zweiten Hauptoperation photographiert).

ersten großen Schnittlinie präparierte ich die Kopfhaut nach vorn bis zu dem halbkreisförmigen, nach vorn konvexen Vorderlappen ab und klappte ihn nach der Stirn hin um. Auf die Rückseite (Wundfläche) dieses nach vorn geklappten Lappens pflanzte ich einen einheitlichen – zum Ersatz der Mund- und vorderen Nasenschleimhaut bestimmten – nahezu handgroßen, der Gesäßhaut entnommenen Thierschschen Epidermislappen, der glatt anheilte. Ebenso überhäutete ich nach Thiersch einen Teil des freigelegten knöchernen Schädeldaches.

Am 25. Februar 1918 erneuerte ich in der zweiten Hauptoperation den inzwischen größtenteils vernarbten Schnitt, fügte diesem auf beiden Kopfhälften je einen S-förmigen – von dem Vorderlappen bis zur Gegend des Mundwinkels reichenden – Schnitt hinzu und präparierte von neuem den inzwischen wieder angeheilten Lappen ab (s. Fig. 6, welche die Schnittführung auf der linken Kopfhälfte zeigt. Die Schnittführung auf der rechten Kopfhälfte ist ungefähr das Spiegelbild der linksseitigen Schnittfigur; s. auch Fig. 4). Dadurch entstand ein, an beiden Ohren gestielter, beide Arteriae temporales enthaltender, großer Kopfhautbrückenlappen (Visierlappen). Diesen großen, gewissermaßen durch partielle Skalpierung der Kopfhaut gewonnenen Lappen zog ich nach Art eines Visiers über die Stirn, die Augenbrauen und die Augen resp. Augengegend hinweg nach unten und nähte den hinteren Rand des Lappens an die zuvor angefrischten oberen und seitlichen Ränder des enormen Gesichtsdefektes an. Dadurch sind mit einem Zuge beide Wangen und die Nasenhaut geschaffen worden. Für die innere Auskleidung dieser Teile durch den großen Thierschschen Lappen als Ersatz der Wangen- und vorderen Nasenschleimhaut ist ja bereits in der ersen Hauptoperation gesorgt worden (s. oben).

Wie die Figuren 2 und 4 zeigen, war die überpflanzte Haut in ihrer Menge so reichlich, daß sie unmittelbar nach der Operation ohne jede Spannung bis zur normalen Nasenprofilhöhe angehoben werden konnte. Dauernd soll diese Stellung durch eine Gaumen-Nasenbeinprothese aufrechterhalten werden.

Die kleinen, querliegenden Hautlappen oberhalb der großen Lappenstiele resp. oberhalb der Ohren in den Fig. 2 und 4 rühren von der sehr breiten Anfrischung an dem aufsteigenden rechten und linken Unterkieferast her. Ich habe diese kleinen Hautlappen nur zur provisorischen Bedeckung der darunter liegenden Teile nach oben gezogen und daselbst mit wenigen Knopfnähten befestigt.

Die Oberlippe habe ich aus dem linkseitigen Wangenrest und aus einer Ernährungsbrücke gebildet, die ich in einer Voroperation durch Umpflanzung der mittleren Kinnhautpartie nach dem aufsteigenden Ast des Unterkiefers, dicht oberhalb der Gegend des rechten Mundwinkels und seitwärts von ihm gewonnen hatte.

Fig. 5.   Fig. 6.

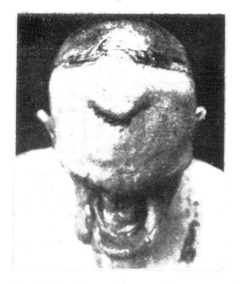
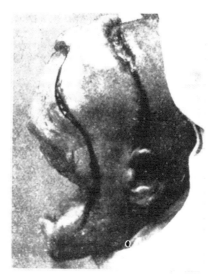

Zustand drei Wochen nach der ersten Hauptoperation. Kopf von oben betrachtet.   Schnittführung bei der zweiten Hauptoperation. Ernährungsbrücke vor dem Ohr (während der Operation aufgenommen).

Sämtliche in der zweiten Hauptoperation überpflanzten Hautlappen, die übrigens schon bei der Operation einen durchaus lebensfähigen Eindruck machten, sind ebenso wie der in der ersten Hauptoperation frei transplantierte Gesäßhautlappen auch jetzt in ausgezeichneter biologischer Verfassung, wodurch die Prognose für einen günstigen Endeffekt gesichert ist.

Die Operationen sind fast durchweg in lokaler Anästhesie, mittels Novakain-Adrenalin ausgeführt worden. Nur die Ueberpflanzung des großen Gesäßhaut-Epidermislappens habe ich, um seine Vitalität in keiner Weise zu schädigen, in allgemeiner Narkose vollführt.

Hierzu möchte ich noch Folgendes bemerken: Wäre für die Bildung der Oberlippe das Ersatzmaterial aus der näheren Nachbarschaft nicht zu gewinnen gewesen, so hätte auch die Oberlippe mit aus der Kopfhaut geschnitten werden können. Der Brückenkopfhautlappen hätte dann nur etwa 2 ½ cm breiter geschnitten werden müssen. Ja, selbst wenn zugleich die Haut des Unterkiefers gefehlt hätte, so wäre es – nach dem Gelingen obiger Plastik zu urteilen – möglich gewesen, auch diese, mithin die ganze Gesichtshaut von den Augen an bis zu dem Halse herunter, durch entsprechende Verlegung des hinteren Kopfhautschnittes weiter nach hinten resp. durch eine umfangreichere Skalpierung autoplastisch zu ersetzen, da doch das ganze in Betracht kommende Kopfhautgebiet von beiden Aa. temporales gut versorgt wird. – Die teilweise Skalpierung des Schädels gibt zu Besorgnissen keinen Anlaß. Sie kann, wie in meinem oben beschriebenen Falle geschehen, zum Teil sofort nach Thiersch überhäutet werden. Der Rest kann später, teils auf demselben Wege, teils durch Rücküberpflanzung der beiden Stiele des großen Kopfhautlappens gedeckt werden, derart, daß zum Schluß eine Glatze von unauffälliger Erscheinung entsteht.

Ich veröffentliche diese Methode, damit die Herren Kollegen, welche ähnlich großen Gesichtsdefekten gegenüberstehen, sich ihrer erinnern und sich vergegenwärtigen, daß selbst so außerordentlich verunstalteten Patienten auf chirurgisch-plastischem Wege in nicht zu unterschätzendem Maße geholfen werden kann.

Chirurgie der Knochen und Gelenke

Die Geschichte der *Amputation* weist engste Beziehungen zur Geschichte der Blutstillung auf. Neben der Scheu vor Verstümmelung, die durch die Abtrennung eines großen Körperteils erzeugt wird, war vor allem das Unvermögen, die mächtige Blutung zu stillen, die Ursache dafür, daß man in der hippokratischen Zeit der Absetzung der Glieder keine große Bedeutung beimaß. Wie jedoch prähistorische Knochenfunde zeigen, hatte man schon Jahrtausende zuvor Amputationen vorgenommen. Im dritten und vierten vorchristlichen Jahrhundert sah man in der Abtrennung einer Gliedmaße das letzte Mittel zur Rettung des Lebens und durchtrennte in seltenen Fällen die Extremität in dem Gelenk, das unterhalb der Grenze des Brandigen lag.

Der um die Zeit von Christi Geburt lebende *Celsus* empfahl bei Gangrän die Amputation im Gesunden mittels eines einfachen bis zum Knochen reichenden Zirkelschnittes mit folgender Ablösung der Muskulatur, um den Knochen im höheren Bereich durchsägen zu können. *Archigenes* aus Syrien, der um die Wende vom ersten zum zweiten nachchristlichen Jahrhundert in Rom lebte, verlangte, das entsprechende Glied vor seiner Absetzung mit einem Band zusammenzuschnüren, die Gefäße zu unterbinden und zu durchstechen. Für die Praxis der folgenden Zeit des Altertums und des Mittelalters waren diese Vorschläge jedoch ohne Belang und fanden keine Nachahmung.

Die moderne Ära der Amputation begann mit *Ambroise Paré* (1510–1590) im 16. Jahrhundert, der wieder die Ligatur benutzte und die Absetzung oberhalb des gangränösen Gewebes vornahm. Bis zu Beginn des 18. Jahrhunderts führte man den Schnitt im allgemeinen nach *Celsus* aus, durchtrennte den Knochen jedoch in der Ebene des Weichteilschnittes, so daß man vielfach konische Stümpfe erhielt.

Im Verlauf des 18. Jahrhunderts erbrachten besonders die zahlreichen neu entwickelten *Schnittführungen* einen gewissen Fortschritt in der Amputationstechnik, was wiederum eine erweiterte Indikationsstellung nach sich zog. So wurde häufig schon bei großen Weichteilabreißungen und bei Frakturen größerer Gelenke die Absetzung von Gliedmaßen als Primäroperation durchgeführt. Dieser Prozeß provozierte heftige Kontroversen zwischen Befürwortern und Gegnern des radikalen chirurgischen Vorgehens. Im Rahmen dieser Auseinandersetzung trat dann die Exartikulation in den Vordergrund, deren Protagonisten die weniger starke Schmerzempfindung, den geringeren Blutverlust und die kleinere Wundfläche als Argumente für diese Methode anführten.

Einen weiteren *Entwicklungsschritt* in der Amputationstechnik vollzog man im 19. Jahrhundert. 1826 wendete der französische Militärarzt *Rauul Henri Joseph Scoutetten* (1799–1871) den Ovalärschnitt an. Der von *Ernst Blasius* (1802–1875) im Jahr 1838 vorgeschlagene Schrägschnitt fand jedoch keine größere Verbreitung. In den 70er Jahren hat sich dann besonders *Victor von Bruns* (1812–1883) für die Verbreitung der Galvanokaustik bei Amputationen eingesetzt.

Aus dem Jahr 1910 stammt die im folgenden dokumentierte Arbeit von *Walter Kausch* (1867–1928), (s. S. 9), der entgegen den damaligen Regeln bei einem diabetischen Patienten die Amputation des Oberschenkels in einer Ebene und im *Grenzzo-*

nenbereich durchführte, womit er erfolgreich die »Grenzzonenamputation« bei diabetischer Gangrän und Phlegmone propagieren konnte.

Die Behandlung von *Gelenkversteifungen* und *Kontrakturen* erfolgte lange Zeit fast ausschließlich auf konservative Weise. Zwar hatte schon *Antyllus* Ankylosen und Kontrakturen durch Sehnenschnitte zu heilen versucht, doch fehlten genaue Kenntnisse über pathophysiologische Vorgänge bei Luxationen und Versteifungen, so daß man die Behandlung in den nächsten Jahrhunderten vorrangig auf Extensions- und Kontraextensionsverfahren mittels manueller oder maschineller Gewalt beschränkte. *Fabricius Hildanus* (1560–1634), der als Arzt und Chirurg berühmt war, jedoch keine Universitätsausbildung erhalten hatte und ab 1617 als »Meister« der Berner Schmiedezunft angehörte, hat einen Patienten mit einer Ankylose des Ellenbogengelenks durch erweichende Mittel und stündliches Tragen eines mit Steinen beladenen Korbes behandelt.

Mit den Untersuchungen des französischen Chirurgen *Jean-Louis Petit* (1674–1760) wurde die Kenntnis über Luxationen verbessert. *Percival Pott* (1713–1788) aus London nahm an, daß bei diesen Erkrankungen nur selten eine Zerreißung der Gelenkkapsel vorkomme. *Pierre Joseph Desault* (1744–1795) meinte, bei der Luxation runder Gelenke sei aufgrund der besonderen Mechanik nur ein kleiner Kapselriß möglich, und empfahl deswegen die ausgedehnte Bewegung des verrenkten Gliedes, um durch Vergrößerung des Kapselrisses die Reduktion zu erleichtern. Erst in der zweiten Hälfte des 19. Jahrhunderts ergaben die vielfach an Leichen unter Zuhilfenahme von Muskeldurchschneidungen angestellten Versuche mehrerer Ärzte, daß der Standort des Gelenkkopfes und die Art der Luxation einerseits von Lage, Größe und Form des Kapselrisses, andererseits von der Spannung des unverletzten Teils der Kapsel und der Bänder abhängt.

All diese Erkenntnisse und die Differenzierung in bindegewebige und knöcherne Ankylosen bildeten die Voraussetzung für die von *Rudolf Klapp* (1873–1949) im Jahr 1916 veröffentlichte Methode der *blutigen Mobilisierung der Schultergelenkkapsel*. Der in Arolsen/Waldeck geborene *Klapp* studierte in Würzburg, München und Kiel, wo er 1898 promovierte. Seine chirurgische Ausbildung begann er in Greifswald als Assistent bei *August Bier* (1861–1949), der ihn auch 1903 habilitierte. Mit *Bier* ging er noch im selben Jahr nach Bonn und begleitete ihn auch nach Berlin. Hier wurde er 1907 an der Universitätsklinik in der Ziegelstraße Extraordinarius und gleichzeitig Leiter der Chirurgischen Universitätspoliklinik. Zwanzig Jahre wirkte er in dieser Position, bis er 1927 einen Ruf auf das Ordinariat der Universität Marburg annahm. Am 15. 2. 1949 starb er in Marburg.

Aus seinen zahlreichen Arbeitsgebieten seien besonders die Beschäftigung mit Resorptionsfragen, die Hyperämiebehandlung, die plastischen Operationen und die Knochenbehandlung hervorgehoben. Nach ihm ist das *Klappsche Kriechverfahren* zur Mobilisierung der versteiften skoliotischen Wirbelsäule bekannt, wie auch z. B. die *Klappsche Drahtextension*, das *Klappsche Repositionsgerät*, der *Klappsche Streckverband*, der *Klapp-Barren* und der *Klapp-Bügel*.

Die moderne *Behandlung von Frakturen* umfaßt die vier Methoden der Immobilisierung, der Extension, der Osteosynthese und der Endoprothese. Ohne Zweifel stellt die Immobilisierung die historisch älteste Form dar. Der Umstand, daß man bei Funden menschlicher Knochen, deren Alter man auf ca. 20 000 Jahre schätzt, in guter

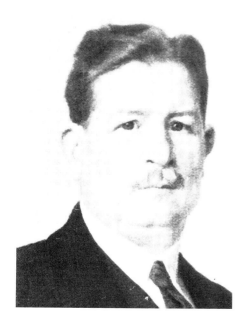

Rudolf Klapp (1873–1949)

1899 Assistent an der chirurgischen Universitätsklinik in Greifswald bei August Bier
1903 Habilitation für Chirurgie und Wechsel mit Bier nach Bonn
1907 Übersiedlung mit Bier nach Berlin an das Universitätsklinikum in der Ziegelstraße, Extraordinarius und Leiter der chirurgischen Universitätspoliklinik
1927 Ordinarius an der Universität Marburg

Wesentliche Arbeiten zur plastischen Chirurgie und Knochenbehandlung, zahlreiche diesbezügliche Verfahren und Geräte sind mit seinem Namen versehen

Stellung verheilte Knochenbrüche entdeckt hat, läßt auf eine zweckangepaßte Behandlungsmethode schließen. Die im »Corpus hippocraticum« beschriebenen Schienenverbände sind von *Celsus* durch Anbringung eines Fußbrettchens und durch Aussparung des Fersenraumes verbessert worden. Sowohl bei *Celsus*, als auch bei *Galen* (geb. 131 n. Chr.) und *Soranus von Ephesus*, einem Zeitgenossen *Galens*, findet man die Unterscheidung in quere, longitudinale und gesplitterte Frakturen.

Die Immobilisierung von Frakturen durch Gipsumgüsse war bei arabischen Ärzten im neunten Jahrhundert üblich. *Johann Friedrich Dieffenbach* (1792–1847) hat dieses Verfahren fast tausend Jahre später wieder aufgegriffen. Der belgische Militärarzt *Antonius Mathysen* (1805–1878) hat 1851 durch die Benutzung von Gipspulver in Mullbinden, die erst unmittelbar vor Gebrauch mit Wasser angefeuchtet wurden, den *modernen Gipsverband* entwickelt. In der Folgezeit des 19. Jahrhunderts wurde verschiedentlich mit anderen Härtungsmitteln experimentiert: so benutzten *Johann Baptist Schrauth* (1807–1886) den Wasserglas- und *Bernhard von Langenbeck* (1810–1887) den Tripolithverband zur Ruhigstellung.

Die erste bekannt gewordene Verschraubung bei einer Schenkelhalsfraktur hat ebenfalls *von Langenbeck* 1858 vorgenommen. Ein Durchbruch in der Osteosynthesetechnik erfolgte jedoch erst in den 30er und 40er Jahren des zwanzigsten Jahrhunderts besonders durch *Gerhard Küntscher* (1900–1972) und den Belgier *Danis*. Etwa gleichzeitig entwickelten sich erste Ansätze zur *Endoprothesetechnik*: 1939 wagte M. N. *Smith-Petersen* (1886–1953) den partiellen Hüftkopfersatz mit einer Cup-Plastik. Von der *Dauerextension* als Therapiemethode bei Frakturen wird dagegen schon früher berichtet. Der arabische Arzt *Avicenna* (980–1037) sowie *Guy de Chauliac* (geb. um 1300) gebrauchten bei Oberschenkelschaftbrüchen die Dauerextension, wobei der Zug an einer gepolsterten Manschette im Knöchelbereich des Unterschenkels ansetzte und durch ein Bleigewicht aufrecht erhalten wurde. Diese Methode geriet jedoch in den folgenden Jahrhunderten in Vergessenheit und wurde erst von *Desault* wieder aufgegriffen. Im 19. Jahrhundert versuchte man zur Vermeidung von Drucknekrosen, die einwirkende Kraft auf eine möglichst große Hautfläche zu verteilen. 1903 stellte *Bernhard Bardenheuer* (1839–1913) seinen Heftpflasterextensionsverband vor, und 1907 benutzte *Fritz Steinmann* (1872–1932) einen durch den Knochen getriebenen Nagel mit einem Bügel als Ansatz für die Extension. Das von *Klapp* 1912 vorgeschlagene Verfahren, statt des Nagels einen u-förmigen Aluminiumbronzedraht zu benutzen, hatte den Nachteil, Knochen und Weichteile zu sehr zu durchschneiden.

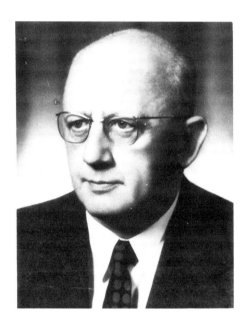

Werner Block (1893–1976)

1919 Promotion und Assistent an der chirurgischen Universitätsklinik in der Ziegelstraße in Berlin bei August Bier
1924 Chefarzt am St. Marienhospital in Witten
1930 Leiter der chirurgischen Abteilung des St. Getraudenkrankenhauses in Berlin
1936 Habilitation
1951 Apl. Professor der Freien Universität Berlin

Wesentliche Arbeiten zur Behandlung von Frakturen und Durchblutungsstörungen

Sehr zahlreich waren die Versuche der Folgezeit, Verbesserungen der Technik und weitere Indikationen zu finden. In diesem Rahmen ist auch die 1923 veröffentlichte Arbeit von *Werner Block* (1893–1976) über einen neuen Distraktionsapparat zu sehen. Der in Bochum geborene *Block* absolvierte sein Studium in Freiburg und Straßburg, siedelte 1919 nach Berlin über, wo er promoviert wurde und bis 1924 als Assistent bei *August Bier* arbeitete. Im gleichen Jahr erhielt er eine Chefarztstelle im St. Marienhospital in Witten. 1930 kehrte er nach Berlin zurück und arbeitete an der Chirurgischen Abteilung des St. Getrauden-Krankenhauses. Seine Habilitation erfolgte im Jahr 1936. Zum apl. Professor an der Freien Universität Berlin wurde er 1951 ernannt.

Schwerpunkt seiner wissenschaftlichen Tätigkeit war die Behandlung von Frakturen und Durchblutungsstörungen. Außerdem beschäftigte er sich mit der Wirkung des Rivanols bei infizierten Wunden. 1930 veröffentlichte er zusammen mit *Klapp* das

Werk über die »Knochenbruchbehandlung mit Drahtzügen«. *Block* hatte weit über die Chirurgie hinausgehende Interessen. Als Ergebnis seiner jahrzehntelangen Sammelleidenschaft publizierte er 1966 sein Buch »Der Arzt und der Tod in Bildern aus sechs Jahrhunderten«.

Zur Technik der Amputation bei Gangrän und Phlegmone (Diabetes).

Von

Walter Kausch.

(1910)

Wohl jeder hat Fälle folgender Art erlebt: Er amputierte wegen Gangrän oder Phlegmone, glaubte völlig im Gesunden zu operieren und tat es wohl auch, der Prozess ging aber weiter; er amputierte höher, der Prozess schritt wiederum fort und der Patient ging schliesslich zugrunde. Am gefürchtesten ist in dieser Beziehung die Kombination von Brand und Entzündung, namentlich wenn es sich um Diabetiker handelt. Ich glaube den folgenden Fall durch ein bewusstes Abweichen von der üblichen Amputationstechnik, durch die Amputation in einer Ebene gerettet zu haben. (...)

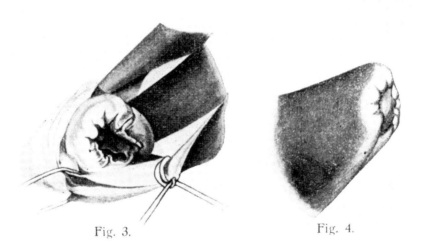

Fig. 3. Fig. 4.

Im vorstehenden Falle handelt es sich um einen 51jähr. Diabetiker leichten Grades, der bei mässiger Diätbeschränkung jahrelang 0,5 Proz. Zucker ausschied und ohne Beschwerden dahinlebte; mässige Arteriosklerose. Ein unbedeutendes Wundsein am Fusse zog eine Gangrän der grossen Zehe mit anschliessender Phlegmone nach sich. Trotz mehrerer kleiner und zweier grosser Eingriffe: Mittelfussexartikulation (Chopart) und Unterschenkelamputation schritt die Phlegmone fort und erreichte schliesslich die Grenze des unteren und mittleren Oberschenkeldrittels, ohne Anzeichen des Stillstandes. Der Diabetes ging in die schwerste Form über: es wurde über 120 g Zucker ausgeschieden bei etwa 40 g Einnahme von Kohlehydraten, enorm starke Ausscheidung von Azetessigsäure, Azidose (Urin sauer bei täglicher Eingabe von 18 g Natron bicarb. per os), beginnendes Koma. Der Eiweissgehalt des Urins, der bei der Aufnahme ½–1 Prom. betrug, stieg auf 6 Prom. Patient schien verloren.

Dies schwere Bild änderte sich mit einem Schlage, als ich die Amputation in der Mitte des Oberschenkels, nicht weit von der Grenze der Phlegmone entfernt, ausführte. Bei dieser Amputation wandte ich eine Technik an, die absichtlich von der typischen abweicht: ich durchschnitt den ganzen Oberschenkel, Haut, Muskulatur, Knochen in ein und derselben Ebene und liess die ganze grosse Wunde offen. Die Gründe, warum ich in dieser Weise, gegen alle Regeln der Amputationstechnik vorging, sind folgende:

Bei den voraufgegangenen radikalen Operationen wurde im Gesunden operiert, freilich bei der Fussexartikulation in geringem Abstande vom Erkrankten; und auch bei der Unterschenkelamputation wird mancher sagen, ich hätte höher oben absetzen sollen. Auf diesen Punkt komme ich noch später zurück. Die Phlegmone schritt weiter, ging nunmehr soweit am Oberschenkel hinauf, dass ich bei der üblichen Amputationstechnik eine ganz hohe Oberschenkelamputation, wenn nicht gar die Exartikulation hätte vornehmen müssen, um auch nur mit einiger Wahrscheinlichkeit auf aseptische Heilung zu rechnen. Ich fürchtete freilich nach meinen Erfahrungen bei der Unterschenkelamputation, dass auch damit der phlegmonöse Prozess noch nicht zum Stillstand kommen würde.

Ich sagte mir nun, der Oberschenkel wird voraussichtlich bis oben hin infiziert sein, wenn auch vielleicht nur in leichtem Grade. Amputiere ich nach der gewöhnlichen Technik – am Oberschenkel mittels Lappenschnitt, dasselbe würde aber auch für jeden anderen der üblichen Schnitte gelten – so werden zahlreiche Taschen und Nischen gebildet; Blutextravasate sind unvermeidlich. Die Schnitte der Lappenbildung schädigen die Ernährung namentlich der Lappenspitze und -ränder. Die Gebilde, die hervorgezogen und dann abgeschnitten werden, wie Sehnen, Nerven, Aponeurosen erzeugen Gänge und schleppen beim Zurückgehen Infektionserreger mit in die Tiefe. Auch nur wenige die Retraktion der Weichteile verhindernde Nähte müssen die Ernährung noch weiter schädigen und die Stagnation des Wundsekretes erleichtern. Alle diese Momente werden durch den bestehenden schweren Diabetes noch weiter ungünstig beeinflusst. (...)

Ich wollte nun meinen Patienten keiner weiteren Gefahr mehr aussetzen; die jetzige Operation musste die letzte in diesem Zustande sein; ich wollte ihm aber, wenn irgend möglich, ein brauchbares Hüftgelenk erhalten. Daher versuchte ich diese Operationsmethode, die ich mir für diesen Fall besonders ausgedacht hatte. Ich stehe nicht an, das Sistieren der Phlegmone und die Besserung des ganzen Zustandes meiner Amputationstechnik zuzuschreiben.

Man könnte mir nun einwerfen: hätte ich sogleich so hoch amputiert, hätte ich anstatt der Unterschenkelamputation eine typische Oberschenkelamputation ausgeführt, so hätte ich vielleicht dasselbe erreicht und obendrein Zeit gespart. Ich muss diese Möglichkeit zugeben. Viele Chirurgen stehen bei der Gangrän, namentlich der diabetischen, auf dem Standpunkte, wenn sie operieren, stets um ein Gelenk höher zu amputieren, als die Erkrankung reicht. Ich teile diesen Standpunkt nicht, wie ich bereits vor Jahren auseinandergesetzt habe. Ich gehe individualisierend vor, möglichst konservativ, und habe mit meinem Vorgehen recht zufriedenstellende Resultate erzielt, die ich demnächst – als Fortsetzung meiner bereits begonnenen Arbeiten »Ueber den Diabetes in der Chirurgie« – mitteilen werde. Es ist für den Patienten ein grosser Unterschied, ob nur der vordere Fussabschnitt entfernt oder ob im Unterschenkel abgesetzt ist; ob ein funktionsfähiges Kniegelenk erhalten werden kann oder ob der Oberschenkel amputiert werden muss; ob ein bewegliches Hüftgelenk zurückbleibt oder ob die Hüfte exartikuliert wird. Ich teile durchaus nicht den Standpunkt, den manche einnehmen: wenn schon einmal amputiert werden muss, sei es verhältnismässig gleichgültig, ob dies etwas höher oder tiefer geschieht. Auch bei bester Prothese wird der Gang des Patienten ungeheuer beeinflusst durch die Länge des Beines, namentlich durch die Erhaltung jedes funktionierenden Gelenkes. Doch steht diese von mir aufgeworfene Frage erst an zweiter Stelle; ihr kommt, nachdem die Phlegmone erst einmal so hoch hinaufgeschritten war, in diesem Falle keine Bedeutung mehr zu. Im übrigen soll meine Amputationstechnik ja auch in anderen Fällen und an jeder Stelle der Extremitäten Anwendung finden und so zu deren Verlängerung beitragen.

Ich hatte bisher die Gelegenheit, noch in einem zweiten Falle die Amputation in einer Ebene auszuführen, und zwar bei Brand ohne Phlegmone.

Heinrich J., 60 Jahre alt, Kupferschmied aus Schöneberg. Seit 14 Jahren Herzleiden. Seit 5 Wochen taubes Gefühl im linken Fusse, vor 14 Tagen färbten sich die Zehen blaurot, seit 8 Tagen auf dem Fussrücken blaue Flecken.

29. XII. 09. Aufnahme. Kräftiger Mann, schwere Myokarditis. Puls ganz unregelmässig, am Herzen bis 32 Schläge mehr als an der Radialis. In der linken Kniekehle und am Fusse kein Puls zu fühlen. Das linke Bein ist bis zur Mitte des Unterschenkels kühl, blass, vereinzelte blaue Flecken, Zehen blauschwarz. Anästhesie bis handbreit unterhalb des Knies. Urin normal.

31. XII. Die Gangrän ist fortgeschritten. Skopolamin-Aethernarkose. Amputation des Unterschenkels in seiner Mitte, dieselbe Technik und Wundbehandlung wie im Falle 1. Minimale Blutung; aus den grossen Gefässen werden Blutgerinsel extrahiert, in die Arterie werden 50 cbm Kochsalzlösung injiziert, ohne Erfolg.

Die Wunde heilt langsam, ein schmaler Streifen Haut stösst sich ab, in der Muskulatur bilden sich 2 Höhlen. Am 15. II. 10 wird daher die Exartikulatio genus versucht und, da die Haut nicht reicht, die suprakondyläre Amputatio femoris ausgeführt. Wunde vernäht. 2 Drains, am 17. IV. ist sie völlig verheilt.

Auch in diesem Falle bildete sich, genau wie in dem Falle 1, bald nach der Amputation durch Zerfall der Weichteile eine Höhle in der Muskulatur, ja sogar 2 solche; aus diesen wurden Fisteln, während im übrigen die Wundfläche gut aussah, bis auf kleinere Randnekrosen. 66 Tage nach der »Amputation in einer Ebene« wurde in meiner Abwesenheit erst die Knieexartikulation versucht, da sie nicht gelang, die Oberschenkelamputation ausgeführt. (...)

Keinesfalls können die thrombosierten grossen Gefässe eine Indikation abgeben, höher oben zu amputieren, oder dürfen überhaupt sie oder der nicht fühlbare Arterienpuls die Höhe der Ablatio bestimmen. Dies ist es gerade, was ich bekämpfe.

Unter individualisierendem Vorgehen, von dem ich oben sprach, verstehe ich folgendes: ich amputiere zunächst in der Höhe, wo mir die Haut noch gerade genährt erscheint, d. h. ich durchschneide hier die Haut. Blutet sie nicht, so gehe ich etwas höher, bis ich an eine Stelle komme, wo sie gerade eben blutet. Jetzt erst durchschneide ich die Muskulatur, zunächst unter manueller Kompression der Extremität oberhalb der Operationsstelle. Blutet die Muskulatur ausreichend, d. h. treten von Zeit zu Zeit Blutpunkte auf, pro Quadratzentimeter mindestens einer, der auch beim Tupfen immer wiederkehrt, so halte ich dies für ausreichend. (...)

Im Falle 2 hätte ich etwas höher amputieren sollen, dann wäre wohl nichts nekrotisch geworden. An der Stelle, wo ich amputierte, bluteten die Gewebe so gut wie gar nicht. Ich machte hier absichtlich den Versuch, so tief abzusetzen; wäre der Amputationsstumpf wesentlich kürzer geworden, so hätte die Kraft des Knies wohl kaum ausgereicht, das künstliche Bein im Knie zu bewegen. Schliesslich kann man ja später, nachdem der Patient sich erholt hat, wenn man will, auch eine plastische Deckung der Stumpfspitze vornehmen. Immerhin ist zu verwundern, dass sich im Fall 2 trotz der schlechten Ernährung so wenig abgestossen hat. (...)

Ich hatte, als ich meinen Fall 1 operierte, nicht daran gezweifelt, dass ich später zur Reamputation würde schreiten müssen; ich hatte damals gedacht, ich würde meine Amputationsmethode als zweizeitige beschreiben.

Höchst überrascht war ich, dass es so verhältnismässig leicht gelang, die Weichteile über den Amputationsstumpf hinüberzuziehen. Sie berührten sich schliesslich über dem, d. h. distal vom Stumpfe. Und hätte ich nicht den Patienten endlich auf die Beine bringen wollen, oder hätte er die Sekundärnaht, die ich plante, zugelassen, so wären unzweifelhaft die Hautränder wirklich mit einander verklebt und der Stumpf wäre wohl auch belastungsfähig geworden. (...)

Eine so beträchtliche Verlängerung der Weichteile hätte ich aber für nicht möglich gehalten und ist meines Wissens auch noch nie erzielt worden: die in derselben Höhe wie der Knochen durchtrennten Weichteile, die weit retrahiert waren – spitzkegelförmiger Amputationsstumpf mit frei herausstehenden Knochen (...) – wurden zur Berührung über dem Knochen gebracht. Dies ist der zweite Punkt, auf den ich in dieser Mitteilung das grösste Gewicht lege.

Aber auch sonst bietet namentlich der erste Fall noch manches Interessante. Er zeigt, wie ein an sich leichter Fall von Diabetes durch das Hinzutreten einer Infektion zu einem schwersten werden kann, der um ein Haar am Koma zugrunde gegangen wäre. Ein böser Circulus vitiosus! Durch die Phlegmone wird der Diabetes verschlimmert, durch den Diabetes verläuft die Phlegmone weit schwerer als sie es sonst täte usw. Ich kenne da nur ein Mittel: energisches Vorgehen gegen beide, gegen die Phlegmone durch Inzision und Ablatio, gegen die Zuckerkrankheit durch Verminderun der Glykosurie (Diät), womit die Hyperglykämie herabgesetzt wird, und durch Verhinderung oder Bekämpfung der Azidose (Natron bicarbonicum). (...)

Ich lege nach wie vor grosses Gewicht darauf, dass auch leichte Diabetiker zuckerfrei leben; ich weiss wohl, dass viele Internisten und Diabetesspezialisten heute nichts dagegen haben, wenn ihre Kranken geringe Zuckermengen ausscheiden, etwa ½ Proz., manche lassen selbst bis 1 Proz. zu. Nach meinen Erfahrungen geht die Toleranz aber auch bei solchen geringen Graden der Zuckerausscheidung in der Regel zurück, nie habe ich sie steigen sehen. Und das Auftreten von Komplikationen, namentlich solcher entzündlicher Natur, wird meiner Ueberzeugung nach auch durch geringe Glykosurien begünstigt.

Ich habe es jedenfalls bei Gangrän zweimal erlebt, dass nach dem Verluste des einen Beines auch das andere erkrankte und abgenommen werden musste; in beiden Fällen hatten die Patienten trotz meines dringenden Rates nicht Diät gehalten und waren nicht zuckerfrei geblieben, was ich durchgesetzt hatte, so lange sie unter meinen Händen waren. Ob der Brand das andere Bein auch befallen hätte, wenn die Kranken zuckerfrei gewesen wären? Wer will das entscheiden? Ich lege jedenfalls gerade nach Gangrän eines Beines Gewicht auf die dauernde Zuckerfreiheit. In meinem Falle 1 schwebt übrigens der gesunde Fuss auch in einer gewissen Gefahr.

Seit Jahren bekämpfe ich bei Diabetes die Chloroformnarkose, trete ich für die Aethernarkose ein, deren unbedingter Anhänger ich auch sonst bin. Den zahlreichen Anhängern, die das Chloroform bei uns noch immer hat, auch bei Diabetes, möchte ich nur folgendes vorhalten: sie sollen doch einmal einen Fall von Diabetes solcher Schwere, schliesslich bei beginnendem Koma, innerhalb 23 Tagen 6mal mit Chloroform narkotisieren – oder vielmehr ich möchte dringend davor warnen, es zu tun – der Kranke würde ganz gewiss am Koma zugrunde gehen. Mein Fall überstand die Narkosen sämtlich gut, nach der letzten ging sogar das im Anzug begriffene, wenn nicht bereits ausgebrochene Koma rapid zurück.

Chloroform ist eben das starke Organgift, welches sämtliche parenchymatösen Organe, so auch das Pankreas, schwer schädigt, namentlich bei wiederholter Narkose. Aether ist ungleich weniger giftig, wenn auch keineswegs ganz ungefährlich. Zur Vorsicht rate ich mit Skopolamin.

Dem drohenden Koma, wie den Gefahren der Narkose, begegne ich durch hohe Natrondosen; bis zur leichten Alkaleszenz des frisch gelassenen Urins, der nicht etwa zystitisch sein darf, muss das Natron gegeben werden. Der Organismus soll womöglich vor der Narkose mit Natron geradezu überladen sein, dann kommt die Azidose nicht zur Ausbildung. (...)

Zusammenfassung: Ich empfehle die Amputation in einer Ebene für Brand und Phlegmone, namentlich an Diabetischen.

Die Operation gibt die grösstmögliche Sicherheit vor dem Weiterschreiten der beiden Prozesse; sie verschafft dem Patienten eine möglichst lange Extremität. Bevor zur Reamputation geschritten wird, ist ein Gewichtszugverband anzulegen, der das zu reamputierende Knochenstück verkleinert oder die Reamputation selbst überflüssig machen kann.

Die operative Erweiterung der Schultergelenkkapsel. Eine Methode zur blutigen Mobilisierung von Schultersteifigkeiten.

Von

Rudolf Klapp.

(1916)

An der konservativen Behandlung von Schultergelenksversteifungen halte ich so lange fest, als noch wenigstens geringe passive Bewegungen, z. B. Rotationen, ausführbar sind. Läßt sich der Oberarmkopf passiv gar nicht bewegen, so ist das ein Beweis, daß er entweder knöchern mit der Gelenkfläche verwachsen oder daß die Gelenkkapsel narbig verändert und geschrumpft ist. Dabei müssen Weichteilnarben der Umgebung bzw. der Achselhöhle oder in der Muskulatur (Pectoralis major, Deltoides, Infraspinatus) ausgeschlossen sein. (...)

Handelt es sich nun um eine reine Sklerosierung der Kapsel, die den Gelenkkopf auch für die geringste passive Rotation festhält, so hat die konservative Therapie meiner Ansicht nach keine Aussichten mehr, ja sie stellt mit den bekannten Mitteln übermäßige Anforderungen an die Energie des Pat. Jede passive Bewegung stößt sofort auf die Hemmung durch die geschrumpfte Kapsel und die fest in ihrem Kanal verwachsene Bicepssehne. Nach Wochen und Monaten unerfreulicher Arbeit werden dann in solchen Fällen die konservativen Versuche eingestellt.

Diese Fälle habe ich für eine Operation im Auge, die ich unten beschreiben will. Andere operative Methoden, wie sie z. B. für knöcherne Ankylosen bestimmt sind, modifizierte Resektionen mit Interposition von Muskulatur oder Fascie, auch die von mir beschriebene Umpflanzung des Kopfes nach intermediärer Resektion in der Metaphysengegend, kommen für reine Kapselschrumpfungen wenig oder gar nicht in Betracht.

Nach allem, was wir über die habituelle Schulterluxation wissen, beruht der die Patt. stark belästigende Zustand meist auf Erweiterung der Kapsel, wohl auch gelegentlich, aber seltener auf Abriß des M. infraspinatus, überhaupt der Außenrotatoren. Daß die Erweiterung der Kapsel die häufigste Ursache für die Entstehung der habituellen Luxation ist, leitet W. Müller sehr richtiger Weise vor allem auch ex juvantibus von den günstigen Erfolgen der künstlichen Verkleinerung des Kapselapparates ab.

Die Vergrößerung der Kapsel wieder erklärt man schon lange mit ungenügender Ruhigstellung des Armes nach Reposition des zum ersten Male verrenkten Armes. Der bei der Luxation entstandene Kapselriß heilt dann unter Erweiterung des Kapselhohlraumes aus.

Dieser Vorgang schwebte mir als Vorbild vor in Fällen, bei denen es sich um eine narbig geschrumpfte Kapsel handelte, die dem Kopf jede Bewegungsfähigkeit nimmt. Es liegt nach dieser Überlegung nahe, die geschrumpfte Kapsel durch einen Schnitt zu erweitern und mit dieser Erweiterung ausheilen zu lassen. Man müßte dabei die Kapsel so weit einschneiden, bis der Kopf sich frei im Schultergelenk drehen läßt, den Kapselschnitt dann offen lassen und während der Heilung dem Arm eine Stellung geben, bei der der Kopf eine größtmögliche Kapselausdehnung verursacht, wie z. B. bei der vertikalen Elevation. Da sich bei diesen Fällen von Kapselschrumpfung die Sklerosierung auch auf den intrakapsulären Teil der langen Bicepssehne erstreckt, so muß neben der obigen Kapselerweiterung auch die **Bicepssehne freigelegt, aus dem Sulcus intertubercularis herausgehebelt und mit Muskulatur unterpolstert** werden. (...)

Ausführung der Operation.

Mit einem der zur Arthrotomie angegebenen vorderen Längs- oder Schrägschnitte (Langenbeck, Kocher, Ollier, Hüter), die von der Mitte zwischen Acromion und Proc. coracoideus beginnen, wird der Deltoides freigelegt und über dem Gelenk in seiner Faserrichtung mit aller Schonung durchtrennt.

Dann wird die lange Bicepssehne, die bei der Verdickung der Kapsel oft schwer zu erkennen und besser an der fühlbaren Zwischenhöckerrinne festzustellen ist, frei herausgeholt und mit stumpfem Haken beiseite gehalten. Dabei läßt sich, falls die Diagnose richtig war, erkennen, daß eine Gleitfähigkeit der Sehne in ihrer Röhre beim Heben und Senken des Armes nicht besteht. Etwa 2 cm medial der Bicepssehne legt man die Kapselspaltung in vertikaler Richtung an. Dabei soll vorn die Kapsel in der Gegend ihrer mittleren und vor allem auch unteren Verstärkungsbänder (Ligg. gleno-humerale sup. und inf.) fast quer zu deren Verlauf, also **senkrecht von oben nach unten**, durchtrennt werden. Oben braucht die Kapsel nicht gespalten zu werden. Auf die **weite Spaltung nach unten** wird viel ankommen, da die volle Abduktion gerade hier ihre Hemmung findet. Die Kapsel, die hier normalerweise die Dicke von $\frac{1}{3}$ cm nicht überschreitet, ist bei Kapselschrumpfungen oft 1 cm dick.

Der Versuch einer Hyperabduktion bis zur vertikalen Erhebung muß erweisen, ob schon genügend Platz geschaffen ist. Man kann durch diese Bewegung (kein häufiges Heben und Senken!) den Kapselspalt erweitern, der ungenäht bleibt. Schließlich zieht man einen gestielten flachen Deltoideslappen unter der Bicepssehne her, um sie intramuskulär zu lagern und gleitfähig zu machen.

Fascienmuskelnaht und Hautnaht beendigen die Operation. Der Arm wird dauernd in voller Elevation gehalten. Es muß darauf geachtet werden, daß der Humeruskopf nicht luxiert.

Zur Erhaltung der Stellung rate ich nicht zur Extension, da deren fortwährend wirkende lebendige Kraft als sehr lästig empfunden wird. Ein Trikotschlauch oder ein Tuchverband hält den im Schultergelenk erhobenen, bei Bettruhe also horizontal nach oben an der Wange liegenden Oberarm und den im Ellbogengelenk gebeugten Unterarm (also steht der Humeruskopf in Einwärtsrotation) fest. In den ersten Tagen muß etwas Morphium gegeben werden, da die ungewohnte extreme Stellung sonst nicht leicht ertragen wird.

Nach 10 Tagen bekommt der Pat., ohne daß der Arm bisher heruntergenommen war, eine Hyperabduktionsschiene, so daß der Oberarm zwischen horizontaler und vertikaler Ebene steht, und kann damit aufstehen. Sehr bald werden Bewegungen oberhalb der Horizontalebene ausgeführt und nur diese begünstigt, unterhalb der Horizontalen zunächst gar nicht zugelassen.

Noch nach 4 Wochen fehlt gewöhnlich die Möglichkeit, den Arm ganz herunterhängen zu lassen. Die aktive Ausnützung der gewonnenen Kapselerweiterung muß mit den üblichen einfachen Mitteln geübt werden.

In vier Fällen habe ich die obige Operation ausgeführt. Bei der ersten habe ich noch lernen müssen, daß die Abduktion bis zur Horizontalen ungenügend ist. Die Annahme, daß von da ab die weitere Erhebung zwischen Thorax und Schultergürtel erfolge, hatte mich verhindert weiter zu abduzieren. Leider hat der Pat. nur eine Abduktion bis zur Horizontalen bekommen und behalten. Darüber hinaus ist er nicht gekommen trotz aller von seiner Seite aufgewandten Energie.

In den nächsten Fällen bin ich bis zur vertikalen Erhebung gegangen und habe erreicht, daß der Arm zwar noch nicht ganz adduziert, aber bis zur völligen extremsten Erhebung gebracht werden kann. In allen Fällen war vor der Operation keine Möglichkeit der Bewegung im Schultergelenk. In einem Falle fehlten nach der Operation und 6wöchiger Nachbehandlung nur kleine Bruchteile der normalen Beweglichkeit. (...)

Ein neuer Distraktionsapparat und Spannbügel für die Drahtextension.

Von

Werner Block.

(1923)

Das Prinzip, bei der Behandlung von Knochenbrüchen mit Extensionsmethoden den Zug an dem gebrochenen peripheren Gliedabschnitt durch einen entsprechenden Gegenzug zu verstärken, liegt in der Natur der Sache und ist so alt wie die Methode selbst. Es findet seinen Ausdruck in den verschiedensten Maßnahmen zu diesem Zweck, wie Ausnutzung der eigenen Körperschwere durch Tieflagerung des zentralen Bruchstückes und dergleichen mehr. Eiselsberg hat als erster an demselben Glied mit derselben Extensionsart Zug und Gegenzug vereint, kurz danach Käfer ein solches Verfahren mitgeteilt und 10 Jahre später Hackenbruch seine bekannte Methode der Distraktion mit Gipsverbänden veröffentlicht, die inzwischen einige Modifikationen erfahren hat, ohne daß an dem Prinzip etwas geändert wäre. Dieselbe Idee der Distraktion wurde auch in die Behandlung der Knochenbrüche mit Nagelzügen übernommen, wobei für gewöhnlich durch die Epiphysen des zentralen und peripheren Bruchstückes je ein Nagel durchgetrieben wird. Unter der Bezeichnung Schienennagelextension ist diese Distraktionsmethode bekannt geworden. Kirschner verband die beiden Nägel durch ein ausziehbares Schienengerüst, Steinmann wählte dazu elastische Stahlbänder, Lambret konstruierte hierfür einen besonderen Apparat, der später von Quénu und Matthieu modifiziert und auch von Lambret selbst weiter vervollkommnet wurde, auch von Merhaut wurde ein solcher

Apparat mitgeteilt. Die Apparate sind meist nur für Unterschenkel berechnet. Borchardt ließ einen Distraktionsapparat bauen, der eine Verbindung darstellt von Nagelextension mit Gegendruck am Rumpfknochensystem, desgleichen Götze und Paschoud. Als Hauptvorteil aller Apparate wird die bessere Fixierung der Bruchstücke gegenüber der einfachen Extension gerühmt. Ein großer Teil derselben scheint mir aber daran zu kranken, daß bei ihnen die Bewegungsmöglichkeit und damit die Beeinflußbarkeit der Dislokation, wie sie in den Hackenbruch'schen Kugelgelenkklammern gewährleistet ist, geopfert wurde zugunsten einer größeren Stabilität der Apparate selbst. Ich habe vor längerer Zeit einen Nageldistraktionsapparat anfertigen lassen, bei dem die volle Bewegungsfreiheit nach jeder Richtung hin gegeben ist durch ein mehrfaches Gelenk, das an dem Haltepunkt der Nägel angebracht ist. Die Nägel werden mit diesen Gelenken an Schraubenstangen durch Muttern fortbewegt und so die Distraktion ausgeübt. Den Apparat habe ich in unserer Klinik mit bestem Erfolg angewandt.

Es lag nun nahe, dasselbe Prinzip der Distraktion auch für die Drahtzüge am Knochen zu verwerten, zumal sich uns und auch schon vielen anderen die Drahtextension aus verschiedensten Gründen der Nagelextension als überlegen erwiesen hat. Bei dieser Aufgabe bot die notwendige Anspannung des Drahtes und seine Verlegung in dieselbe Ebene wie die Haltestangen (Gewindestangen) Schwierigkeiten. Leider mußte auf die zunächst beabsichtigte Verwendung von Kugelgelenken verzichtet werden, um nicht durch derartige Präzisionsarbeiten unter den augenblicklichen Verhältnissen die Herstellung übermäßig zu verteuern. So ging aus meinem ursprünglichen Nageldistraktionsapparat der Drahtdistraktionsapparat hervor. Auch noch in ihrer jetzigen Form ist die äußere Apparatur sowohl für Draht- wie für Nagelzüge zu gebrauchen, wenn nämlich die Spannbügel ausgeschraubt und an ihre Stelle die Nägel durchgeschoben werden.

Der Apparat (Fig. 1) besteht aus zwei Gewindestangen, an denen, durch Muttern beweglich, Spannbügel und Spannvorrichtung für den Draht getrennt verschieblich sind.

Die Spannbügel sind in auf Rohrschellen sitzende mehrfache Gelenkvorrichtungen eingeschraubt. Durch besondere Klemmschrauben können die Spannbügel und die Rohrschellen je für sich in jeder gewünschten Stellung festgeklemmt werden. Die abgerundet rechteckigen Spannbügel ermöglichen durch einfache Schiebleere (Friktion) verschiedene Spannweiteneinstellung, so daß derselbe Bügel sowohl an dünnen wie an dicken Extremitäten, an Unter- und Oberschenkel und selbst am Becken und Schultergürtel verwandt werden kann.

Die Anspannung des Drahtes erfolgt durch Muttern mittels der »geschlitzten Schrauben«, bei denen der Draht durch eine Spitzenöffnung durchgeführt, in seitlichen Rillen gelegt und um einen Knebel am äußeren Ende festgeschlungen wird. Auf diese Weise wird jede scharfe Knickung des Drahtes und damit die Gefahr des Abdrehens vermieden. Mit ihren Schlitzen werden die Schrauben auf die Gewindestangen aufgeschoben, auf denen auch die Spannbügel sitzen. Zum Schutz des Stangengewindes tragen die »geschlitzten Schrauben« noch kleine Gleitkolben.

Auch für sich allein sind die Spannbügel (Fig. 2) zu gebrauchen zur einfachen Drahtextension, indem sie aus den Rohrschellengelenken ausgelöst werden und dann mit ihren zu diesem Zweck verlängerten Enden in die Schraubenschlitze eingesteckt werden unter Entfaltung der Schiebleere. Durch einfaches Drehen an den Schlitzschraubenmuttern wird nun der Draht angespannt.

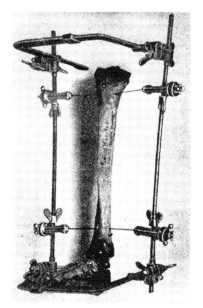

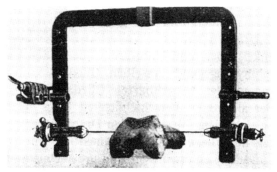

Fig. 2
Einzelner Spannbügel am unteren Femurende angelegt. Daneben rechts Rohrschellengelenk mit Klemmschrauben.

Fig. 1
Drahtdistraktionsapparat, am Unterschenkel angelegt.

Angelegt wird der Distraktionsapparat zweckmäßig in folgender Weise: Zunächst wird mit einem an seiner Spitze mit einem Öhr versehenen Bohrer der Knochen perforiert und dann ein nicht rostender Krupp'scher Stahldraht beim Zurückziehen des Bohrers gedoppelt nachgezogen. Nachdem der Draht an den »geschlitzten Schrauben« befestigt ist, werden die Gewindestangen, an denen schon die Rohrschellen mit den Spannbügeln gleitend angebracht sind, durch die Schraubenschlitze durchgesteckt und nun erst die gewünschte Stellung der Spannbügel und der Drahtrichtung eingestellt und durch die Klemmschrauben fixiert. Danach wird der Draht mit Hilfe der Schlitzschraubenmuttern angespannt, nachdem zuvor durch Ausziehen der Spannbügelschiebleere dem Draht schon eine gewisse Spannung gegeben ist. Es kann auch, je nach dem Sitz des Apparates, eine andere Reihenfolge bei der Anbringung von Schlitzschrauben und Spannbügeln auf die Gewindestangen eingehalten werden, indem die Spannbügel, wie beispielsweise in der Fig. 1, nach außen von den Schlitzschrauben zu liegen kommen usw.; nur ist unbedingt darauf zu achten, daß die Anspannung des Drahtes mit Hilfe der Schlitzschraubenmuttern nicht eher erfolgt, bis 1) durch die Klemmschrauben die Spannbügel in der gewünschten Lage und Stellung fixiert sind und 2) durch Ausziehen der Schiebleere der Draht schon eine bestimmte Spannung erhalten hat. Ist die Drahtspannung vollzogen, dann wird mittels zwischen Spannbügel und Schlitzschrauben auf den Gewindestangen sitzenden Muttern die Distraktion auf das gewünschte Maß getrieben.

Die Anwendung des Spannbügels zur einfachen Drahtextension ergibt sich nach dem oben Gesagten von selbst (Fig. 2).

Das Indikationsgebiet für diesen Distraktionsapparat ist gegenüber anderen erheblich erweitert. Das liegt einmal an der Verwendung des Drahtes statt der Nägel und zum zweiten an der größeren Manövrierfähigkeit des Apparates. Uneingeschränkt ist seine Anwendung bei allen Unterschenkelbrüchen. Dabei kommen ihm sehr zustatten die verlängerten Spannbügelenden, die dem Apparat die Schwere nehmen und das ganze Glied freischwebend an den im Knochen liegenden Drähten halten. Weiterhin ist der Apparat auch zu verwenden am Oberschenkel, Ober- und Unterarm, indem entweder durch die zentrale und periphere Epiphysengegend desselben Gliedabschnittes oder, unter Überbrückung von Gelenken, der benachbarten Gliedabschnitte die Drähte gezogen werden. Infolge der allseitigen Verschieblichkeit jedes einzelnen Teiles des Apparates ist es dabei gleichgültig, ob die beiden Drähte in derselben Ebene liegen oder in diametral gegenüberliegenden, was namentlich mit Rücksicht auf den Verlauf von Gefäßen und Nerven erwünscht und unter Umständen notwendig sein kann, wenn nämlich der Apparat, wie ich das kürzlich mit Erfolg getan habe, am Schultergürtel oder Becken angreifen soll.

Bei der blutigen Reposition von schlecht geheilten Knochenbrüchen versucht man im allgemeinen durch Hebelwirkung die Fragmente wieder in die richtige Stellung zueinander zu bringen, was bei einknochigen Gliedern auf diese Weise auch fast ausnahmslos gelingt, desgleichen wenn bei zweiknochigen Gliedern beide Knochen gebrochen sind. Ist aber bei letzteren nur ein Knochen, beispielsweise beim Unterschenkel nur die Tibia frakturiert und infolge fehlerhafter Behandlung oder zu frühzeitiger Belastung eine erhebliche Längenverschiebung der Bruchstücke eingetreten, so ist die übliche Reposition durch Hebelwirkung ausgeschlossen, weil der andere Knochen die dazu erforderliche Winkelstellung nicht zuläßt, und es bedarf schon ganz außerordentlicher Zugkräfte, um zentrales und peripheres Bruchende wieder auf die gleiche Höhe zu bringen. Für diese und ähnliche Fälle eignet sich mein Apparat zur »temporären Distraktion«, d.h. er braucht nur so lange angelegt zu bleiben, bis durch die riesige Gewalt kleiner Schrauben mühelos die Knochenenden soweit auseinandergezogen sind, daß sie ihre normale Stellung zueinander wieder einnehmen. Dann kann der Apparat abgenommen werden, falls durch einen Gipsverband oder sonstige Methoden die erreichte Stellung erhalten werden soll, kann aber auch, und das ist abermals ein Vorteil, als Fixationsverband bis zur endgültigen Konsolidierung des Bruches liegen bleiben.

Diese Apparatur für die Drahtextensionsbehandlung ist also für die verschiedensten Verwendungsmöglichkeiten geeignet, sowohl für die einfache wie für die doppelte Extension, die Distraktion. Als ihre Hauptvorteile möchte ich noch einmal hervorheben, daß getrennt voneinander und deshalb bequemer durchzuführen sind die Befestigung des Drahtes, die Anspannung des Drahtes, die Fixierung der gewünschten Stellung und Richtung, die Distraktion, die universelle Anwendungsmöglichkeit sämtlicher Gelenke des kranken Gliedes, soweit sie nicht unmittelbar mit eingespannt sind; daneben bietet sie alle auch den bisher bekannten Apparaten mehr oder weniger nachgerühmten Vorzüge, namentlich bessere Fixierung der Bruchstücke, vollkommenere Ausgleichung der Dislokation, leichte Ausführung von Korrekturen vor dem Röntgenschirm, bequeme Zugänglichkeit bei Wundbehandlung komplizierter Brüche usw. und unter Umständen die ambulant durchzuführende Extensionsbehandlung. (...)

Neurochirurgie

Am zweiten Sitzungstag des Chirurgenkongresses des Jahres 1880 hielt der damalige Assistent an der chirurgischen Klinik in der Ziegelstraße, *Themistokles Gluck*, einen Vortrag über »Neuroplastik auf dem Weg der Transplantation«.
Gluck (1853–1942) studierte Medizin in Leipzig und Berlin, wo *Rudolf Virchow* (1821–1902) und *Bernhard von Langenbeck* (1810–1887) seine Lehrer wurden. Schon als Student arbeitete er unter Langenbecks Leitung an Problemen der Nervennaht und der Nervenregeneration. Seine erste Arbeit auf diesem Geiet wurde mit dem »1. Staatspreis der Berliner Universität« ausgezeichnet. Von 1878 bis 1884 war er Assistent bei *von Langenbeck* und *von Bergmann* (1836–1907). Als letzter Schüler *Langenbecks* habilitierte er sich 1882. 1890 wurde er als chirurgischer Chefarzt an das Kaiser und Kaiserin Friedrich-Krankenhaus berufen. *Gluck* wurde nicht nur durch seine Arbeiten zur Nervenregeneration bekannt, sondern ebenso durch seine frühen Versuche zur Implantationschirurgie und durch richtungsweisende neue Operationsmethoden in der plastischen Chirurgie.
Glucks Beitrag zur Neuroplastik steht in seiner Zeit nicht allein. Allein sieben unterschiedliche Verfahren zur Nervenwiederherstellung bei größerem Substanzverlust wurden in den 80er Jahren diskutiert: die Dehnung des Nerven vor der Naht, die auf eine zufällige Beobachtung von *Billroth* (1829–1894) zurückgeht, die Nervenplastik durch gestielte Läppchen aus den beiden Nervenenden, die *Létiévant* (geb. 1830) zuerst angegeben hatte, die Tubulisation mittels einer entkalkten Knochenröhre, die Catgutschlingennaht als Wegmarkierung für auswachsende Nervenfasern, die »Greffe nerveuse«, bei der das periphere Ende des durchtrennten Nerven seitlich an einen intakten anderen Nerven angenäht wurde, die Resektion des Knochens, um den Nervendefekt durch Verkürzung des Gliedes auszugleichen, und die freie Transplantation eines Nervenstückes in den Defekt. Auf einige dieser Verfahren geht *Gluck* in seinem Beitrag ein und setzt sich kritisch mit ihnen auseinander.
Die kurze Mitteilung von *Moritz Borchardt* (1868–1948) über die Technik der Trepanation erinnert daran, daß *Borchardt* neben der Bauchchirurgie insbesondere auch die Chirurgie des Gehirns weiter entwickelt hat. Er studierte in Zürich, Berlin, Leipzig und Heidelberg und wurde dann Assistent am Krankenhaus am Urban, wo er seine internistische Ausbildung bei *Albert Fränkel* (1848–1916) und seine chirurgische Ausbildung bei *Werner Körte* (1853–1937) erhielt. 1901 habilitierte er sich an der Berliner Universität und wurde 1905 zum Extraordinarius ernannt. Danach übernahm er die Leitung der chirurgischen Abteilung des neugegründeten Rudolf Virchow-Krankenhauses, von wo er 1919 an das Krankenhaus Moabit wechselte, dessen chirurgische Abteilung 1920 »III. Chirurgische Klinik der Medizinischen Fakultät« wurde. 1933 zwangen ihn die Nationalsozialisten zur Aufgabe seiner Stellung. Kurz vor Ausbruch des zweiten Weltkrieges gelang es ihm, nach Südamerika zu emigrieren. *Borchardt* gehört zu den vielen bedeutenden jüdischen Ärzten, denen die Berliner Medizin zu Beginn dieses Jahrhunderts nicht zuletzt ihren Ruf verdankte.

Neurochirurgie

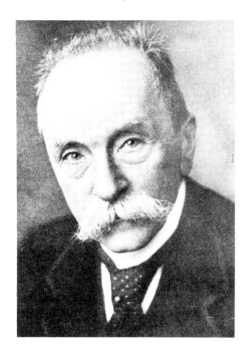

Themistokles Gluck (1853–1942)

1875– Erste Arbeiten zur Nervennaht und Ner-
1877 venregeneration (1. Staatspreis der Berliner Universität)
1878 Promotion und Assistent an der chirurgischen Universitätsklinik in der Ziegelstraße in Berlin bei von Langenbeck und von Bergmann
1882 Habilitation für Chirurgie
1885 Gewerksarzt in Berlin
1890 Chefarzt an der chirurgischen Abteilung des Kaiser und Kaiserin Friedrich-Krankenhaus in Berlin

Fundamentale Arbeiten zur Nerventransplantation und -naht, zum Ersatz von Gefäß-, Knochen-, Muskel- und Sehnendefekten

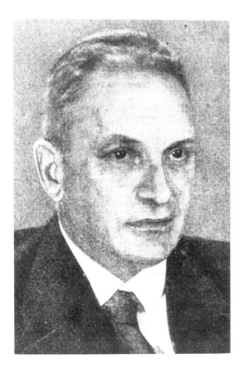

Moritz Borchardt (1868–1948)

ab Internistische und chirurgische Ausbil-
1892 dung am Krankenhaus am Urban in Berlin und bei Ernst von Bergmann an der chirurgischen Universitätsklinik in der Ziegelstraße in Berlin
1901 Habilitation für Chirurgie
1905 Extraordinarius, Leitung der chirurgischen Abteilung des Rudolf-Virchow-Krankenhauses in Berlin
1919 Leitung der chirurgischen Abteilung des Krankenhauses Moabit in Berlin
1933 Von den Nationalsozialisten aus seiner Stellung entlassen
1938 Emigration nach Südamerika

Wesentliche Arbeiten zur Bauch- und Neurochirurgie

Die *Trepanation* ist sicher der älteste chirurgische Eingriff, den wir kennen. Steinzeitliche Schädel zeigen, daß es in prähistorischer Zeit unterschiedliche Operationsverfahren gab, die offensichtlich erfolgreich durchgeführt wurden. Schon seit dem Altertum gab es eine intensive Diskussion um die beste und schonendste Möglichkeit der Schädelöffnung. Die unterschiedlichsten Instrumente – Perforativtrepan, Kronentrepan, Exfoliativtrepan und viele Zusatzgeräte – geben beredtes Zeugnis von dieser Auseinandersetzung. Erst zu Beginn des 20. Jahrhunderts wandten sich die Chirurgen weitgehend vom Trepan ab und benutzten den Meißel als Instrument. *Borchardts* kleiner Aufsatz ist als Beitrag hierzu zu sehen.

Ueber Neuroplastik auf dem Wege der Transplantation.

Von

Themistokles Gluck.

(1880)

M. H.! Das peripherische Nervensystem der Thiere überwindet die verschiedenartigsten traumatischen Eingriffe mit überraschender Vollkommenheit. Dies ist eine nunmehr allgemein anerkannte Thatsache. Die Nervennaht, eine immerhin junge Operation, gewinnt mehr und mehr an Verbreitung. Mit dem Schwunde der Scheu, welche selbst die Chirurgie vor dem geheimnissvollen Telegraphennetze der Seele empfand, mehren sich von Tag zu Tag die Indicationen zu therapeutischen Eingriffen am Nervensystem. Ja selbst die operative Plastik hat ihr Augenmerk auf dieses bisher unbestrittene Monopol physiologischer Gelehrsamkeit gerichtet.

Létiévant war wohl der Erste, welcher 1) in seiner Autoplastie nerveuse à lambeaux und 2) in seiner Greffe nerveuse Mittel angab, Nervendefecte zu ersetzen.

Das sub 1) erwähnte Verfahren besteht darin, dass man vom peripheren sowohl wie centralen Ende des betreffenden Nervenstammes Substanzstreifen abpräparirt, worauf eine Sutur die heruntergeklappten Nervenlappen vereinigt. Dieses Verfahren ist wohl nur bei grossen Nervenstämmen anwendbar und dürfte kaum ein günstiges functionelles Resultat liefern, da die Nervenlappen, welche dazu bestimmt sind, Centrum und Peripherie mit einander zu vereinigen, begreiflicherweise nur einen aliquoten Theil der Nervenfasern des Stammes enthalten. Es wäre somit jedenfalls die Summe functionirender Fasern auf ein beträchtliches Minus reducirt.

Unter Greffe nerveuse versteht der französische Autor eine Operation, welche nur dann zur Anwendung gelangen kann, wenn mehrere Nervenstämme gleichzeitig verletzt sind. Hat z. B. dasselbe Trauma den N. radialis und musculocutaneus getroffen, und ist es nicht möglich, die getrennten Enden des N. radialis mit einander durch die Naht zu vereinigen, dann räth Létiévant, das centrale Ende des N. radialis auf den peripheren Stumpf des N. musculocutaneus zu pfropfen. (...)

Jedoch nirgends finde ich in der Literatur eine Notiz, welche die Idee der Neuroplastik auf dem Wege der Transplantation enthielte. Gestatten Sie mir daher, m. H., Ihnen diese neue Methode zunächst vermittelst Beschreibung eines Versuches zu erläutern.

Am 11. Februar werden gleichzeitig zwei Thiere, ein Huhn a und ein Kaninchen b, aufgebunden und chloroformirt. Bei dem Huhn wird ein Hautschnitt etwa 2 Ctm. nach aussen und parallel dem Os femoris geführt, welcher den bei diesen Thieren vereinigten M. tensor fasciae latae plus caput longum bicipitis der Länge nach spaltet. In der Tiefe erscheinen Art. et Vena ischiad. und der Innenrand des Caput breve bicipitis. Unmittelbar unter dem letzteren, nach aussen von der Arterie, liegt der N. ischiadicus. Derselbe wird sorgfältig isolirt und ein etwa 3 Ctm. langes Stück resecirt. In ähnlicher Weise wird der N. ischiadicus bei dem Kaninchen freigelegt und an zwei etwa 3½ Ctm. abstehenden Punkten je eine feinste Nadel mit Seide hindurchgezogen. Mit glatten Scheerenschnitten wird jenseits der beiden Suturstellen der Nerv durchschnitten und das resecirte Stück (sammt Fäden und Nadeln) in eine bereitstehende NaCl-Lösung gethan. Ich verfuhr nun aus einem späterhin zu erörternden Grunde in einer Reihe von Fällen so, dass ich das untere Ende des Kaninchennerven mit dem centralen und das obere Ende desselben mit dem peripheren Stumpfe des Hühner-Ischiadicus vernähte. Jegliche Spannung war durch den Umstand vermieden, dass das resecirte Stück Kaninchennerv grösser gewählt war, als der Defect bei dem Huhn betrug. Nachdem ich mich überzeugt hatte, dass an beiden Suturstellen die Enden gut adaptirt waren, wurde die Wunde sorgfältig gereinigt und auf das Genaueste durch Nähte vereinigt. Am 22. Februar, 11 Tage nach der Operation, wird die prima intentione geheilte Wunde wieder eröffnet. Es präsentirte sich, nach Anheben des Querrandes des Caput breve bicipitis der N. ischiadicus. Das transplantirte Stück Kaninchennerv ist an der oberen und unteren Suturstelle mit dem Hühner-Ischiadicus auf das Idealste organisch verschmolzen und sieht durchweg normal aus. Nur an den Seidenfäden, dem geringeren Umfange und dem wegen der grösseren Länge leicht welligen Verlaufe des Kaninchennerven konnte man erkennen, dass hier ein Eingriff stattgefunden hatte. Der Nerv wurde nun isolirt und central (d.h. jenseits der oberen Sutur) mit einer Pincette energisch gereizt. Das Thier erwacht aus der tiefen Narcose und es treten heftige Muskelcontractionen auf.

Nach totaler Durchschneidung des Nerven (jenseits der oberen Sutur) und Reizen des Stumpfes wurden ebenfalls so heftige Muskelcontractionen durch den Kaninchennerven hindurch ausgelöst, dass ich das Thier tödten musste, um dieses erste Präparat intact gewinnen zu können.

In ähnlicher Weise kam bei im Ganzen 18 Thieren die Neuroplastik auf dem Wege der Transplantation zu Stande, welche, wie alle Operationen, ein bald mehr bald weniger günstiges Resultat geliefert hat, ein Resultat, das physiologisch und chirurgisch gleich wichtig erscheint.

Ein gemischter Nerv eines Thieres heilt nicht nur bei verwandten Individuen, sondern auch bei einer fremden Species prima intentione so ein, dass er schon nach 11 Tagen die Leitung für mechanische Reize in unzweideutigster Weise zu übernehmen befähigt ist. Dabei war es gleichgültig, ob das transplantirte Nervenstück mit dem peripheren Ende nach oben (central) oder nach unten (peripher) eingenäht wurde; eine neue Bestätigung des doppelsinnigen Leitungsvermögens der Nervenfaser. Demnach gewinnt die Auffassung des peripheren Nervensystems als eines Telegraphennetzes immer mehr an Consistenz. Würde an einer Stelle auf eine längere oder kürzere Strecke die Leitung unterbrochen sein, dann ist man im Stande, dieselbe durch sorgfältiges Einfügen äquivalenten (einem beliebigen anderen Thiere entnommenen) Materials wiederherzustellen, vorausgesetzt, dass das transplantirte Nervenstück prima intentione an seinem neuen Bestimmungsorte einheilt. (...)

Ich habe wiederholt den Ausdruck prima intentione angewendet und möchte hier kurz meine Ansicht über die historischen Vorgänge bei diesem Modus der Nervenheilung referiren. Fig. 1–3 der Tafel erläutern die hier folgenden theoretischen Erörterungen.

Eine Heilung per secundam intentionem kann eintreten a) bei geringen Nervendefecten, b) bei schlecht angelegter Nervennaht.

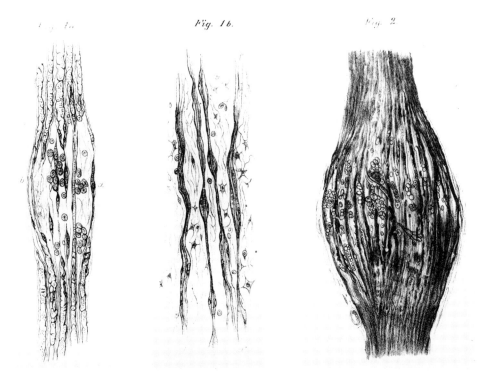
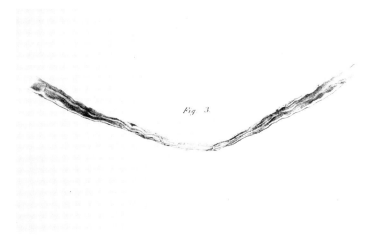

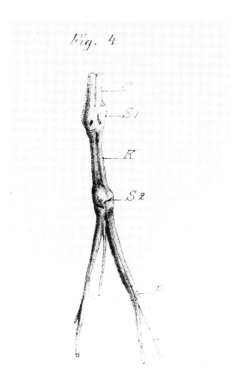

Fig. 4.

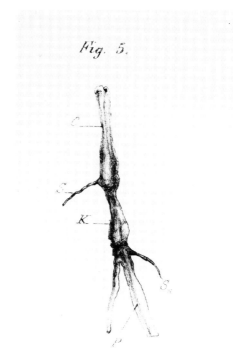

Fig. 5.

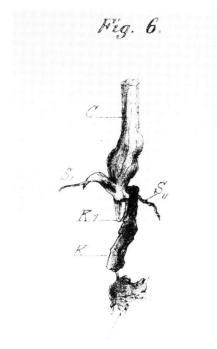

Fig. 6.

Erklärung der Abbildungen auf Taf. II.

Fig. 1a. 9 Tage nach der Durchschneidung; a centrale, mit peripherischen Nervenfasern verbundene Spindelzellreihe, b aus einer solchen Spindelzellreihe hervorgegangene amyeline Nervenfaser.

Fig. 1b. 11 Tage nach der Operation; ähnliches Bild bei starker Vergrösserung; bei a' Differencirung des Fortsatzes der ganglioformen Spindeln zum Achsencylinder, zwischen den einzelnen Fasern junges Bindegewebe.

Fig. 2. Mit Ueberosmiumsäure gefärbter Längsschnitt durch die Nahtstelle eines Ischiadicus vom Huhn, 21 Tage nach der Operation; centrale und peripherische Fasern durch eine hellgrau gefärbte, schon markhaltige jüngere Strecke verbunden. In der Wundspalte indifferente Rundzellen in grösserer Anzahl.

Fig. 3. Isolirte Faser, 19 Tage nach der Operation; vollkommene Regeneration des Defectes, die intermediäre Strecke enthält noch wenig Mark.

Fig. 4. 11 Tage nach der Transplantation.
  C — Centrales Ende des Hühnerischiadicus.
  K — Transplantirter Kaninchennerv.
  $s_1 - s_2$ — Seidenfäden.
  P — Peripherer Hühnerischiadicus.

Fig. 5. 21 Tage nach der Transplantation.

Fig. 6. 21 Tage nach der Transplantation.
  K_1 Angeheilter conischer Zapfen des Kaninchenischiadicus.
  K. Das restirende numificirte Stück Kaninchennerv.

Hier mag immerhin, wie dies zuverlässige Autoren beobachtet haben, die Regeneration nach vorausgegangener ausgedehnter Degeneration des peripheren Endes auf dem Wege der entzündlichen Neubildung zu Stande kommen, entweder aus proliferirenden Bindegewebszellen oder, wie dies in jüngster Zeit behauptet worden ist, aus Reihen spindelförmiger Mastzellen (vorausgesetzt, dass wir an Thieren Experimente anstellen, bei welchen diese von Ehrlich zuerst genauer definirten Zellindividuen vorkommen, die gegen die Anilinfarben eine specifische mikrochemische Reaction besitzen). (...)

Diese prima intentio im strengsten Sinne des Wortes ist immerhin ein seltenes Ereigniss, eine experimentell-chirurgische Kunstleistung, denn zu ihrem Zustandekommen ist eine ideale Adaptation der Schnittenden und eine möglichst subtile Technik unerlässlich. (...)

Ist die histologische prima intentio eine möglichst vollständige, d. h. sind alle oder relativ viele Nervenfasern per primam verheilt, dann tritt auch eine physiologische prima intentio ein. Das functionelle Resultat würde in einem solchen Falle voraussichtlich ebenfalls vollkommen sein.

Das einzig sichere Mittel nun zur Prüfung der physiologischen Regeneration, d. h. der Wiederherstellung der Leitung, ist der mechanische Reiz oberhalb der Sutursteilen (nach totaler Abtrennung vom Centralorgan und sorgfältigster Isolation). Es ist dies ein Umstand, auf welchen ich bei meinen experimentellen Untersuchungen über Nervennaht aufmerksam wurde. Hatte ich z. B. bei einem Huhn, bei dem vor 3–6 Tagen am N. ischiadicus die Durchschneidung mit darauf folgender Sutur gemacht war, den jetzt central von der Sutursteile durchschnittenen Nerven mit seinem Gastrocnemius auf eine Glasplatte gelegt, dann begegnete es mir, dass ich auf mechanische Reize, welche den ganzen Nervenquerschnitt trafen, Muskelcontractionen auslöste, während auf electrische Reize mit zwei wohlisolirten Stahlspitzen nicht von allen Punkten des Nervenumfanges Reactionen auftraten.

Dieses anscheinend paradoxe Phänomen ist nach dem Gesetze der isolirten Leitung an Nerven durchaus erklärlich. Nur von denjenigen oberhalb der Nahtstelle gelegenen Theilen aus wird die electrische Reizung Muskelcontractionen auslösen, welche durch die Sutursteile hindurch mit der Peripherie in nervöser Continuität sind. Das brauchen aber durchaus nicht alle zu sein, da die Nervennaht nicht in jedem Falle Vollkommenes leistet und die entzündliche Infiltration der Umgebung, wie bereits erwähnt, niemals völlig zu eliminiren ist. Stelle ich mir z. B. vor, die hintere Hälfte eines genähten Nerven sei nervös verheilt, die vordere dagegen im Wesentlichen durch Granulations-, resp. junges Bindegewebe verbunden, und ich reize aus Bequemlichkeitsgründen, da der Nerv auf seiner hinteren Fläche aufliegt, die vordere, dann kann ich gewiss zu der Vorstellung gelangen, es hätte noch keine Heilung stattgefunden, während Reizung der hinteren Fläche mich sofort vom Gegentheil überzeugt haben würde. (...)

Ist also eine histologische totale oder partielle prima intentio eingetreten, dann werden nach frühestens 80–96 Stunden mechanische Reize oberhalb der Sutursteile Muskelcontractionen auslösen. Aber dies involvirt, wie gesagt, noch keine Restitutio ad integrum der Function. Diese kann erst nach längerer Zeit zu Stande kommen. Es giebt demnach eine prima intentio des Nerven im histologischen wie physiologischen Sinne, aber es ist gewiss noch niemals von competenter Seite prima intentione eine

Restitutio ad integrum der Function beobachtet worden, mit anderen Worten: die prima intentio liefert von Anfang an in Bezug auf die Function nur ein partielles Resultat.

Ich habe diese Geduld- und Zeitraubenden theoretischen Reflexionen eingeschaltet, theils, weil mir daran lag, den Begriff der prima intentio des Nerven genauer zu präcisiren, besonders aber, weil ich den Herren ein Thier vorzustellen gedenke, bei welchem vor 26 Tagen die Neuroplastik auf dem Wege der Transplantation zu Stande gekommen ist, bei dem jedoch die Function, trotz histologischer prima intentio, gewiss noch nicht ad integrum restituirt ist, aber zweifelsohne innerhalb der nächsten Wochen zur Norm zurückkehren wird. Ich erlaube mir, folgende anatomische Bemerkungen vorauszuschicken:

Bei den Hühnern versorgen die Nervi obturatorius und cruralis nur die Adductoren und Extensoren des Femur. Der N. ischiadicus versorgt die Glutaeen, die Auswärtsdreher und Beuger des Unterschenkels und die gesammte übrige Unterschenkelmusculatur.

Ein Huhn wird also die Symptome einer totalen Ischiadicuslähmung bieten, wenn man den Nerven oberhalb des Abganges der Glutaealzweige durchschneidet resp. resecirt.

Ein solches Thier wird mithin nur im Stande sein, Adductions- und Extensionsbewegungen zu leisten. Auf diese Weise gelingt es ihm nach einiger Uebung, die gelähmte Extremität als Stelze zu benützen, in dem Momente aber, wo es sich auf das kranke Bein stützen will, knickt es wegen Lähmung der Unterschenkelmusculatur im Kniegelenk ein. Ich habe deswegen bei einigen Thieren durch Anbringen einer Dorsalschiene eine künstliche Ankylose des Kniegelenkes hervorgebracht, welche die Thiere in den Stand setzte, ihr krankes Bein erfolgreich als Stelze zu gebrauchen, da nun das Einknicken am Kniegelenk nicht stattfinden konnte. (...)

Leider sind die Thiere zu eingeschüchtert, um erfolgreich demonstrirt werden zu können.

Um sich ein vollständiges Urtheil über den Grad der Functionswiederherstellung zu bilden, müsste man sie in ihren gewohnten Räumen ruhig beobachten.

Ich komme schliesslich zu folgendem Endergebniss: Hühner, bei denen Nervendefecte von 3–4 Ctm. am N. ischiadicus durch ein transplantirtes Stück Kaninchennerv ersetzt sind, gehen eben so gut, wie Thiere, welchen ich vor gleich langer Zeit die Nervennaht angelegt hatte.

Andererseits bieten Hühner, bei denen ein grosses Stück vom N. ischiadicus einfach resecirt wurde, noch heute 8, ja 10 Wochen nach der Operation die Symptome einer totalen Ischiadicusparalyse.

Wie bereits besprochen, ist das günstige Ergebniss nur dann zu erzielen, wenn eine Reunio per primam intentionem der Nervenenden in dem oben erläuterten Sinne zu Stande gekommen ist.

Ohne allzu sanguinisch die Resultate der besprochenen Versuchsreihen beurtheilen zu wollen, gebe ich mich der angenehmen Hoffnung hin, dass meine Experimente eine Bereicherung unseres chirurgischen Könnens auf dem Gebiete der Nervenpathologie enthalten mögen.

Zur Technik der Trepanation.

Von

Moritz Borchardt.

(1906)

Wer oft Gelegenheit hat, Trepanationen auszuführen, wird zugeben, daß das bisher bekannte Instrumentarium noch mancher Verbesserungen bedarf. Neben dem noch heute vielfach angewendeten Hammer und Meißel ist vor allen Dingen die Dahlgren'sche schneidende Knochenzange, die Kreissäge und Sudeck's Fräse beliebt. In unserer Klinik wurde in den letzten Jahren namentlich die v. Bergmann'sche Kreissäge benutzt, die wegen ihrer Breite gestattet, die Tiefe der Sägefurche zu übersehen. Es haften aber auch ihr beträchtliche Mängel an. Die Blutungen aus den Knochen sind zeitweilig sehr stark; der Operateur zieht die Säge gegen sich hin und ist bald so mit Blut bespritzt, daß er überhaupt nicht mehr sehen kann.

Der mechanische Schutz der Dura durch Vorrichtungen, die gleichzeitig mit der Kreissäge zwischen harter Hirnhaut und innerer Knochenfläche vorwärts bewegt werden, ist ein unsicherer. Es gelingt dieser Schutz noch am leichtesten mit der bekannten Sudeck'schen Fräse, die von vielen Chirurgen für das beste Trepanationsinstrument gehalten wird.

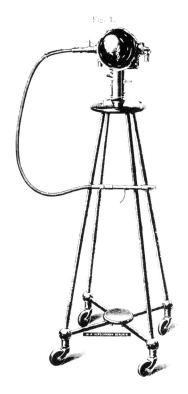

Fig. 1.

Wir haben sie wiederholt, wie auch die Gaylord'sche Fräse angewendet, haben aber bei dicken, harten Schädeln mit beiden Instrumenten stets Fiasko erlebt.

Das Instrument, welches ich zur Trepanation empfehlen möchte, ist eine, mit wenigen Schneiden versehene, zylindrische Fräse mit scharfer Spitze. Die Fräse sitzt in einem metallischen Handgriffe, dessen Auflagefläche durch einen Metallring bewerkstelligt wird; derselbe dient gleichzeitig als Schutzvorrichtung für die Tiefenwirkung der Fräse, deren Spitze aus dem Ringe herausragt. Die Länge der aus der Schutzvorrichtung herausragenden Schneidefläche kann beliebig von 3 bis 10 mm verlängert werden, und die Länge der herausragenden Spitze läßt sich an einer Skala ablesen. Am Handgriff ist für Daumen und Zeigefinger noch eine besondere Stütze zur leichteren Führung des Instrumentes angebracht.

Soll z. B. eine große Hemikraniektomie ausgeführt werden, so werden zuerst nach Umscheidung des Weichteillappens in üblicher Weise im ganzen vier Löcher bis auf die Dura gebohrt, mit Kugelfräsen von 8–9 mm Durchmesser und so die Dicke des Schädels bestimmt; dann wird die Pflugfräse eingesetzt und so eingestellt, daß sie zwar Externa und Diploe, aber nicht die Interna durchschneidet.

Beifolgende Figur zeigt die Führung des Instrumentes, das so leicht wie ein Bleistift oder eine Schreibfeder zu handhaben ist. Von Loch zu Loch wird das Instrument vorwärts geschoben und gräbt nach Art eines Pfluges eine Furche in den Knochen.

Fig. 3
Führung der Fräse.

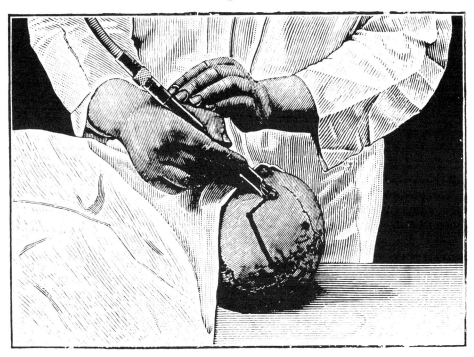

Fig. 4

Verschiedene Fräsen.

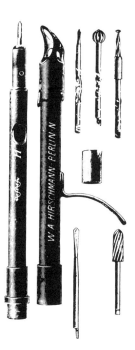

Die Blutung dabei ist äußerst gering, und da der Operateur die Fräse vor sich her, d. h. von sich weg schiebt, wird er weder durch Blut noch durch Sägespäne auch nur im geringsten geniert.

Die Interna wird mit scharfem oder stumpfem Meißel mit zwei bis drei Schlägen durchschlagen, oder mit der Sudeck-Fräse spielend druchschnitten.

Es wird also prinzipiell mit der Pflugfräse nur Externa und Diploe durchschnitten.

Mit diesem Instrumentarium gelingt es, die größten Öffnungen in noch so dicken Schädeln in wenigen Minuten herzustellen.

Es eignet sich die Fräse auch vorzüglich zu osteoplastischen Operationen an Schädel- wie an Röhrenknochen.

Bei der König-Müller'schen Schädelplastik ist ja die Herstellung der Furche mit Hammer und Meißel der langweiligste und schwierigste Akt. Mit unserer Fräse kann man jede Furche ziehen so tief man will.

Zum Abmeißeln der Knochenschale habe ich mir noch besondere Schälmeißel konstruieren lassen, deren Form aus beifolgender Abbildung ohne weiteres ersichtlich ist. (...)

Urologische Chirurgie

Die hier vorgestellten Arbeiten zur Chirurgie der Niere und des Urogenitalsystems befassen sich mit sehr unterschiedlichen Themen. Sie zeigen damit auch die Breite der sich entwickelnden urologischen Chirurgie um die Jahrhundertwende.

Zu den ältesten chirurgischen Eingriffen zählt die Operation der Varikozele, die schon von den Chirurgen des Altertums, von *Galen* (geb. 131 n. Chr.) und *Aetius* (6. Jhdt. n. Chr.) durchgeführt wurde. Die Operation bestand in einer Unterbindung der Venen mit nachfolgender Durch- oder Ausschneidung. Diese Methode blieb bis ins 19. Jahrhundert das Mittel der Wahl, verbunden mit einer der Unterbindung vorausgehenden, z. T. ekzessiven Blutentleerung aus den erweiterten Venen.

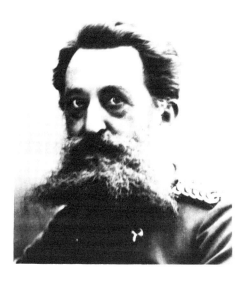

Albert Koehler (1850–1936)

1875 Approbation und verschiedene militärärztliche Tätigkeiten

1885– Assistent an der chirurgischen Universi-
1895 tätsklinik der Charité bei Adolf Bardeleben

1895 Extraordinarius und Leiter der Nebenabteilung für äußerlich Kranke der Charité

Nach dem Ersten Weltkrieg: Ausscheiden als Generalarzt aus dem Militärdienst

Wichtige traumatologische und kriegschirurgische Veröffentlichungen, Studien zur Geschichte des Militärsanitätswesens

Als *Albert Koehler* 1893 seine Methode bekanntmachte, hatte man seit knapp hundert Jahren nach anderen Therapiemöglichkeiten gesucht, die *Koehler* in aller Kürze referiert: Herabsetzung des hydraulischen Druckes durch mechanische oder operative Verkürzung des Scrotums, Kompression des Samenstranges durch ein Bruchband, Verödung der Venen durch Injektionen oder durch Kauterisation mit dem Glüheisen. *Koehler* war mit seiner kombinierten Methode in gewisser Hinsicht zu den Anfängen zurückgekehrt.

Albert Koehler (1850–1936) war, als er seinen Aufsatz schrieb, Assistent bei *Adolf Bardeleben* (1819–1895), der von 1868 bis zu seinem Tod, 1895, Leiter der Chirurgischen Klinik der Berliner Charité war. Nach seinem Studium an der Friedrich-Wilhelms-

Akademie, der Pépinière, hatte er unterschiedliche Kommandos durchlaufen, ehe er an die Charité kam. Nach *Bardelebens* Tod war er als Extraordinarius Leiter der Nebenabteilung für äußerlich Kranke der Charité. Neben zahlreichen traumatologischen und kriegschirurgischen Veröffentlichungen haben ihn besonders seine Studien zur Geschichte des Militärsanitätswesens bekanntgemacht. Das von ihm konzipierte und weitgehend geschriebene Werk »Die Kriegschirurgen und Feldärzte Preußens und anderer deutscher Staaten«, dessen erster Band 1899 erschien, ist noch heute eine unschätzbare Quelle zur Berliner und preußischen Medizingeschichte.

James Israel (s. S. 14) hatte sich schon in seiner Dissertation mit Problemen der Nierenkrankheiten befaßt. 1869 hatte *Gustav Simon* (1824–1876) in Heidelberg die erste *Nephrektomie* erfolgreich durchgeführt. Die Weiterführung der Simonschen Forschungen geschah in Deutschland – auch in Berlin – durch *Israel*. Von 1882 an berichtete er in Zeitschriften und Vorträgen über seine Erfahrungen in der Nierenchirurgie, 1893 veröffentlichte er seine »Erfahrungen über Nierenchirurgie«. Hier erstattete er einen Bericht über seine Gesamterfahrungen im Gegensatz zu »der vorwiegenden Neigung der Autoren zur Mitteilung günstig verlaufender Fälle«. *Israel* gelang es, die Mortalität, vor allem nach Exstirpation maligner Nierentumoren, ganz erheblich zu senken. Als wesentlichen Faktor für diese Entwicklung sah er selber die fortschreitende Verbesserung der Diagnostik an. Er selber hat hierzu durch die Entwicklung der Palpation Entscheidendes beigetragen. *Israel* war in der Lage, kleine, nur kirschgroße Tumoren der Nieren allein durch die Palpation zu diagnostizieren.

1901 erschien *Israels* »Chirurgische Klinik der Nierenkrankheiten«, die lange Zeit als Standardwerk der urologischen Chirurgie galt. Das Buch berichtet über mehr als 300 Nierenoperationen, die *Israel* seit 1884 durchgeführt hatte, jetzt systematisch geordnet und kritisch diskutiert. Einen besonderen Schwerpunkt bildete hier die Nierentuberkulose und ihre Behandlung. 1925 faßte *Israel* sein gesamtes Wissen in dem mit seinem Sohn Wilhelm herausgegebenen Lehrbuch »Chirurgie der Niere und des Harnleiters« zusammen.

Wie sehr *Israel* das postoperative Wohlbefinden des Patienten beschäftigte, und wie sehr ihm daran gelegen war, eine funktionierende Niere zu erhalten, das wird in dem abgedruckten Aufsatz über einen sehr aufwendigen Ureterersatz deutlich. Der Aufsatz basiert auf einem Vortrag mit Demonstration des Patienten, der am 10. März 1902 vor der »Freien Vereinigung der Chirurgen Berlins« stattgefunden hatte.

Auch der folgenden Veröffentlichung liegt ein Vortrag zugrunde. *Ernst Unger* hatte ihn am 28. April 1909 in der »Berliner Medizinischen Gesellschaft« gehalten. Er beschäftigt sich mit einem in den Jahren nach 1900 aufkommenden chirurgischen Versuch der Transplantation von Nieren. Voraussetzung für eine solche Transplantation war die Entwicklung der Gefäßnaht zu Ende des 19. und zu Beginn des 20. Jahrhunderts. Erste Versuche einer Nierentransplantation waren 1902 von *Alfred von Exner* (1875–1921) und von *Emerich Ullmann* (1861–1937) publiziert worden. Seit 1903 hatte *Unger* mit verschiedenen Mitarbeitern an dem Problem gearbeitet und 1908 bei der Naturforscherversammlung in Köln in einer Diskussionsbemerkung davon gesprochen. In der Zwischenzeit hatte vor allem *Alexis Carrel* (1873–1944) in zahlreichen Tierversuchen verschiedene Techniken der Transplantation erprobt. Erste Transplantationsversuche beim Menschen im Jahre 1906 waren aber ohne Erfolg geblieben.

Nach einem Vorversuch im Jahre 1909, bei dem die Nieren eines während der Geburt gestorbenen Kindes erfolglos auf einen Pavian übertragen worden waren, wagte *Unger* 1910 ein einziges Mal eine Transplantation der Nieren eines Schweinsaffen auf eine Patientin im terminalen Stadium einer Urämie. Die Operation konnte die Patientin nicht retten. Unger aber kam mehr und mehr zu der Einsicht, daß der Mißerfolg nicht auf technische Schwierigkeiten zurückzuführen sei, sondern daß hier andere als chirurgische Probleme im Spiel seien.

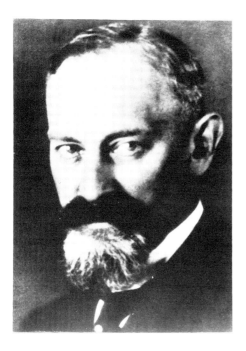

Ernst Unger (1875–1938)

- 1898 Assistent an der chirurgischen Abteilung des Krankenhauses am Urban in Berlin und an der Privatklinik von Ferdinand Karewski
- 1903 Assistent an der chirurgischen Universitätsklinik in der Ziegelstraße bei Ernst von Bergmann
- 1905 Eröffnung einer Privatklinik in Berlin-Tiergarten
- 1919 Titularprofessor
- 1920 Dirigierender Arzt der 2. chirurgischen Universitätsklinik am Rudolf-Virchow-Krankenhaus in Berlin
- 1933 Entlassung aus seiner Stellung am Rudolf-Virchow-Krankenhaus
- 1936 Auflösung seiner Privatklinik durch die NSDAP

Fundamentale Arbeiten zur Nierentransplantation, zu intrathorakalen Operationsmethoden und zur Nerventransplantation, Organisation des ersten zentralen Blutspendedienstes in Deutschland (1932)

Ernst Unger (1875–1938) hatte in Berlin und Freiburg Medizin studiert und danach als Assistent auf der chirurgischen Station des Krankenhauses am Urban, in der Privatklinik von *Ferdinand Karewski* (1858–1923) und in der Universitätsklinik bei *Ernst von Bergmann* (1836–1907) gearbeitet. 1905 eröffnete er eine eigene chirurgische Privatklinik in Berlin-Tiergarten, 1919 erhielt er den Professorentitel, und 1920 wurde er zum dirigierenden Arzt der II. Chirurgischen Abteilung des Rudolf-Virchow-Krankenhauses gewählt. Im April 1933 wurde *Unger* von den Nationalsozialisten aus der Klinik gewiesen, im Jahre 1936 zum Verkauf seiner Klinik an die NSDAP gezwungen.

Zu den ältesten bekannten Operationen gehört auch die des Blasensteins. Sie wurde schon in der Antike geübt und führte im Mittelalter zur Ausbildung zweier unterschiedlicher Operationsmethoden. Dabei wurde sowohl beim hohen, als auch beim tiefen Steinschnitt die Blase operativ eröffnet und der Stein entfernt. Die Zertrümmerung des Steines in der Blase durch Instrumente, die durch die Harnröhre eingeführt wurden, wird zwar schon gelegentlich aus dem Mittelalter berichtet, doch wurde sie erst zu Beginn des 19. Jahrhunderts durch die Entwicklung geeigneter Lithotrypter zur

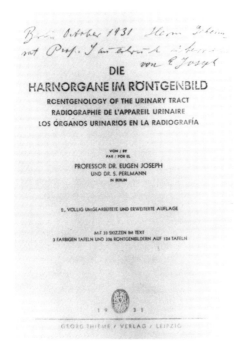

Eugen Joseph (1879–1933)

1902 Assistent an der chirurgischen Universitätsklinik in Heidelberg
1905 Assistent an der chirurgischen Universitätsklinik in Bonn bei August Bier
1907 Wechsel mit Bier nach Berlin
1910 Habilitation für Chirurgie
1913 Leiter der urologischen Abteilung des poliklinischen Instituts für Chirurgie, Extraordinarius
Nach dem Ersten Weltkrieg: Eröffnung einer chirurgisch-urologischen Privatklinik
1933 Entzug der Lehrbefugnis im September, Selbsttötung am 24. 12. 1933

Bedeutende Forschungen zur Diagnostik des Urogenitalsystems, zur Chirurgie der Uretersteine, gehört zu den Begründern der deutschen Urologie

Routineoperation. Nach der Einführung des Zystoskops konnte man sich auch an die intravesikale Operation von Blasengeschwülsten heranwagen. Als Beispiel steht hier der Bericht von *Eugen Joseph,* der über die Thermokoagulation von Blasenpapillomen zuerst 1914 auf dem Chirurgenkongreß berichtet hatte.

Eugen Joseph (1879–1933) studierte Medizin in Greifswald und Heidelberg, wurde Assistent bei *August Bier* (1861–1949) in Bonn und kam mit diesem 1907 nach Berlin. 1910 habilitierte er sich und wurde 1913 Leiter der Urologischen Abteilung des Poliklinischen Instituts für Chirurgie der Berliner Universität. Nach dem Ersten Weltkrieg eröffnete er eine chirurgisch-urologische Privatklinik. 1929 wurde er stellvertretender Vorsitzender der »Deutschen Gesellschaft für Urologie«. Nachdem ihm im September 1933 aus rassischen Gründen die Lehrbefugnis entzogen worden war, setzte er am Heiligabend dieses Jahres seinem Leben freiwillig ein Ende.

Zur operativen Behandlung der Varicocele.
Von
Albert Koehler.

(1893)

Die Zahl der operativen Eingriffe zur Heilung der Varicocele ist so gross, dass es überflüssig erscheint, ein neues Verfahren dafür zu empfehlen. Nur wenn dasselbe bei genügender Sicherheit auch einfacher und weniger verletzend ist, als die anderen bei uns üblichen Arten dieser Operation, nur dann kann der eine bisher auf diese Weise von mir operirte Fall zur Prüfung und Wiederholung des Verfahrens Veranlassung geben.

Geringe Grade von Erweiterung und Schlängelung der Venen des Samenstranges machen wenige oder gar keine Beschwerden; ein gut passendes Suspensorium genügt, um ein weiteres Wachsthum zu verhüten. Wir müssen sogar die Möglichkeit eines spontanen Zurückgehens für leichtere Fälle annehmen, weil die Varicocele bei Männern über 40 Jahren nach verschiedenen statistischen Zusammenstellungen ungemein selten ist, während sie vom 20. bis zum 30. Lebensjahre, wie man auch bei jeder Aushebung sehen kann, recht häufig vorkommt. Geringere Grade des Leidens sind es auch, bei denen heilgymnastische Maassregeln oder kleinere Eingriffe Erfolg haben, so das modificirte Suspensorium, welches Carey empfahl (Rev. de clin. chir. 1851): auf das durch Kälteeinwirkung stark geschrumpfte Scrotum wurde so lange Traumaticin gestrichen, bis sich eine feste Umhüllung gebildet hatte, welche das Scrotum in der verkürzten Form fixirte. Dahin gehören die Bestrebungen, allein durch Verkürzung des Scrotum zu helfen, indem man den untersten Theil desselben abbindet, oder durch einen Metall- oder Kautschuckring zieht (Curling, Nelaton) oder die Scrotalhaut stark invaginirt (Lehmann), oder ein Stück derselben herausschneidet (Cumanns, A. Cooper). Auch die von Key angegebene, bei uns von Ravoth besonders empfohlene Absperrung der Venen am Leistenring durch ein federndes Bruchband, um den Druck der Blutsäule in den erweiterten klappenlosen Samenstrangvenen zu beseitigen, ferner die Unterbindung der Art. spermat., das Abklemmen der Venen mit besonderen Klemmen und Zangen (Breschet, Landouzy u. a.), die vielen Arten der Ligatur, offen und subcutan, mit 1 oder 2 Nadeln, mit 2 doppelten Fäden (Ricord), mit Catgut, Seide oder Metalldraht; das Ecrasement; das Enroulement; ferner Davat's Acupunctur und Acupressur, die blosse Freilegung der Venen (siehe u. a. Froriep's chirurg. Kupfertafeln, Heft 76), die verschiedenen Injectionsmethoden mit Tinct. ferri sesquichlor, Jodjodkalium, Jodtannin, Alkohol, Carbolsäure, Chloralhydrat; das Durchziehen von Fäden durch die Venen, die Cauterisation mit Glüheisen oder Aetzmitteln, die Electropunctur – Alles, um Gerinnungen in den Venen herbeizuführen – wie man sieht, eine stattliche Zahl von Behandlungsmethoden, haben zum grossen Theil, wenigstens für schwerere Fälle, nur noch historisches Interesse. Dass aber auch diese »leichteren« Methoden einmal schlimme Folgen haben können, lehrt das Beispiel von Delpech. Er wurde von einem seiner Patienten ermordet, weil bei diesem nach der Ligatur der Samenstrangvenen Atrophie beider Hoden eingetreten war.

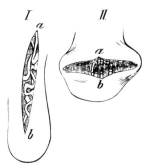

Schematische Darstellung der Verkürzung der kranken Scrotalhälfte nach der Resection der Venen bei Varicocele. I. Nach Freilegung der Venen. II. Nach Resection derselben und querer Verziehung der Wunde.

Wenn ein Patient mit stark entwickelter Varicocele Beschwerden hat, welche auch durch das Tragen eines gut passenden Suspensoriums nicht beseitigt werden können; wenn die Varicocele wächst oder schon zur Verkleinerung der Testikel und dadurch vielleicht zu hypochondrischen Zuständen geführt hat, dann sind wir zur Operation gezwungen. Dann werden wir uns unter dem Schutze der Anti- oder Aseptik aber nicht mit den kleineren Eingriffen begnügen, sondern das thun, was wir auch bei Varicen an anderen Körpertheilen zu thun pflegen, bei Hämorrhoiden oder grösseren Krampfaderknoten an den unteren Gliedmassen; d. h., wir werden die erkrankten Venen exstirpiren. Wie Kocher besonders hervorhebt, ist es am besten, die einzelnen Schlingen zu isoliren, oben und unten abzubinden und das Zwischenstück zu excidiren. Würde man dann aber die Wunde in der gewöhnlichen Weise vernähen, dann bliebe die Verlängerung der betr. Scrotalhälfte und damit die Gefahr des Recidives.

Man muss also die schon von Galen und Aetius ausgeführte Excision der Venen combiniren mit der Verkürzung des Scrotums, und das geschieht am einfachsten nicht durch die oben erwähnten Maassnahmen, sondern dadurch, dass man die Stümpfe zusammennäht und dann die vertikale Wunde querstellt und so vereinigt, also ebenso verfährt, wie bei gewissen Arten der Blepharoplastik (Dieffenbach) und wie bei der Pyloroplastik nach Heineke-Mikulicz. Das ist jedenfalls weniger eingreifend, als das neuerdings von Bennet empfohlene Verfahren, bei welchem bis auf das Vas deferens alles, Arterien und Venen, doppelt unterbunden, exstirpirt und schliesslich die Stümpfe vernäht werden (siehe Centralbl. f. Chir. 1891. No. 50).

Wie vortrefflich die Resultate des oben beschriebenen Verfahrens sein können, wird durch folgenden Fall gezeigt:

Der jetzt 23 Jahre alte Patient hat, seit wann, weiss er nicht, eine doppelseitige Varicocele. Dieselbe machte ihm in letzter Zeit so grosse Beschwerden, besonders die stärker entwickelte auf der linken Seite, dass er dringend um operative Beseitigung seines Leidens bat. Er war sonst gesund, nennenswerthe Varicen am übrigen Körper waren nicht vorhanden; ob bei Angehörigen etwas Aehnliches beobachtet war, wusste er nicht anzugeben.

Durch einen Längsschnitt von 12 cm Länge wurde das Convolut freigelegt und an der vorderen äusseren Seite des Samenstrangs die am meisten dilatirten Venen in 3 Strängen isolirt, oben dicht am Leistenring, unten dicht über dem Testikel mit Catgut abgebunden und die Zwischenstücke exstirpirt. Die Stränge hatten jeder im geschlängelten Zustande eine Länge von 10, in gestreckter Lage von 20 cm. Mit einem einzigen langen Catgutfaden und fortlaufender Naht wurden die Stümpfe, die verschiedenen Umhüllungen und schliesslich die Haut von oben nach unten vernäht, die Haut in querer Richtung, nachdem die vertikale Wunde querverzogen war. In derselben Richtung wurden noch einige tiefere (Matratzen) Nähte angelegt, und dann ein Verband mit Jodoformmull und Moospappe applicirt. — Bis auf die Mitte der Wunde, wo die grösste Spannung gewesen war — denn hier waren die 12 cm von einander entfernten Winkel der vertikalen Wunde zusammengebracht — erfolgte Heilung per primam, die vollständige Vernarbung in 3 Wochen. Eine Gonorrhoe, welche erst am 2. Tage nach der Operation entdeckt wurde, und eine wohl von dieser Erkrankung abhängende Polyarthritis verzögerten die Reconvalescenz, so dass der Kranke ungefähr 6 Wochen im Bette zubrachte.

Der augenblickliche Befund, 3 Monate nach der Operation ist nun folgender:

Die Varicocele rechts ist unverändert; die linke Scrotalhälfte, welche vor der Operation 3 cm tiefer hing, als die rechte, ist jetzt 3 cm kürzer, als diese, so dass die Verkürzung derselben im Ganzen 6 cm beträgt. Die Narbe liegt quer, an der Stelle, wo in der Tiefe die Stümpfe vernäht sind, befindet sich eine mässige, nicht schmerzhafte Verdickung. Der linke Testikel ist von normaler Grösse und Consistenz. Die Beschwerden des Kranken, der ein gutsitzendes Suspensorium trägt, sind völlig geschwunden. Nach alledem darf man hoffen, dass kein Recidiv eintreten wird.

Beiträge zur Chirurgie des Harnleiters.

Von

James Israel.

(1903)

I. Ersatz des Ureters.

Eine der quälendsten Infirmitäten ist eine unheilbare Nierenfistel. Solche bleiben nach der Nephrotomie zurück, wenn es nicht gelingt, die Durchgängigkeit des Ureters wieder herzustellen. Dann blieb bis jetzt als einziges Auskunftsmittel die Nierenexstirpation. Wir waren aber ohnmächtig, wenn dieser Weg wegen Erkrankung oder Mangel der zweiten Niere ungangbar war.

Diese Nothlage hat mich in einem Falle von unheilbarer Fistel einer Solitärniere ein Verfahren ersinnen lassen, welches die Ableitung des Urins aus der Niere in die Blase mit Umgehung des unwegsamen Ureters gestattet.

Der in Südafrika lebende 29jährige Patient hatte vor 17 Jahren eine Zeit lang über Schmerzen in der linken Leibeshälfte zu klagen.

Nachdem wieder im Sommer 1900 ziehende Schmerzen im Verlaufe beider Harnleiter eingetreten waren, entstand September 1900 eine sehr schmerzhafte Anschwellung links vom Nabel, welche acht Tage später im Hospital von Port Elisabeth inzidirt wurde. Von nun an entleerte sich der grösste Theil des Urins aus der fistulös gewordenen Inzision. Drei Monate später wurde in der irrigen Vorstellung eines Steinverschlusses ein zweiter, in seiner Art uns unbekannter Operationsversuch von der Lende aus unternommen, mit dem Resultate, dass seit nunmehr acht Monaten kein Tropfen Urin mehr in die Blase gelangt ist, sondern die gesammte Entleerung durch die Fistel geht. Diese befand sich links unterhalb der Mitte zwischen Spina anterior superior und Nabel; sie führte in einen Gang, der in 3 cm Länge nach innen unten verlief. Von den Nieren war nichts zu fühlen.

Die Cystoskopie zeigte zwei Uretermündungen, deren linke sich an normaler Stelle befand, während die rechte zu hoch und zu nahe der Mittellinie lag. Beide liessen keinen Urin austreten; der Ureterkatheterismus misslang wiederholt. Bei Anfüllung des Nierenbeckens mit Methylenblaulösung und Stöpselverschluss der Fistel entleerte sich blaue Flüssigkeit aus dem rechten Ureter, während der linke trocken blieb.

Eine Wiederholung des Stöpselversuches während einer 24stündigen Periode führte zu dem Resultate, dass zuerst 250 ccm Urin durch die Harnröhre entleert wurden, dann aber unter zunehmend schmerzhafter Spannung im Nierenbecken nichts mehr in die Blase gelangte, vielmehr aller Urin neben dem Stöpsel hervorquoll.

Die Gesammtheit dieser Thatsachen liess erkennen, dass es sich um eine hydronephrotische Solitärniere mit zwei Ureteren handelte, deren linker gänzlich, deren rechter unvollständig undurchgängig war, und dass ein partieller Urinabfluss nur kurze Zeit durch Verschluss der Fistel erzwungen werden konnte, weil das Nierenbecken bald durch den Residualharn erweitert und unerträglich gespannt wurde. Daraus liess sich auf Grund anderer Erfahrungen an Hydronephrosen schliessen, dass das Abflusshinderniss an der Abgangsstelle des Ureters gelegen war.

Um dieses aufzusuchen und, wenn möglich, zu beseitigen, versuchte ich am 10. November 1900 die Niere durch einen grossen extraperitonealen Lumboinguinalschnitt freizulegen. Diese Absicht gelang indessen nur in ganz unzureichender Weise, weil das Organ nahe der Mittellinie lag, daher bei der grossen Tiefe der Wunde nur dem Gefühl, nicht aber dem Auge zugängig gemacht werden konnte. In dieser Verlegenheit begnügte ich mich mit dem Nahtverschluss der Nierenfistel, um noch einmal den Versuch zu machen, den normalen Harnabfluss zu erzwingen. Das misslang, wie vorauszusehen war; denn nachdem zunächst Urin in die Blase übergetreten war, versiegte der Abfluss unter Entwickelung einer starken renalen Retention mit Harnzersetzung, Fieber und Schmerzen, sodass das Nierenbecken wieder eröffnet und mit desinfizirenden Spülungen behandelt werden musste. Nach dem Scheitern aller Versuche einer Wiederherstellung normaler Abflussverhältnisse beschloss ich, den Harn mit Umgehung des Ureters in die Harnblase abzuleiten.

Am 10. November 1901 legte ich zunächst eine suprapubische Blasenfistel mit möglichst langem, aufwärts verlaufendem Schrägkanal (nach Witzel) an.

Nach der Heilung verband ich die blasen- mit der Nierenfistel durch ein hermetisch schliessendes Gummirohr, dessen freie Enden genau bis zum Eingang in die Blase, resp. das Nierenbecken vorgeschoben waren. Nachdem dieser Vorversuch vollkommen gelungen war, sodass Patient trocken blieb und durch die Blase urinirte, änderte ich die Vorrichtung in folgender Weise ab: In jedem Fistelgang steckt ein an der Spitze abgerundetes, vorn perforirtes Gummirohr, welches im Niveau der Haut einen dieser genau anliegenden Kragen trägt, der das Hineinschlüpfen verhindert (...). Diese beiden Gummirohre, deren Länge so bemessen ist, dass sie genau nur bis zu den inneren Oeffnungen der Fistelkanäle reichen, wurden durch eine an beiden Enden umgebogene silberne Röhre verbunden, welche vor der weichen Verbindung den Vortheil hatte, keiner Abknickung durch den Druck der Kleidungsstücke ausgesetzt zu sein. Aber nach einiger Zeit stellten sich zwei Nachtheile des Apparates heraus. Das silberne Verbindungsstück hielt wohl im Stehen und Gehen die Gummiröhrchen in der gewünschten Lage, nicht aber so im Sitzen, wobei die beiden Fistelöffnungen einander genähert werden. Dann hob sich das silberne Rohr in seinem oberen Theile von der Bauchwand ab und zog das an ihm befestigte Gummiröhrchen zu einem Theile aus dem Gange heraus, sodass Patient feucht wurde. Die Fixation der silbernen Röhre durch einen elastischen Bauchgurt beseitigte zwar diesen Missstand, führte aber zu grosser Schmerzhaftigkeit in der Nierenbeckenfistel durch den beim Sitzen auf den oberen Fistelrand übertragenen Druck des starren Rohres.

Fig. 2

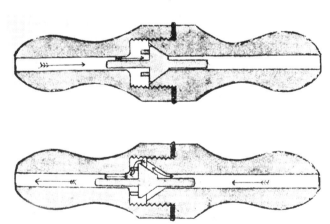

Dieser Uebelstand liess sich zwar dadurch beseitigen, dass man aus der Mitte der silbernen Röhre ein Stück herausschnitt und durch ein kurzes elastisches Verbindungsstück aus Drainagerohr ersetzte. Jetzt waren wohl die Schmerzen beseitigt, aber ein weit misslicherer Uebelstand stellte sich mit der Zeit ein, indem Patient zwar solange trocken blieb, als er nicht urinirte, aber während der Miktion nass wurde, da

Urin aus der Nierenbeckenfistel neben dem Gummiröhrchen hervorquoll. Ein bei diesem Akte jedesmal auftretendes Druckgefühl in der Niere liess uns die Ursache des Nässens erkennen und die Abhilfe finden. Es trat nämlich bei jedem Harnen ein rückläufiger Strom aus der Blase in das Nierenbecken. Die dadurch daselbst entstehende Spannung presste den Urin zwischen der Wand des Fistelkanales und dem Gummiröhrchen heraus. Dieser letzten Unvollkommenheit wurde durch Anbringung eines Ventils abgeholfen. Ich durchschnitt den die silbernen Röhrchen verbindenden Gummischlauch und schaltete zwischen seine Schnittenden ein Nickelinröhrchen ein, in dessen Innern ein aus demselben Materiale gefertigtes Kegelventil spielte, das eine Umkehrung der normalen Stromrichtung nicht zuliess. Dieses an beiden Enden etwas knopfförmig anschwellende Röhrchen besteht, wie Fig. in 3½facher Vergrösserung zeigt, aus zwei miteinander zu verschraubenden Theilen. Schraubt man sie auseinander, dann lässt sich das Ventil leicht herausziehen; so können die einzelnen Theile des Apparates leicht ausgekocht werden. In der Abbildung liegt das renale Ende rechts.

(...)

Diese Anordnung hat nun seit mehreren Monaten vollkommen befriedigt; Patient bleibt trocken, ist schmerzfrei und urinirt per vias naturales in normalen Abständen.

Der Urin ist sauer, seine vor Beginn der Behandlung vorhandene sehr geringe Trübung hat nicht zugenommen.

Ich glaube nach dieser Erfahrung, dass wir hier ein werthvolles Mittel gefunden haben, die quälenden Unannehmlichkeiten unheilbarer Nierenbeckenfisteln auf ein Mindestmaass zu verringern, wenn eine Entfernung der Niere sich verbietet.

Ueber Nierentransplantationen.
Von
Ernst Unger.

(1909)

In den letzten beiden Jahrzehnten hat die Uebertragung von Teilen eines Organismus auf einen anderen besondere Bedeutung gewonnen. Wir können dabei zwei verschiedene Verfahren unterscheiden: Entweder werden Teile eines Organs übertragen (partielle Organtransplantation), z. B. Ueberpflanzung von Teilen der Schilddrüse in Milz oder Knochen (Payr, Kocher), der Ovarien, Uebertragung von Gelenken (Lexer, Wrede), oder es wird ein ganzes Organ überpflanzt und durch Gefässnaht versucht, in dem übertragenen Organ den Blutkreislauf wieder herzustellen (totale Organtransplantation). Wir möchten von vornherein betonen, dass die Erfahrungen der partiellen Transplantation sich keinesfalls ohne weiteres für die totale Organübertragung verwerten lassen. Es muss ferner unterschieden werden, ob die Ueberpflanzung an demselben Individuum (autoplastisch) oder von einem zum anderen Individuum geschieht (homöoplastisch, wenn innerhalb derselben Art; heteroplastisch, wenn bei verschiedenen Arten).

Von einer totalen Organtransplantation mit Wiederherstellung des Kreislaufes konnte erst die Rede sein, nachdem die Frage der Gefässvereinigung gründlich durchstudiert war. Auf die grosse Literatur darüber kann ich hier nicht eingehen. Zwei Methoden sind zu unterscheiden: die Vereinigung mittels Prothesen und mittels Gefässnaht. (...)

Die Literatur über die Uebertragung von Nieren ist nicht sehr erheblich. Exner, Ullmann (1902), Floresco (1905) machten den Versuch, die Niere von Hunden am Halse oder an der Leistengegend mit den Gefässen daselbst zu verbinden. Enderlen verband Nieren- und Milzgefässe; bemerkenswerte Resultate hatte Zaaijer (1908) mit Uebertragung in die Leistengegend, ferner Stich und Capelle aus der Klinik Garré (1908). Systematisch und in geradezu genialer Weise sind die Versuche von Carrel und Guthrie 1906–1908 unternommen worden. Sie haben beide Nieren mit der Aorta und Vena cava, Harnleitern und Harnblase dem einen Tier herausgenommen und einem zweiten, dem Vena cava und Aorta durchschnitten wurden, eingesetzt. (Massentransplantation.) Carrel hat dann jüngst noch über einen sehr bemerkenswerten Versuch berichtet: Einem Hund werden beide Nieren exstirpiert und die eine davon, die ganz aus ihren Verbindungen mit Ausnahme vom Ureter gelöst ist, an einer tieferen Stelle seitlich in die Aorta und Vena cava eingepflanzt. Nach 8 Monaten lebte das Tier noch.

Ich will hier nun über unsere Versuche der Massentransplantation berichten und die Methode, die mit der von Carrel geübten fast identisch ist, an der Hand eines Versuchsprotokolls schildern.

Versuch 1: 1. II. 1909 (im Institut von Prof. du Bois-Reymond, Assistent Reiche). Bei einem mittelgrossen Foxterrier wird in Morphium-Aethernarkose ein Medianschnitt vom Schwertfortsatz bis zur Symphyse gemacht, dazu ein Querschnitt in Höhe des Nabels, beide Musculi recti durchtrennend. Die Därme werden ausserhalb der Bauchhöhle gelagert. Die linke Niere wird von der Unterlage stumpf abgehoben, die Nebennierenvene unterbunden, die linke Nebenniere gleich entfernt. Das Bauchfellblatt, das sich zwischen beiden Nieren ausspannt, wird durchtrennt, die Arteria mesenterica superior unterbunden, die rechte Niere, die an der Leber mit einem festen Band hängt, wird isoliert. Alle Gefässe, die aus der Aorta und Vena cava 2 cm oberhalb und unterhalb der Nierengefässe entspringen, werden unterbunden. Die Harnleiter und die Harnblase werden frei präpariert. Um den rechten Ureter herausheben zu können, muss der Dickdarm durchtrennt werden, die Blase wird am Blasenstiel unterbunden und abgetragen unter sorgfältiger Schonung der Harnleitermündungen. (Figur 1.) Jetzt werden bei einem zweiten Hund (mittelgrosse männliche Bulldogge) durch Medianschnitt die grossen Gefässe in der Nabelgegend freigelegt, die Vena cava und Aorta in einer Länge von etwa 5 cm isoliert, alle abgehenden Gefässe unterbunden. Die Vena cava wird proximal und distal mit Höpfner'schen Klammern abgeschlossen, durchschnitten und mit Haltefäden versehen (Figur 2). An dem Fox wird die Aorta dicht unter dem Zwerchfell unterbunden (1 Uhr), Aorta und Vena cava von den Nierengefässen 2 cm entfernt, oben und unten durchschnitten und das gesamte Präparat (Figur 3), bestehend aus beiden Nieren mit ihren Gefässen, Aorta und Vena cava, Ureteren und Blase, herausgenommen. Es wird mehrfach von

Figur 1

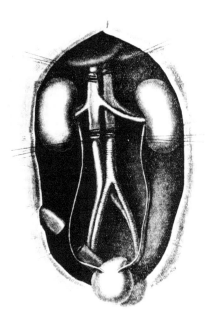

Figur 2

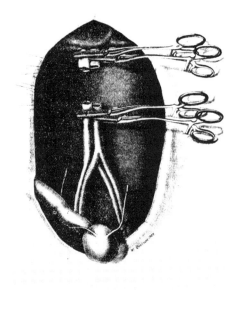

Figur 3

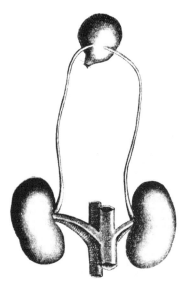

Figur 4

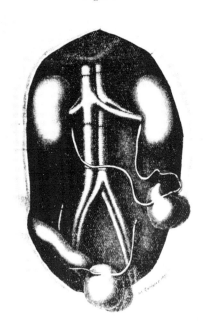

Figur 5.
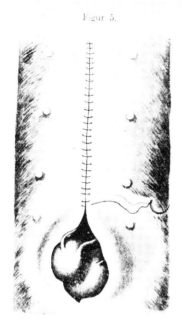

Figur 6.
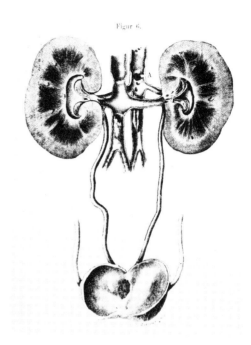

der Aorta aus leicht gewärmte Locke'sche Lösung durchgespritzt, bis die Flüssigkeit leidlich klar aus den Venen abläuft, sichtbare Gerinnsel mit der Pinzette entfernt (1 Uhr 10 Min.). Das Präparat wird so gelagert, dass ohne Spannung das obere proximale Ende seiner Vene mit dem proximalen der durchschnittenen Vene des zweiten Hundes durch Naht vereinigt werden kann (1 Uhr 20 Min.). Das gleiche geschieht mit den beiden anderen Venenenden. Es wird erst die proximale, dann die distale Klammer entfernt, die Luft in der Vene tritt aus den Nahtstellen in Form kleiner Bläschen, die Nahtstellen werden 1–2 Minuten komprimiert, danach füllen sich die eingesetzten Nierenvenen langsam aber deutlich. In ganz gleicher Weise geschieht die Einsetzung der Aorta, und um 1 Uhr 50 Min. ist der Blutkreislauf wieder voll und ganz hergestellt (Figur 4). Es werden jetzt die beiden eigenen Nieren der Dogge exstirpiert. Die Harnblase der Dogge wird an der Hinterwand 2 cm lang inzidiert und hier die fremde Blase, d. h. nur der Teil, der die Uretermündung trägt, durch doppelte Naht eingefügt (Figur 5). Die neuen Nieren werden durch einige Fixationsnähte an der Bauchwand befestigt. Exakte Naht der Bauchwand in mehreren Schichten. Nach der Operation intravenöse Infusion von Kochsalz mit Adrenalin. In der Nacht vom 2.–3. Februar entleert der Hund 300 ccm Urin: Reaktion schwach sauer, leicht blutig; 8. Februar: teilweise Vereiterung der Bauchwunde; 10. und 12. Februar: der Hund wird in gutem Zustande in der medizinischen und physiologischen Gesellschaft demonstriert; völliges Wohlbefinden bis zum 14. Februar, dann wiederholt Durchfälle und Erbrechen, Tod am 18. Februar. Die Urinentleerung war bis zum Tode reichlich. Die tägliche Menge bewegte sich in normalen Grenzen. (...)

Sediment wiederholt untersucht, zeigte Eiterkörperchen und rote Blutkörperchen, aber keine Nierenbestandteile, insbesondere keine Zylinder.

Sektionsbefund: Brusthöhle ohne Besonderheiten; Bauchhöhle Därme stark kontrahiert, völlig leer. Da, wo die rechte Niere entfernt ist, ein kleiner Eiterpfropf auf der Unterbindungsnaht. Die neuen Nieren liegen beiderseits fest der Bauchwand an, das Netz ist mehrfach mit der Nierenfläche verwachsen. Beide Nieren sind etwas grösser als zur Zeit der Einpflanzung. (Fig. 6.)

Sie fühlen sich fest und derb an, auf dem Durchschnitt ist die Rinde grau getrübt, die Marksubstanz dunkel rot, die Fläche lebhaft spiegelnd, im Nierenbecken beiderseits Urin vorhanden.

An der Aorta zeigt sich, dass die proximale Naht an einer Stelle etwa in Länge von 5 mm auseinandergewichen ist, so dass es hier zu einer Art Aneurysma gekommen ist (A). Media und Adventitia bilden eine kaum kirschkerngrosse Höhle, in der ein Nahtfaden liegt. An der distalen Nahtstelle liegt ein roter Thrombus, der das Lumen besonders distalwärts mehr und mehr verschliesst, so dass die Aorta in der Höhe ihrer Teilungsstelle fast undurchgängig ist. Die proximale Venennaht ist so glatt verheilt, dass sie fast gar nicht sichtbar ist. An der distalen Naht beginnt ein Thrombus, der das Lumen völlig verlegt, aber, und das ist besonders wichtig, die Mündungsstellen der Nierengefässe in die Vena cava wie in die Aorta sind völlig frei. Die angenähte Harnblase sitzt fest auf der eigenen Blase des Tieres und zeigt von aussen keinen Defekt. Aufgeschnitten zeigt sich, dass der fortlaufende Faden mit einem Stückchen nekrotischen Gewebes in die Blase hineinhängt. Die eingesetzten Ureteren sind durchgängig.

Die Nieren wurden mikroskopisch von Herrn Prof. Benda untersucht: Sie zeigen zum Teil erhebliche Veränderungen: Zahlreiche Blutungen, nekrotische Abschnitte. Nichtsdestoweniger zeigen sich in jedem Schnitt auch grössere Stellen, in denen die Glomeruli ihren normalen Kerngehalt, freien Kapselraum und unveränderte Kapsel erkennen lassen. Die Harnkanälchen zeigen ebenfalls in manchen Abschnitten mikroskopisch nicht verändertes Epithel. Der Fettgehalt der Epithelien, der meist festzustellen ist, ist auf die bei Hunden physiologische Fettinfiltration des Epithels zurückzuführen.

Zusammenfassung: Eine Dogge, der beide Nieren entfernt und durch die eines Foxterriers ersetzt sind, ist imstande, 18 Tage lang in genügender Menge annähernd normalen Urin zu produzieren.

Wir haben die Versuche der Massentransplantation 70mal gemacht, an 50 Katzen und 20 Hunden. In den ersten Versuchen gingen die Tiere stets am Shock während der Operation oder unmittelbar danach zugrunde. Wir haben daraus gelernt, vor allem schnell zu operieren und die Därme sowie Mesenterium möglichst schonend zu behandeln. Die Unterbrechung des Blutkreislaufs in den Nieren schwankt von 32–60 Minuten. Weiter starben mehrere Tiere unter den Zeichen der Urämie am 2. oder 3. Tage. Die neuen Nieren funktionierten also nicht; denn Hunde wie Katzen gehen nach unseren Erfahrungen nach Exstirpation beider Nieren in 70–80 Stunden zugrunde. Als Todesursache fanden wir Thrombosen der Aorta (bei mittelgrossen Katzen ist das Lumen der Aorta 3 mm weit!), der Vena cava, dreimal Peritonitis (einmal infolge schlechter Blasennaht), einmal Nachblutung aus einem nicht unterbundenen Nebengefäss; oft aber blieb die Todesursache (abgesehen von der Urämie) dunkel.

Die Resultate der letzten 10 Versuche an Hunden sind entschieden bessere geworden. Es ist erforderlich, dass die operierten Tiere in der sorgfältigsten Weise wie Menschen nach einer grossen Operation behandelt werden, und mancher Misserfolg ist auf die mangelhaften Einrichtungen, die uns früher zur Verfügung standen, zurückzuführen. Carrel hat z. B. eine glänzend eingerichtete Klinik für seine Versuche.

Von den Tieren, die länger als 3 Tage die Operation überlebt haben, bei denen also sicher die überpflanzten Nieren funktioniert haben, hebe ich hervor:

Versuch 2: Transplantation von männlichem Schäferhund auf männlichen Jagdhund. Operation am 18. März 1909. Tod am 23. März. Vom 20.–23. März kann Urin aufgefangen werden, Sektionsbefund: Aorta und Vena cava durchgängig, Nieren von derber Konsistenz, Rindensubstanz graurot getrübt, Marksubstanz, besonders an der Grenze zur Rindensubstanz, dunkelrot. In der Harnblase und im Nierenbecken klarer Urin, Blasennaht intakt, Todesursache unklar.

Versuch 3: Transplantation von Katze auf Kater. Operation am 19. Dezember 1908. Tod am 24. Dezember. Es konnte kein Urin aufgefangen werden; bei der Sektion fand sich blutig-trüber Urin in der Blase. Gefässnähte und Umgebung intakt, Lumen durchgängig, Nieren auf dem Durchschnitt stark getrübt. Todesursache unklar.

Versuch 4: Transplantation von einem männlichen kurzhaarigen Hofhund auf einen weiblichen langhaarigen Spitz. Operation am 23. April 1909; Assistenz DDr. Reiche und Haendly am Institut von Professor Bickel. Die Hündin (im ersten Monat gravid) übersteht die Operation so gut, dass sie unmittelbar danach allein

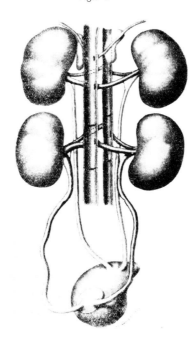

Figur 7

in den Stall laufen kann, sie wird völlig gesund am 28. April in der medizinischen Gesellschaft gezeigt. Die Urinsekretion setzte am 24. April reichlich ein. Wohlbefinden und Urinsekretion bis zum 2. Mai. Am 3. Mai Erbrechen, schlechter Gang auf den Hinterfüssen, Puls in beiden Art. femorales deutlich, Bauchvenen geschlängelt, 4. Mai Tod (12. Tag post operationem). Befund: Beide Nieren grösser als zur Zeit der Einpflanzung, prall gespannt, dunkelrot; im Nierenbecken speckiges Gerinnsel. Nieren und Ureteren vielfach mit den Därmen und dem graviden Uterus so verwachsen, dass die Ureteren mehrfach abgeknickt werden.

Die Aorta ist tadellos geheilt; ebenso ist die proximale Nahtstelle der Vena cava ganz glatt, kaum zu erkennen, an der distalen aber beginnt ein Thrombus, völlig bis in die Venae iliacae das Lumen ausfüllend. Unter der Leber neben der Vena cava ist ein kleiner Abscess. Die Blase ist gut geheilt, enthält eine Spur trüben Urins.

Mikroskopisch (Prof. Benda): Die Nieren zeigen schwere Veränderungen, erhebliche Nekrosen, man sieht kaum ein normales Harnkanälchen, im interstitiellen Gewebe sind viele polynucleäre Leukocyten.

Epikrise: Die schweren Veränderungen sind zum grossen Teil auf die Thrombose der Vena cava zurückzuführen. Thrombosen sind vermeidbar, das zeigen uns eine Reihe von Fällen; sie entstehen bei Tieren aber leicht, weil sich eine wirklich exakte Asepsis kaum durchführen lässt und auch nach der Operation die Tiere oft die Wunden aufreissen. (...)

Einer strengen Kritik halten also nur die Versuche 1 und 4 stand. Stich und Makkas sagen mit vollem Recht: »Zudem halten wir unseren Standpunkt, dass auf diesem Gebiete experimenteller Forschung ein einziger positiver Versuch alles für die Möglichkeit einer Versuchsanordnung beweise, während eine Reihe von negativen Resultaten nichts gegen dieselbe hervorbringen könne, für durchaus berechtigt.« Und in diesem Sinne sind unsere Versuche 1 und 4 absolut dafür beweiskräftig, dass überpflanzte Nieren weiter funktionieren können, und zwar in ausreichendem Maasse für den Gesamtorganismus. Carrell und Guthrie haben sich ein dauerndes hervorragendes Verdienst um den Ausbau der Organtransplantation erworben. Physiologie, Pathologie und die chirurgische Technik haben neue Aufgaben erhalten. Es liegt ja selbstverständlich nahe, aus den Versuchen auch für die menschliche Therapie Nutzen zu ziehen: einen Operationsplan und eine Reihe von Vorversuchen haben wir in dieser Richtung ausgearbeitet; das Verfahren weicht erheblich von dem oben geschilderten ab. Ich behalte mir vor, später eingehender darüber zu berichten.

Eine neue Methode zur Behandlung der Blasengeschwülste. Vorläufige Mitteilung.

Von

Eugen Joseph.

(1919)

Im Frühjahr 1914 habe ich auf dem Chirurgenkongreß über die intravesikale Behandlung von Blasenpapillomen mittels Thermokoagulation berichtet und die Methode gegen diese multipel auftretende und leicht rückfällige Krankheit empfohlen. Die Dauerresultate ließen sich seinerzeit noch nicht übersehen. Jedoch sprachen die leichte Handhabung und die größere Gründlichkeit, die Möglichkeit, selbst den kleinsten Keim in der durch Wasserfüllung aufgespannten und hell erleuchteten Blase zu erkennen und zu zerstören, jede miliare Ansiedlung durch die vergrößernde Optik übertrieben zu erblicken und dementsprechend übertrieben zu behandeln, schon damals mehr für die intravesikale, als für die rein operative Behandlung, bei welcher kleinste, hirsekorn- oder erbsengroße Geschwülstchen leicht zu übersehen sind und oft kurze Zeit nach Entfernung des Muttertumors zu einem neuen Gewächs auskeimen.

Jetzt, nachdem über 5 Jahre verflossen sind, hat Pollnow die Fernresultate, welche ich gemeinsam mit ihm nachgeprüft habe, veröffentlicht. Sie sind sehr günstig und zeigen, daß man durch konsequente intravesikale Zerstörung neu entstehender Keime schließlich zu einem endgültig befriedigenden Ergebnis gelangen kann. (...)

Ich habe auch einige sehr große Papillome mit Thermokoagulation in Angriff genommen und schließlich in vielen Sitzungen beseitigt. Obwohl auch hier die Behandlung endgültig Erfolg hatte, war sie sowohl für den Arzt, wie für den Pat. eine Geduldsprobe. (...) Ebenso war die Thermokoagulation gegenüber den flächenhaft wachsenden malignen Papillomen wenig wirksam. Sie kam hier an und für sich nur als palliatives Mittel in Betracht, wenn Ausbreitung und Sitz des Tumors einer radikalen Operation und Resektion ungünstig waren. Die solide, feste Struktur dieser breitbasig aufsitzenden und deshalb durch reichliche Gefäßversorgung und reichliche Ernährung gesicherten Zotten trotzt der Thermokoagulationswirkung besser als die dünnen hinfälligen Zotten des echten schmalstieligen Papilloms. Ich empfand deshalb zunächst für diese Geschwülste, welche man nicht radikal operieren konnte, aber andererseits der Blutung und Jauchung wegen wenigstens verschorfen wollte, das Bedürfnis nach einem schneller und intensiver wirkenden Mittel, als es durch die Thermokoagulation gegeben war. (...) In dem Bestreben, eine solche zu finden, leitete mich eine Anschauung, die meiner Ansicht nach mein verstorbener Lehrer Czerny zuerst vor Jahrzehnten durch sorgfältige klinische Beobachtung erworben hatte. Czerny verglich die Papillome der Blase mit den Warzen der Hand und war der Ansicht, daß die Papillome sich vervielfältigen und ausbreiten, wenn man blutig operiert und durch Eröffnung von Blut- und Lymphspalten dem unbekannten Impfstoff zur Neuansiedlung in den Geweben Gelegenheit gibt. Czerny brannte deshalb die Papillome von der Sectio alta aus ab und verschorfte ihre Basis. Bei den Warzen der Haut ist die Vervielfältigung und Aussaat durch Schneiden, Kratzen, Schaben, blutig Reißen klinisch bekannt und direkt experimentell am Menschen selbst erwiesen worden. Man soll deshalb Warzen unblutig durch Elektrolyse, den Thermokautor oder Verätzung beseitigen.

Diese Vorstellung gab mir den Gedanken, die Papillome, die Warzen der Blase, durch Verätzung mittels einer Säure oder Lauge, die durch den Ureterkatheter gegen die Geschwulst gespritzt wird, zu beseitigen. Durch Abstufung der Art, Menge und Konzentration des chemischen Mittels war der Vorteil genauer Dosierung und leichter handlicher Apparatur gegeben.

Ich führte meinen Plan zuerst bei einem kleinen Papillomrezidiv aus: An der linken hinteren Blasenwand einer alten Frau saßen dicht nebeneinander zwei stecknadelkopfgroße Papillomknötchen nahe an einer Stelle, wo früher ein himbeergroßes Papillom gesessen hatte und durch Thermokoagulation beseitigt worden war. Ich führte den Ureterkatheter, dessen Spitze ich vorher abgeschnitten hatte, damit seine Öffnung nicht seitlich, sondern nach vorn fiel, auf den kleinen Tumor zu, drückte die Spitze gegen die Geschwülstchen und überrieselte sie mit Acidum nitricum purum, welche in eine mit dem Ureterkatheter verbundene Glasspitze eingefüllt war. Jedesmal, wenn ich die Spitze des Katheters gegen den Tumor drückte, gab ich meinem Gehilfen die Weisung, einen Teilstrich, d. h. 0,1 ccm der konzentrierten Säure, langsam auszuspritzen. Die erste Ausspritzung, bei der sich nur Wasser und etwas Luft entleerte, blieb wirkungslos und ließ die Geschwulst in ihrem Aussehen unbeeinflußt. Als beim zweiten und dritten Teilstrich Säure gegen den Tumor stieß, wechselte er seine Farbe. Er wurde nicht, wie bei der Thermokoagulation, schneeweiß, sondern aschgrau. Die Verätzung war nicht schmerzhaft. Auch später traten keine nennenswerten Beschwerden auf. Nach 4 Tagen zeigte die cystoskopische Besichtigung der Blase einen grauen Ätzschorf, welcher etwas größer war, als die dort vor der Behandlung ansässigen Geschwülstchen. Die Schleimhaut der Umgebung war in derselben Weise entzündet, wie nach der Thermokoagulation. Außerdem fanden sich an einzelnen Stellen der Umgebung einige stecknadelkopfgroße, flache, weiße Inseln, wo die Säure offenbar, ehe sich ihre Konzentration durch Diffusion in der Blasenflüssigkeit gemildert hatte, gegen die Schleimhaut geprallt war und sie oberflächlich geschädigt hatte.

Obwohl es gelungen war, ein Papillom mittels Salpetersäure zu verätzen, erschien mir die zum Erfolg notwendige Menge gegenüber der Kleinheit des Geschwülstchens relativ groß und die Wirkung im Vergleich zur Thermokoagulation nicht wesentlich überlegen. Ich suchte deshalb nach einem anderen stärker wirkenden, umfangreiche Tumoren rasch zerstörenden Ätzmittel. Die gegen die Warzen der Haut beliebte rauchende Salpetersäure läßt sich, wie man sich leicht überzeugen kann, kaum durch eine Spritze aufsaugen und wegen der Rauchentwicklung nicht durch die Kanüle ausspritzen. Ich wählte schließlich die Trichloressigsäure, von deren Kristallen ich mir eine gesättigte Lösung herstellte. Zufällig hatte ich 3 Pat. mit breitbasiger, maligner Papillomatose in Behandlung, deren Geschwülste sowohl wegen der örtlichen Ausdehnung, wie wegen des schlechten Allgemeinzustandes einer Radikaloperation unzugänglich waren. Zwei davon waren auch für intravesikale Behandlung insofern ungünstig, als die Tumoren in der Nähe des Orificium internum saßen und besser mit dem retrograden, als mit dem gewöhnlichen Cystoskop zu besichtigen waren. (...) Der dritte Tumor, eine pflaumengroße, markig gezottete breitbasige Geschwulst an der Hinterwand der Blase, war mit dem gewöhnlichen Cystoskop gut zu übersehen. Er wurde zuerst in Angriff genommen und mit Trichloressigsäure teilstrichweise berieselt. Die Wirkung war sehr stark. Der große Tumor nekrotisierte nach 7–8 Teilstrichen, also nicht ganz 1 ccm, in der ersten kurzen Sitzung augenblicklich zum größten Teil. Er verfärbte sich sofort schmutzig weiß. Ich hätte durch weiteres Spritzen die ganze Geschwulst in einer Sitzung verätzen können. Aber nach meiner Erfahrung mit der Thermokoagulation war dieses rasche Vorgehen nicht zweckmäßig, weil so große, allmählich faulende Gewebsstücke leicht eine schwere und schwer zu beseitigende Cystitis verursachen und unterhalten. Außerdem war die Berieselung schmerzhaft, worauf ich nicht gefaßt war, da ich sonst die Blasenschleimhaut anästhesiert hätte. Ich brach deshalb die Verätzung ab. Nach 10 Tagen zeigte die Cystoskopie, daß der größte Teil des Tumors sich abgestoßen und eine Höhle in dem Rest der Geschwulst mit steil aufstrebenden Wänden sich gebildet hatte. Ich werde in den nächsten Tagen den Rest des Tumors in der vorher anästhesierten Blase in Angriff nehmen. Auch in einem der beiden anderen Fälle habe ich mit Trichloressigsäure erfolgreich den Tumor zum Teil zerstört. Wenn auch in solchen Fällen maligner Papillomatose auf eine endgültige Heilung nicht zu hoffen ist, so wirkt die Säureverätzung wenigstens der Blutung und Jauchung entgegen in ähnlicher Weise, wie die Chlorzinkätzung des inoperablen Uteruskarzinoms die Geschwulst günstig beeinflußt. Meine Erfahrungen sind heute noch nicht abgeschlossen, so viel steht jetzt schon fest, daß wir in der chemischen Verätzung der Blasenpapillome mittels des Ureterkatheters ein rasch wirkendes und sicheres Mittel zur Beseitigung dieser Geschwülste in der Hand haben und auf die inoperablen malignen Tumoren der Blase, gegenüber welchen wir bisher ziemlich machtlos waren, zum mindesten eine angenehme palliative Wirkung ausüben können. (...)

Nach meinen bisherigen Erfahrungen bin ich überzeugt, daß die chemische Verätzung der Blasengeschwülste unter Leitung des Cystoskops, die Chemokoagulation, in der Therapie dieser Geschwülste eine wichtige Rolle spielen wird.

Geschwülste, welche sich wegen Blutung und Jauchung nicht cystoskopieren lassen, habe ich mit Instillationen von 100 ccm Aq. dest., welchem 15 Tropfen Acid. nitric. beigefügt waren, behandelt. Die Salpetersäurelösung blieb 5 Minuten in der Blase und wurde dann ausgewaschen. Es ist erstaunlich, wie die Blase relativ gut starke Säurelösungen für kürzere Zeit verträgt. Diese Toleranz eröffnet die Möglichkeit, Konkremente der Blase durch Säureeinwirkung in ihrer Struktur zu lockern und ammoniakalische Cystitis durch die chemische Gegenwirkung der Säure günstig zu beeinflussen.

Anästhesiologie

Für mehr als ein halbes Jahrhundert war der Gebrauch der *Schimmelbusch*maske für die Chloroform- oder Äthernarkose eine Selbstverständlichkeit für den Chirurgen. Es war der Assistent an der chirurgischen Klinik in der Ziegelstraße, *Curt Schimmelbusch,* der neben vielen anderen Neuerungen für die Narkose und die Asepsis auch diese Maske entwickelte.

Curt Schimmelbusch (1860–1895) studierte Naturwissenschaften und danach Medizin in Würzburg, Göttingen, Berlin und Halle. Schon während seines Studiums beschäftigte er sich in Halle mit bakteriologischen Forschungen, untersuchte mit seinem Lehrer *Carl Eberth* (1835–1911) den Gerinnungsvorgang und entdeckte mit ihm zusammen den Erreger der Frettchenseuche. Als Assistent von *Bardenheuer* (1839–1913) am Kölner Bürgerspital lernte er die Dampfsterilisation kennen. Als er 1889 als Assistent *von Bergmanns* (1836–1907) nach Berlin kam, widmete er sich vor allem der Weiterentwicklung und experimentellen Begründung der Sterilisationsmethoden. Er entwarf Dampfsterilisatoren für Verbandsstoffe und Operationsbekleidung, die nach ihm benannten Instrumentenkocher und die Sterilisationstrommel. Er verbesserte die Methoden der mechanischen Handsterilisation. Seine »Anleitung zur aseptischen Wundbehandlung« erlangte Weltruf. Den Ansatz zur Entwicklung der Narkosemaske gaben dann auch nicht primär anästhesiologische Interessen, sondern die Notwendigkeit der Aseptik.

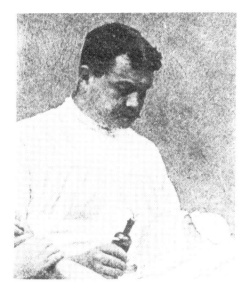

Curt Schimmelbusch (1860–1895)

1888 Assistent an der chirurgischen Abteilung des Kölner Bürgerspitals
1889 Assistent an der chirurgischen Universitätsklinik in der Ziegelstraße in Berlin bei Ernst von Bergmann
1892 Habilitation für Chirurgie

Fundamentale Arbeiten zur Dampfsterilisation und aseptischen Wundbehandlung, Entwicklung der Narkosemaske

Obwohl die anästhesierende Wirkung von Stickoxydul schon am Ende des 18. Jahrhunderts von *Humphrey Davy* (1778–1829) und die narkotisierende Wirkung des Äthers bereits 1811 von *Michael Faraday* (1791–1867) und *Mathéo-José-Bonaventure Orfila* (1787–1853) entdeckt worden war, dauerte es bis zur Mitte des Jahrhunderts, ehe die Allgemeinanästhesie Eingang in die Chirurgie fand. Unabhängig voneinander hatten die Amerikaner *Horace Wells* (1815–1848), *William Thomas Morton* (1819–1868) und *Crawford Williamson Long* (1815–1878) Stickoxydul und Äther angewandt. 1846 wurde die Inhalationsnarkose in Amerika eingeführt. Bereits ein Jahr später kam in Europa das Chloroform als Anästhetikum hinzu. Alle drei Anästhetika waren zum Teil in speziellen Gemischen Ende des Jahrhunderts in Gebrauch, und für alle eignete sich die von *Schimmelbusch* entwickelte Maske.

Zu denen, die solche Gemische vorschlugen, gehörte der junge *Carl Ludwig Schleich*, der 1894 ein »aetherisches Siedegemisch« aus Chloroform und Äther angegeben hatte. Bekannt geworden war *Schleich* indes durch einen Eklat auf dem Chirurgenkongreß des Jahres 1892. *Schleich* hatte seine Methode der *Infiltrationsanästhesie* erläutert, hatte ihre Vorteile anhand seiner Operationsstatistik diskutiert und dann zu einem leidenschaftlichen Schlußplädoyer angesetzt. Dennoch wird bei der Lektüre des vorliegenden Textes aus dem Verhandlungsbericht die unerwartet heftige Reaktion des Sitzungsleiters, des Berliner Chirurgen *Adolf Bardeleben* (1819–1895), nicht so recht klar. Diese wird erst verständlich, wenn wir den wirklichen Wortlaut der letzten Sätze Schleichs kennen. Und der unterscheidet sich in einem entscheidenden Wort ganz erheblich von der hier vorliegenden Fassung. Von einem Besucher der Sitzung, dem amerikanischen Chirurgen *Henry St. Hartmann* (1826–1922), ist die Szene wie folgt überliefert: »Gegen Ende seines Referats wurde *Schleichs* Ton immer lebhafter und für mich immer mitreißender. Die Geschichte der eigenen Entdeckung, die er hier vortrug, beflügelte ihn anscheinend sehr. Er schloß mit dem siegessicheren, von tausendfachem eigenen Erfolg getragenen Satz: ›... aber Operationen in Narkose auszuführen, welche sicherlich auch mit dieser oder einer ähnlichen Form der lokalen Anaesthesie durchführbar gewesen wären, das muß ich, vom Standpunkt der Humanität und dem der moralischen, sowie der strafrechtlichen Verantwortlichkeit des Chirurgen, bei dem heutigen Stande der Infiltrationsanaesthesie für ein Verbrechen erklären.‹ In mir selbst verursachte das Wort Verbrechen, das so plötzlich aus Schleich herausbrach, ein Unbehagen. Aber was war dieses Wort anderes als der Ausdruck eines jugendlichen Ungestüms, dem ich selbst so oft erlegen war, der Ausbruch jenes revolutionären Vorwärtsdrängens, das letzten Endes so viele entscheidende Fortschritte geschaffen hatte? Ich erwartete nach wie vor, daß in der nächsten Sekunde starker Beifall für *Schleich* aufklingen werde. Doch gerade in diesem Augenblick begann rings um mich ein leises Grollen, das gewiß keinen Beifall darstellte, sondern eher Entrüstung. Ich sah plötzlich, daß *Bardeleben* aufgestanden war, sein Gesicht glühte geradezu vor Zorn und Empörung. Er schwang seine Glocke und rief mit heftiger Stimme in den Saal: ›Meine Herren, wir stimmen nicht ab in unserer Gesellschaft. Wenn uns aber etwas Derartiges, wie es in dem letzten Satz des Vorredners enthalten ist, hier entgegengeschleudert wird, dann dürfen wir auch unsere Meinung äußern, denn es ist hier eine öffentliche Versammlung. Ich bitte diejenigen, welche von der Wahrheit dessen, was uns hier entgegengeschleudert wurde, überzeugt sind, die Hand zu heben ...‹ Das Ganze erfolgte so schnell, daß ich

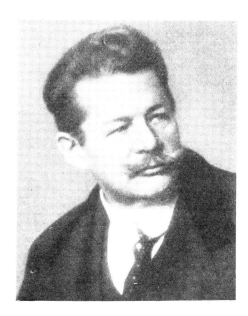

Carl Ludwig Schleich (1859–1922)

1887 Promotion und Assistent an der chirurgischen Klinik in Greifswald
1889 Niederlassung in Berlin als Chirurg und Betreiber einer Privatklinik
1900 Kurze Zeit Leiter des Krankenhauses Teltow in Berlin-Lichterfelde
1901 Titularprofessor

Bahnbrechende Arbeiten zur Infiltrationsanästhesie (1892), auch Abhandlungen zu psychologischen und psychiatrischen Fragen

vor Überraschung wie gelähmt dasaß. Ringsum erhob sich Beifall, der aber nicht *Schleich,* sondern *Bardeleben* galt. Keine einzige Hand erhob sich.« *Schleich* hat sich bemüht, den Zwischenfall beizulegen, wie der hier mitabgedruckte Brief an *Bardeleben* zeigt, aber er blieb trotz der Anerkennung seiner Methode in den nächsten Jahren ein Außenseiter.

Carl Ludwig Schleich (1859–1922), Sohn eines bekannten Stettiner Ophthalmologen, studierte Medizin in Zürich, Greifswald und Berlin, hatte als Student schon seinen künstlerischen Neigungen, die sein Leben ebenso wie die Medizin beherrschten, gelebt. Nach Assistentenjahren in Greifswald ließ er sich 1889 in Berlin als Besitzer einer Privatklinik nieder. 1900 war er für kurze Zeit Leiter des Krankenhauses Teltow in Lichterfelde. Schleich fand vielseitige Anerkennung nicht nur als Arzt, sondern auch als Essayist, als Erzähler und als Komponist.

Weniger spektakulär hatte *August Bier* (s. S. 139) seinen Beitrag zur Anästhesiologie geleistet. In den Jahren 1898/99 hatte er zusammen mit seinem Assistenten *August Hildebrandt* (1868–1945), zunächst im Selbstversuch und dann am Patienten, die Lumbalanästhesie entwickelt. Sie war die konsequente Weiterentwicklung der von *Sigmund Freud* (1856–1939) und *Karl Koller* (1857–1944) zuerst beschriebenen Kokainanwendung, der Arbeiten von *William Stewart Halsted* (1852–1922), von *Paul Reclus* (1847–1914), von *Maximilian Oberst* (1849–1925) und *Schleich.* Aber schon bald hatten sich in der Anwendung erhebliche Probleme gezeigt. Es war zu schwerwiegenden Zwischenfällen gekommen. Erst mit der von *Heinrich Braun* (1862–1934) 1903 veröffentlichten Kombination von Kokain und Adrenalin sowie der Entwicklung von Novokain im Jahre 1905 wurden Lokalanästhesie und Lumbalanästhesie gefahrloser.

Im Vorfeld der Berufung *Biers* nach Berlin kam es zu einem, ganz offensichtlich von Berliner Kollegen, unter ihnen auch der frühere Assistent *Hildebrandt,* angezettelten,

Prioritätenstreit um die Leistungen *Biers,* der freilich nach dessen Ankunft in Berlin schnell verebbte.

Wie stark *Biers* Gedanken zu dieser Zeit noch um Probleme der Anästhesie kreisten, wird aus dem hier abgedruckten Beitrag deutlich. Die hier vorgeschlagene Venenanästhesie hat sich wegen ihres hohen technischen Aufwandes und der Unsicherheit der Ergebnisse nicht durchgesetzt.

Maske für Chloroform- und Aethernarkosen.
Nach
Curt Schimmelbusch.

(1890)

Die bisher üblichen Chloroform- und Aether-Masken wird man nicht zu den saubersten Theilen unseres ärztlichen Instrumentariums rechnen können, denn obwohl sie häufig bei ansteckenden und leicht übertragbaren Krankheiten wie Erysipelas und Diphtherie gebraucht und fast bei jeder Narkose mit Speichel resp. sogar mit Erbrochenem des Patienten besudelt werden, lassen sich die meisten der gebräuchlichsten Masken sehr schwer reinigen. Es soll hier nicht auf die complicirten Inhalations-Apparate hingewiesen werden, deren verwickelte Construction eine jedesmalige Säuberung ausschließt – auch bei der gewöhnlich verwendeten Maske, dem Drahtgestell mit dem Zeugüberzug, ist eine ordentliche Reinigung nach jeder Narkose schwer durchzuführen. Jedesmal einen neuen passend gearbeiteten Ueberzug zu wählen, ist zu kostspielig, und das übliche häufige Waschen resp. Desinficiren des Ueberzuges bringt den grossen Nachtheil mit sich, dass derselbe schrumpft und in Folge der Verengerung seiner Gewebsmaschen immer mehr an Luftdurchlässigkeit verliert. Dies letztere Moment ist für die Chloroformnarkose sehr beachtenswerth, weil bei der Narkose dann die so nöthige Verdünnung der Chloroformdämpfe mit Luft nachlässt und die Gefahr der Asphyxie steigt.

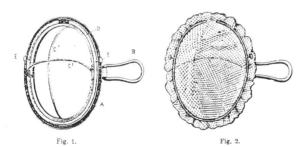

Fig. 1.   Fig. 2.

Vorstehende Maske macht eine schnelle und jedesmalige Erneuerung des Ueberzuges dadurch leicht möglich, dass sie einen Rahmen besitzt, über welchen jedes beliebige Stück Zeug von der nöthigen Grösse gespannt werden kann. Sie besteht aus einem mit einer tiefen Rinne versehenen Ringe A, welcher der Gesichtsform angepasst ist. An diesem Ringe ist seitlich der Griff B befestigt, welcher sich umschlagen lässt. An den gegenüberliegenden Seiten der Ringöffnung sind die Bögen C^1 und C^2 befestigt, welche sich aufrichten und niederlegen lassen. In der Rinne des Ringes A liegt der federnde Draht D, welcher an seinen seitlichen Handhaben $E\,E$ aus der

Rinne herauszunehmen ist. Beim Gebrauch werden zuerst die Bögen C^1 und C^2 hochgestellt, so dass sie an ihrer Kreuzungsstelle einschnappen; dann wird der Draht D abgenommen, ein mehrfach zusammengelegtes Stück sterilisirter Gaze über die Maske gelegt und der federnde Draht D so über die aufgelegte Gaze gedrückt, dass er dieselbe in der Rinne des Ringes A fest gegen denselben anpresst. Die überstehende Gaze wird nicht zu dicht am Ringe dann mit einer Scheere abgeschnitten. So ist die Maske zum Chloroformiren fertig. Zum Gebrauch für Aether wird vor dem Aufdekken des Drahtes D noch der undurchlässige Stoff über die Gaze gelegt. Das Gestell der Maske, welches gut vernickelt ist, lässt sich wie jedes Metall-Instrument sterilisiren, und in beschriebener Weise überzogen ist die Maske ein nicht blos sauberes, sondern auch allen Anforderungen der Aseptik entsprechendes Instrument.

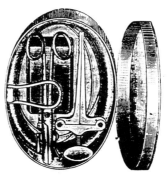

Fig. 3.

Sie wird in dem Bestecke (Fig. 3) untergebracht, welchem noch folgende Utensilien beigefügt sind: 1) ein Mundsperrer nach *Heister,* 2) eine Zungenzange, 3) eine Flasche mit Hahn für Chloroform oder Aether, 4) ein Stück geölten Stoffes, 5) ein Stück mehrfach zusammengelegter gewöhnlicher Gaze.

Das vorstehend beschriebene Narkose-Besteck (U.S.P. Nr. 429,287. E.P. Nr. 14,909. – Gesetzlich geschützt) ist bei allen chirurgischen Instrumentenmachern erhältlich.

Die Infiltrationsanästhesie (locale Anästhesie) und ihr Verhältniss zur allgemeinen Narcose (Inhalationsanästhesie).

Von

Carl Ludwig Schleich.

(1892)

M. H.! Die bisherigen Bestrebungen, Operationen schmerzlos ohne allgemeine Narcose vermittelst der localen Anästhesie auszuführen, sind nicht im Stande gewesen, geradezu in Concurrenz mit der allgemeinen Narcose zu treten. Allen bisher angewandten Methoden der localen Anästhesie stand eine Gefahr in dieser oder jener Richtung, Unzuverlässigkeit oder Unsicherheit in der Wirkung hinderlich im Wege. Während die Anästhesieen durch Bestäubung mit Aether oder Aethermischungen erzeugt neben einer wenig tief reichenden Wirkung die Gefahren der Gangränescenz der erfrorenen Gewebe mit sich brachten, wozu noch grosse Schmerzhaftigkeit namentlich entzündeter Theile während des Erfrierens hinzukam, um die Vortheile des Verfahrens erheblich herabzusetzen, stellten sich einer allgemeinen Verwendbarkeit des Cocains, dieses vorzüglichsten aller Anaesthetica, technische Schwierigkeiten und toxische Gefahren entgegen. (...) Ich machte es mir daher zur Aufgabe, in einer Versuchsreihe an mir selbst, meinen Assistenten und dem Personal meiner Klinik festzustellen, wo denn eigentlich die unterste Grenze der Wirksamkeit des Cocains liege. Diese und die sich daran anschliessenden Versuche, deren Resultate ich der Berliner medicinischen Gesellschaft im letzten November zu unterbreiten die Ehre hatte, wurden sämmtlich so ausgeführt, dass die eigentliche Probe, ob eine Flüssigkeit anästhesire oder nicht, auf intracutanem Gebiete entschieden wurde. Wir machten uns direct in die Cutis, möglichst parallel der Epidermisfläche, gewissermassen direct subpapillär, die Einstiche und entleerten so viel von der Flüssigkeit, dass eine mückenstichähnliche, weisse, leicht erhabene, anämische Quaddel entstand. In der Abweichung von dieser Art der Prüfung der endermatischen liegt es begründet, dass die bisherigen sorgfältigen Untersuchungen über diesen Gegenstand, wie sie namentlich von Liebreich und seinen Schülern, ferner von Lewin und Karewsky angestellt sind, nicht unmittelbar schon damals zu der Auffindung einiger neuer Thatsachen, die für die locale Anästhesie von grossem Werthe erscheinen, geführt haben. Die genannten Forscher nämlich applicirten vornehmlich die zu untersuchende Flüssigkeit subcutan und beanspruchten eine regionär vor- und rückwärts an den Nervenstämmen fortschreitende Wirksamkeit, ehe sie dem betreffenden Mittel das Prädicat »Anaestheticum« zuerkannten. Wir stellten unsere Versuche ferner zunächst – an uns selbst an – jene Forscher erprobten vornehmlich die Thierhaut resp. Thierschleimhaut. Bei dieser intracutanen Prüfung der verschiedensten Cocainlösungen ergab sich zunächst die überraschende Thatsache, dass noch Lösungen von 1:5000,0 Wasser im Stande sind, im Bereich der gesetzten Infiltration vollendete Anästhesie gegen Stich, Schnitt, Kratzen und Schaben zu erzeugen und dass dabei der Vorgang der Gewebsinfiltration absolut schmerzlos vollzogen werden kann. Es darf nunmehr diese Thatsache als unumstösslich richtig anerkannt werden, nachdem ich sie an mehreren Hunderten von Operationen als im Princip durchaus unanfechtbar erprobt habe. Nach Auffindung dieser Thatsache lag es nahe, das Cocain ganz aus der Flüssigkeit fortzulassen und mit der reinen Aqua destillata resp. anderen Salzlösung die gleichen Stichproben anzustellen. Der Erfolg war der, dass auch die reine Aqua destillata im Stande ist, vollkommen anästhetische Quaddeln zu erzeugen. Allein hier ergab sich ein wesentlicher Unterschied, nämlich: der Process der Infiltration des Wassers in die Haut selbst, die Bildung der Wasserquaddel in der Cutis an sich ist schmerzhaft und zwar nicht unerheblich. Erst eine halbe bis ganze Minute nach vollzogener Injection stellt sich die reine Anästhesie auch hier ein und zwar dann ebenso vollkommen, wie durch die Injectionen mit Cocain 1:5000,0 resp. höher concentrirter Lösungen. Es ergab sich also, dass die Aqua destillata ein Anaestheticum dolorosum im Sinne Liebreich's ist, das heisst, dass dem Eintreten der Anästhesie (Lähmung der Nervensubstanz) ein Stadium der Schmerzhaftigkeit, der Hyperästhesie (Irritation) der Nervenapparate vorausgeht. Diese vorangehende Hyperästhesie stand der practischen Verwendbarkeit des reinen Wassers zu Operationszwecken hinderlich im Wege, wenngleich die Abkühlung des Wassers auf 0°C., sowie die Beihilfe des Aethersprays in oben angegebener Weise dieses Reizstadium auf ein Minimum herabzudrücken im Stande war, so dass ich mehrfach, allerdings vornehmlich aus theoretischem Interesse, mit reiner Aqua destillata Operationen wie Furunkel-, Carbunkel-, kleine Geschwulst-Exstirpationen vorzunehmen vermochte; denn die practisch von mir geübte Anästhesie nahm sehr bald eine andere Richtung an.

Im weiteren Verlaufe unserer Versuche ergab sich nämlich, dass eine ganze Reihe von Substanzen als practisch brauchbare Anästhetica auch ohne Reizwirkung im Sinne Liebreich's hingestellt werden können. Zunächst will ich bemerken, dass die physiologische Kochsalzlösung von 0,6 pCt. Kochsalzgehalt beachtenswerther Weise keine anästhetische Wirkung erzeugt, wie das auch schon Karewsky (gelegentlich der bekannten Erythrophlaeindiscussion [Liebreich-Lewin]) erwähnt hat. Dagegen fand sich, dass eine weiter verdünnte Lösung von Kochsalz, nämlich eine 0,2procentige, für sich ohne Zusatz eine vollkommen prompte Anästhesie im Bereiche der Infiltration veranlasst. (...) Dass in der That so schon der Mangel an Salzgehalt in der Aqua destillata genügt, um durch Infiltration zu anästhesiren, natürlich immer nur im Bereiche der Gewebsinfiltration selbst, das bewies uns folgender Versuch: Die unterste Grenze der Cocainwirkung – unterhalb dieser Grenze trat Injectionsschmerz auf – war 0,02:100,0 oder 1:5000,0. Diese Lösung in Wasser erzeugt erstens Anästhesie und gestattet zweitens schmerzlose Injection. Dieselbe Dosis Cocain, also 1 g auf 5000,0 einer 0,6proc. Kochsalzlösung, erzeugt aber Schmerzen bei der Injection und vermag nicht mehr zu anästhesiren; hingegen 1 g Cocain auf 5000,0 einer 0,2proc. Kochsalzlösung gelöst gewährt wiederum volle Anästhesie, ja noch mehr, in 0,2proc. Kochsalzlösung sinkt die unterste Grenze der Cocainwirksamkeit noch von 0,02 auf 0,01 pCt., also noch um 50 pCt., so dass also 1 g Cocain auf 10 Liter einer 0,2proc. Kochsalzlösung noch volle Anästhesie zu erzeugen vermag, oder anders ausgedrückt, ich darf von meiner anästhesirenden Kochsalz-Cocainlösung einen halben Liter gebrauchen, ehe die Maximaldosis von 0,05 Cocain erreicht wird. (...) Wie haben wir uns diese Thatsache zu erklären? Ich nehme an, dass die physiologische

Kochsalzlösung von 0,6 pCt. wegen der ähnlichen Concentration des Serums und des Gewebssaftes der Nervensubstanz der sensiblen Fasern und Tastapparate eine zu adäquate Umspülung darstellt, als dass die Nervenleitung dadurch irgendwie verändert würde. Das Wasser aber an sich ist dem lebenden Gewebe und dem Gewebssafte gegenüber schon different genug, um die Nervensubstanz zu alteriren, erst Reizung, wahrscheinlich durch Quellung, und später Lähmung und Anästhesie zu erzeugen. Das stimmt auch gut mit der allen Pathologen bekannten Thatsache überein, dass an sich destillirtes Wasser schon im Stande ist, frische Zellkerne sehr energisch aufquellen zu lassen. Ich hatte nun die Vermuthung, dass es zwischen diesen beiden Wirkungen, der indifferenten der 0,6proc. Kochsalzlösung und der in diesem Sinne dem lebenden Gewebe gegenüber differenten Aqua destillata eine Grenzlinie geben müsse, innerhalb welcher noch geringere Concentrationen Kochsalz schon different genug waren, Anästhesie zu erzeugen, aber auch dem Gewebssafte genügend adäquat, um keine Irritation der Nervensubstanz bei der Infiltration, wie das Wasser, zu veranlassen. Diese Grenze lag bei einem Kochsalzgehalt des destillirten Wassers von 0,2 pCt. Das ist also die eigentliche Anästhesirungsflüssigkeit, mit welcher ich arbeite; der Zusatz von 1 g Cocain auf 10,000 oder 5000 g dieser Lösung erleichtert natürlich die practische Verwendbarkeit der Lösung, ohne bei ihrem Gebrauche auch nur den Schatten einer Gefahr heraufzubeschwören. (...)

Die Ursache dieser Anästhesie durch Infiltration ist keine einfache. Es wirken hier mehrere Factoren: Zunächst Druck der infiltrirenden Flüssigkeit und Anämisirung des infiltrirten Gebietes, welches bei richtig ausgeführter Infiltration vollständig weiss erscheint. Es wird den Geweben statt des Gewebssaftes eben die fremdartige Mischung in alle Lymphspalten, Gefässbahnen und Saftcanälchen incorpirirt, während das Blut unter dem Druck der allmälig infiltrirten Flüssigkeit in die Nachbargefässe verdrängt wird. Aber ausser dem Druck, der Anämie spielt sicherlich auch noch die Temperaturdifferenz eine Rolle. Es ist das sehr einfach zu erweisen. Alle meine Lösungen von 1:1000,0 bis auf 10,000 Kochsalzlösung wirken am besten bei 0°C., ausreichend bei Zimmertemperatur, wenig oder garnicht bei Körpertemperatur. Als vierter Factor der Anästhesie muss natürlich die specifische Nervenwirkung als solche herangezogen werden. Ich lege aber darauf den geringsten Werth, denn es ist ja eben unbestreitbar, dass an sich Kochsalzlösung und destillirtes Wasser im Sinne der localen Infiltration Anaesthetica sind. – M. H.! Jedes Oedem der Haut oder der Gewebe überhaupt würde Anästhesie der Theile erzeugen, jedes ödematöse Glied würde unempfindlich sein, wenn die bei den pathologischen Oedembildungen infiltrirte Flüssigkeit nicht eben das der Nervenflüssigkeit adaequate Serum von einem Kochsalzgehalt mit 0,6 pCt. wäre; macht man das Oedem künstlich mit anderen Flüssigkeiten – und es genügt geringerer oder fehlender Kochsalzgehalt –, so bildet das ganze Gebiet der artificiellen Oedemisirung die Möglichkeit darin schmerzlos zu operiren. Das ist kurz ausgedrückt das Princip meiner Infiltrationsanästhesie, welche practisch eine so eminente Verwerthbarkeit ergeben hat. Die Veränderung der Operationstechnik, welche dies Verfahren erheischt, kommt in erster Linie dem Patienten zu gut, für welchen sich die Gefahr einer Operation in demselben Maasse verringert, als wir in der Lage sind, ihm die Narcose zu ersparen. (...)

M. H.! eine Methode der Anästhesie, welche es gestattet hat, Cysten von 10 Liter Inhalt schmerzlos aus der Bauchhöhle ohne Spur von Chloroform zu entfernen –

auch solche Fälle habe ich in der hiesigen medicinischen Gesellschaft vorzustellen die Ehre gehabt, ebenso wie einen Fall von Gastrostomie – eine Methode, welche ohne jede Chloroformanwendung schmerzlos Nierennähte, Herniotomien, Sequestrotomien, Mamma-Amputationen mit Ausräumung der Achsel und den Bauchschnitt auszuführen erlaubte – während bei der an 521 Kranken erprobten Technik auch kein Schatten einer Gefahr sich herausstellte – eine Methode, bei welcher eine Intoxicationsgefahr geradezu zur Unmöglichkeit geworden ist, eine solche wird meiner Meinung nach ganz von selbst in die Schranken treten mit der immerhin gefährlichen, allgemeinen Narcose, mit all' ihren Schattenseiten, unangenehmen und krankmachenden Nebenumständen. Denn darüber darf doch nicht hinweggesehen werden: die Chloroformnarcose erhöht die Gefahr der Operation. Diese Gefahr ist incommensurabel, es fehlt uns jeder Maassstab dafür; auch eine noch so umfangreichste Statistik kann darüber nichts Endgültiges aussagen, wie gross oder wie klein die Gefahr für den Einzelnen ist.

Wie viele aber von aufgetretenen Gefahren von Asphyxieen dieser oder jener Art, von Todesfällen in Folge des Chloroforms Stunden oder Tage nach der Operation kommen zu unserer allgemeinen Kenntniss, niemals in unsere Statistiken hinein! Es ist nicht zu leugnen: die Chloroformnarcose und jede andere Form der Narcose erhöht die Gefahr der Operation. Wer will im Einzelfall entscheiden, um wie viel?

Eine Operation soll doch aber für den Patienten den Beginn des Nachlasses einer Gefahr bedeuten, welche ihn durch sein Leiden bedroht. Diese Gefahr müssen wir in unseren Methoden thunlichst zu verringern suchen, jede Methode aber ist angreifbar, welche sie erhöht. Können also Bestrebungen unberechtigt sein, welche der Chloroformgefahr auf dem Wege einer methodischen und gefahrlosen Anästhesie zu Leibe gehen?

Die Narcose ist nicht das Ideale, nicht für den Kranken, nicht für den Arzt; wenn ich einen Theil operire, warum raube ich dem ganzen Menschen das Bewusstsein und zwinge ihn, sich willenlos in meine Hände zu geben? Noch dazu wenn ich ihm das Bewusstsein, nicht wie es häufig hingestellt wird, in Form eines ruhigen und zauberhaften Schlafes, sondern nur zu oft nach einem wahren Kampf, unter stetiger Sorge und Bangen um auftretende Gefahren und hie und da nicht ohne Brutalitäten zu nehmen gezwungen bin?

M. H., von 537 Operationen habe ich nur 16mal des Chloroforms bedurft – und das in Fällen, wo eine besondere Indication dafür auftrat – unüberwindliche Angst, Hysterie, persönlicher unausredbarer Wunsch des Patienten, Misslingen der localen Anästhesie – diese Erfahrungen zwingen mich geradezu zu dem Satze, mit welchem ich diese Ausführungen schliessen will.

Ich halte mich nach dem Stande der localen Anästhesie nicht mehr für berechtigt, die Chloroformnarcose oder ein anderes Inhalationsverfahren bei Operationen in Anwendung zu ziehen, wenn nicht vorher die principiell angewandte Methode der Infiltrationsanästhesie versucht wurde. Erst wenn diese sich im Einzelfalle als unzureichend erwies, resp. erfahrungsgemäss für den Einzelfall nicht zugänglich ist, erst dann entsteht für die Narcose eine besondere Indication. Aber Operationen in Narcose auszuführen, welche sicherlich auch mit dieser oder einer ähnlichen Form der localen Anästhesie durchführbar gewesen wären, das muss ich vom Standpunkte der Humanität und dem der moralischen sowie strafrechtlichen Verantwortlichkeit des

Chirurgen aus bei dem heutigen Stande der Infiltrationsanästhesie für durchaus unberechtigt erklären.

Herr von Bardeleben: M.H.! Wir stimmen nicht ab in unserer Gesellschaft. Wenn uns aber etwas Derartiges, wie es in dem letzten Satz des Vorredners enthalten ist, hier entgegen geschleudert wird, dann dürfen wir auch unsere Meinung äussern, denn es ist hier eine öffentliche Versammlung.

Ich bitte Diejenigen, welche durch den Redner überzeugt sind von dem Zutreffen und der Wahrheit der von ihm in dem letzten Satz zusammengefassten Ansichten die Hand zu erheben. M.H., ich constatire, dass sich keine Hand erhoben hat. (Lebhafter Beifall.) Wird eine Discussion gewünscht? (Pause: Nein!) Ich bitte Diejenigen, welche eine Discussion wünschen, die Hand zu erheben. Es erhebt sich keine Hand, es findet also keine Discussion statt.

Die Redaction ist von Herrn Schleich ersucht worden, den nachstehenden, an Herrn von Bardeleben gerichteten Brief dem Protokoll beizufügen, was mit der Zustimmung des letzteren Herrn geschieht.

Hochverehrter Herr Geheimrath!

Da mir nach Ihrer Ablehnung auf meine Bitte um's Wort unmittelbar nach meinem Vortrage über Infiltrationsanaesthesie die Gelegenheit genommen war, zur sofortigen Berichtigung eines offenbaren Missverständnisses beizutragen, erlaube ich mir hiermit zu erklären:

»dass von einer angemaassten Richterschaft über meine Collegen, welche in Bezug auf das Chloroform anderer Meinung sind, als ich, nach dem Wortlaut meines Schlusssatzes nicht die Rede sein kann. Ich habe einzig und allein meine persönliche Ansicht, wie sie für mein eigenes ärztliches Handeln auf Grund wissenschaftlicher Untersuchungen maassgebend geworden sind, zum Ausdruck bringen wollen. Sollte durch die Fassung dieses Ausspruches die Auffassung berechtigt gewesen sein, als versuche ich mir ein derartiges Urtheil über das ärztliche Handeln meiner Collegen anzumaassen, so bedaure ich das auf das Allerlebhafteste. Denn ich habe nur meine persönliche Anschauung zur Discussion stellen wollen. Die Sache, um welche allein es sich mir handelt, die Bekämpfung der Narcosegefahr glaubte ich für eine solche Discussion durchaus geeignet. Und nach wie vor muss ich auf meine Anschauungen bestehen bleiben: Ich persönlich halte mich bei dem Stande der Dinge den sich mir anvertrauenden Kranken gegenüber in angegebener Weise für verpflichtet, die gefährliche Chloroformnarcose mit den bezeichneten Einschränkungen zu ersetzen durch die von mir wissenschaftlich begründete, absolut ungefährliche Infiltrationsanaesthesie.

Indem ich die sehr ergebene Bitte ausspreche, dieses Schreiben gefälligst dem Protokolle der Sitzung vom 11. Juni 1892 beifügen zu wollen

zeichne ich mit grösster

Hochachtung

Ihr

Dr. C. L. Schleich,
Berlin, Friedrichstrasse 250, I.

Ueber Venenanästhesie.

Von

August Bier.

(1909)

Der grosse Nervenstamm ist vor dem Eindringen anästhesierender Mittel durch seine Bindegewebsscheide geschützt, das beweist unzweifelhaft die Rückenmarksanästhesie. Geringe Dosen der Anästhetika, die auf einen mittelgrossen peripheren Nerven gespritzt diesen in seiner Empfindungsleitung unverändert lassen, rufen, wenn sie im Rückenmarkssack die scheidenlosen Nerven treffen, Betäubungen von grossartiger Ausdehnung, ja unter Umständen des ganzen Körpers hervor. Der Weg für eine schnelle und erfolgreiche lokale Anästhesie ausgedehnter und tiefer Körperteile ist also vorgezeichnet: Es gilt die schützende Bindegewebsscheide der Nerven zu überwinden. Gelingt dies, so genügen überraschend geringe Mengen des betäubenden Giftes, um Schmerzleitung und Empfindung aufzuheben. Der Weg ist auch schon beschritten worden, um Anästhesien beim Menschen zu erzeugen; man hat, weil die perineurale Injektion bei größeren Nerven versagte, durch sogenannte endoneurale Einspritzungen sogar den Nervus ischiadicus leitungsunfähig gemacht. Aber dies Verfahren ist praktisch unbrauchbar, denn es setzt Voroperationen voraus, die der beabsichtigten eigentlichen Operation an Grösse kaum nachstehen. Zudem würden sich diese Voroperationen kaum wirklich schmerzlos ausführen lassen.

Der einfachere und natürliche Weg, um der Nervensubstanz sowohl im Stamm als in dessen Ausbreitungen und Endigungen das Anästhetikum zuzuführen, ist die Blutbahn. Dieser Weg ist überall da gangbar, wo sich künstliche Blutleere anwenden lässt. Am vollkommensten würde sich vielleicht von der Arterie aus das Anästhetikum im Gliede verbreiten lassen. Dass dies geht, aber praktisch unbrauchbar ist, braucht wohl nicht näher erörtert zu werden. Es setzt, ganz abgesehen von der schwierigen Injektionstechnik, wieder eine viel zu grosse und umständliche, unter gewöhnlicher Lokalanästhesie auszuführende Voroperation voraus. (...) So bleibt denn die überall leicht aufzufindende und mit einer kleinen und wenig eingreifenden Operation freizulegende Hautvene als Eingangspforte in das Gefässsystem übrig. Da das Kind nun einmal einen Namen haben muss, will ich diese Art der Anästhesie »Venenanästhesie« nennen, obwohl ich mir bewusst bin, dass vom logischen Standpunkte sich manches gegen diesen Namen einwenden lässt. Ich habe dies Verfahren schon vor einem Jahre in einem Vortrage auf dem 37. Kongress der Deutschen Gesellschaft für Chirurgie geschildert. Nachdem ich nunmehr meine Erfahrungen an weit mehr als 100 grossen Operationen mit dieser Methode gemacht habe, bin ich jetzt in der Lage, zum ersten Mal eine genaue Beschreibung aller in Betracht kommenden Verhältnisse zu geben. (...)

Das Anästhetikum.

Das beste Anästhetikum für die Venenanästhesie scheint das von Braun für die Lokalanästhesie so warm empfohlene Novocain zu sein. Nach vielfachen Versuchen hat sich uns die 0,5 proz. Lösung als die beste erwiesen. Sie wird vor dem Gebrauche sterilisiert und ungefähr körperwarm eingespritzt. Ueber unsere mannigfachen Versuche mit anderen Konzentrationen mit Zusatz von Nebennierenpräparaten und mit Tropacocain und Acoin werde ich an einer anderen Stelle dieser Arbeit noch berichten.

Damit die Gewebe nicht gereizt und geschädigt werden, benutzen wir nach Braun's Vorschrift isotonische Lösung, d. h. das Novocain wird in physiologischer Kochsalzlösung aufgelöst.

Die Blutleere.

Eine sehr vollständige Blutleere ist von der grössten Wichtigkeit. Man kann die Regel aufstellen: Je gründlicher das Blut aus dem Abschnitt des Gliedes, der mit der Lösung durchspritzt werden soll, entfernt ist, um so besser und schneller tritt die Anästhesie auf. Zwar bleibt sie auch nicht aus, wenn die Gefässe noch beträchtliche Mengen Blut enthalten, aber sie lässt dann viel länger auf sich warten. Um deshalb das Blut möglichst aus dem Gliede zu verdrängen, wird letzteres von der Peripherie bis zu der Stelle, wo die centrale Binde liegen soll, mit der etwas aus der Mode gekommenen v. Esmarch'schen Expulsionsbinde unter starkem Zuge fest eingewickelt. An dem Gliedabschnitt, der mit der anästhesierenden Lösung durchspritzt werden soll, wird die Binde in mehreren sich deckenden Gängen umgelegt, um ihn möglichst blutleer zu machen. Kann man aus irgend einem Grunde die Expulsionsbinde von der Peripherie her nicht verwenden (schwere Infektion, Geschwülste mit infektiösen Zellen), so wickelt man, zumal für diese Erkrankungen meist die direkte Anästhesie überhaupt nicht zu gebrauchen ist, wenigstens aus dem Abschnitt des Gliedes das Blut aus, an dem man die Durchspritzung behufs Einleitung der indirekten Anästhesie vornehmen will. (...)

Ueber alte Nekrosenfisteln und tuberkulöse Gelenke kann man ohne jedes Bedenken die Expulsionsbinde wickeln.

Am oberen Rande der Expulsionsbinde, d. h. also etwas oberhalb der Stelle, an der operiert werden soll, wird die eigentliche Blutleerbinde angelegt. Sie darf nicht in der gewohnten Weise als derbe Binde oder Schlauch in sich genau deckenden Gängen gewaltsam angezogen werden, sonst macht sie unangenehme Schmerzen. Vielmehr wird eine weiche dünne Gummibinde, in zahlreichen Gängen und über einen grösseren Gliedabschnitt gewickelt (s. Figur), benutzt. Nur, wo die Binde in dieser Form gewickelt zu viel Platz wegnehmen würde, lässt man die einzelnen Gänge sich genau decken.

Immerhin wird auch eine solche Binde, an einem nichtanästhesierten Gliede angelegt, bald sehr unangenehm empfunden. Und zwar sind es zweierlei Arten von Beschwerden, die eintreten: einmal drückt die Binde an dem Ort ihrer Anlegung und dann stellen sich bald sehr unangenehme Parästhesien und Schmerzen im ganzen Gliede ein. Die letzteren spielen für uns gar keine Rolle, denn sie kommen bei der Venenanästhesie nicht auf. Wird doch das ganze Glied unterhalb der abschnürenden Binde anästhetisch.

Wir haben es also nur mit dem Bindendruck am Orte der Anlegung zu tun. Dieser wird einmal gemildert durch die geschilderte Wickelung, und dann tritt nach dem Einspritzen immer etwas von dem Anästhetikum unter die Binde und stumpft auch hier das Gefühl ab. Die Mehrzahl der Kranken bezeichnet deshalb die Binde als überhaupt nicht unangenehm oder nur unbedeutend drückend. Nur einzelne empfindliche Menschen klagen über stärkeren Druck. Jedenfalls gibt es keine einzige Anästhesie, die den Bindendruck so leicht erträglich macht, wie die Venenanästhesie. (...)

Eine zweite ebenso wie die erste beschaffene Gummibinde wird etwas unterhalb des Operationsgebietes angelegt. Zwischen beiden Binden wird in das Gefässsystem das Novocain eingespritzt.

Für den Leser, der meine vor einem Jahre erfolgte Beschreibung des Verfahrens nicht kennt, bemerke ich zum vorläufigen Verständnis, dass das ganze unterhalb der Blutleerbinde liegende Glied bald nach der Einspritzung des Anästhetikums völlig gefühllos wird. Die Anästhesie zwischen den beiden Binden, die sofort auftritt, nenne ich die direkte, die etwas später erscheinende unterhalb der unteren Binde die indirekte.

Wir haben auch den Versuch gemacht, die periphere Binde überhaupt fortzulassen und die Lösung in den ganzen unterhalb der Blutleerbinde liegenden Gliedabschnitt einzuspritzen. Dies empfiehlt sich aber höchstens dann, wenn man die Injektion in eine Vene etwas oberhalb des Fuss- oder Handgelenkes machen kann, also nur für die periphersten Gliedabschnitte. Sonst rate ich immer zwei Binden anzulegen und das von ihnen eingeschlossene Gebiet zu durchspritzen.

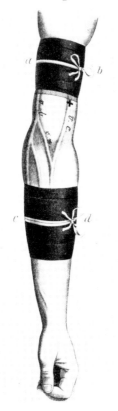

Die nach der Natur aufgenommene Figur zeigt, ausser dem im Text Beschriebenen, die im Sulcus bicipitalis medialis liegende Vena basilica (v. b.), die auf der Aussenfläche des Musculus biceps liegende Vena cephalica (v. c.) und die beide verbindende Vena mediana (v. m.), die durch eine vorher angelegte Aderlassbinde so mit Blut gefüllt wurden, dass sie durch die Haut sichtbar sind. + bezeichnet die Stelle, wo nahe an der Binde die Vena cephalica aufgesucht wird.

Dass die Blutleere zuverlässig sein muss, ist selbstverständlich, sonst besteht die Gefahr, dass das Anästhetikum schnell in den allgemeinen Kreislauf gerät und Vergiftung erzeugt, oder dass zwischen den beiden Binden eine venöse Stauung entsteht, die die Anästhesie nur spät oder unvollkommen eintreten lässt. (...)

Das Aufsuchen der Hautvene.

Man kann jede beliebige Hautvene zur Einspritzung benutzen, sofern ihr Kaliber nur gross genug ist, um die Kanüle bequem aufzunehmen. Doch soll man niemals zu kleine Venen wählen, weil bei ihnen die Einführung der Kanüle stets Schwierigkeiten macht. Am Vorderarm sind bei den meisten gesunden Menschen die Venen so entwickelt, dass man sie durch die Haut durchschimmern sieht. Das ist im allgemeinen um so mehr der Fall, je magerer und muskulöser der betreffende Mensch ist. Legt man am Oberarm eine Aderlassbinde an, oder umspannt ihn mit der Hand und lässt in rascher Folge die Finger kräftig zur Faust schliessen und sie wieder öffnen, so treten die Venen noch weit deutlicher hervor. Dasselbe gilt auch für die grösseren Hautvenenstämme des Armes (Venae cephalica, basilica, mediana). Indessen wird man an den oberen Abschnitten der Beine meist und bei kranken Armen zuweilen vergeblich versuchen, sich eine passende Vene sichtbar zu machen. Deshalb soll man im allgemeinen die grösseren Hautvenen – am Beine die Vena saphena magna, am Arme die Venae cephalica und basilica – nach ihrer anatomischen Lage aufsuchen. Von ihnen aus kann man in allen Fällen eine Anästhesie des ganzen, unterhalb der Injektionsstelle liegenden Gliedabschnittes hervorrufen. (...)

Stets wird die Vene unter Schleich'scher Infiltrationsanästhesie aufgesucht. Wir benutzen dazu 0,5 proz. Novocainlösung und raten, derselben Suprarenin zuzusetzen, wenn man vor Anlegung der Blutleere das Gefäss aufsucht. Diese stärkere Konzentration ist deshalb der Schleich'schen oder der ihr entsprechenden 0,25 proz. Novocainlösung vorzuziehen, weil die für uns in Betracht kommenden Venen vielfach von Nervenstämmchen begleitet werden, zu deren Anästhesierung diese dünneren Lösungen nicht genügen, wenigstens dann nicht, wenn man die kleine Operation der Infiltration auf dem Fusse folgen lässt.

Aus demselben Grunde ist es nötig, ausser der Haut auch sehr gut das Unterhautzellgewebe, besonders bei fetten Leuten, zu infiltrieren.

Lässt man diese Vorsichtsmaassregeln ausser Acht, so ist die kleine Voroperation der einzige nicht ganz schmerzlose Akt, wenn wir z. B. eine Ellbogen- oder Kniegelenksresektion ausführen. (...)

Die Technik der Einspritzung.

Man kann die anästhesierende Lösung central oder peripher (gegen die Venenklappen) einspritzen. Wir haben fast lediglich die periphere Einspritzung durchgeführt. Dazu bewogen uns folgende Gründe:

1. Schnürt man in der Weise, wie wir es beim Menschen ausführen, einem Hunde einen Gliedabschnitt mit zwei Gummibinden oder Schläuchen ab und spritzt stärkere Cocainlösungen in centraler Richtung in eine Hautvene, so machen sich sofort trotz anscheinend zuverlässiger Abschnürung der centralen Binde Vergiftungserscheinungen geltend. Dementsprechend sahen wir auch bei einem Kinde unter gleichen Verhältnissen Brechreiz auftreten. Es scheint demnach sehr schwer zu sein, eine Blut-

leerbinde so fest anzulegen, dass sie nicht bei central gerichteter Injektion vom Spritzendrucke überwunden wird.

2. Die peripher gerichtete Injektion scheint in der Haut die Lösung gleichmässiger zu verteilen und eine zuverlässigere Anästhesie der Haut hervorzubringen. Für die tiefen Teile gilt dies nicht. Bei peripher gerichteter Injektion tritt niemals etwas von der Lösung über die Blutleerbinde hinaus.

Deshalb ist es unumgänglich notwendig, stets das Anästhetikum in peripherer Richtung einzuspritzen. Zwar haben wir auch sehr gute Anästhesien bei centraler Einspritzung gesehen, aber das Tierexperiment und unsere Erfahrung am Menschen beweisen unwiderleglich, dass diese Art der Einspritzung gefährlich, jene gänzlich ungefährlich ist.

Nur selten bilden die Venenklappen ein ernstes Hindernis. Ich habe dies unter 134 Operationen nur zweimal erlebt. Beide Fälle betrafen den Vorderarm. (...)

An anderen Venen habe ich diesen starken Klappenwiderstand nicht beobachtet. Sollte er am Vorderarm öfter gefunden werden, so müsste man dort auf die direkte Anästhesie verzichten und stets die indirekte mittels der Einspritzung der Ellbogengegend einleiten.

Will man die direkte Anästhesie benutzen, so muss man nahe an der centralen Blutleerbinde die Vene freilegen und die Kanüle einführen. Denn in einem schmalen, unmittelbar unter der Binde liegenden Hautstreifen tritt keine vollkommene Anästhesie ein, während die tieferen Teile bis unmittelbar an und sogar unter die Binde anästhetisch werden. (...)

Die Dosierung des Anästhetikums. Vergiftungsgefahr.

Bei der Dosierung des Anästhetikums ist vor allen Dingen die Vergiftungsgefahr zu berücksichtigen. Niemals dürfen so hohe Mengen verwandt werden, dass eine allgemeine Vergiftung eintreten kann. Als höchste zulässige Dosis haben wir bisher beim Erwachsenen 80 ccm der 0,5 proz. Novocainlösung (als Lösungsmittel immer physiologische Kochsalzlösung vorausgesetzt) betrachtet. Indessen hege ich keinen Zweifel, dass man auch bis 100 ccm und unter später noch zu erwähnenden Vorsichtsmassregeln noch weit höher gehen kann. In der Tat haben wir diese Dosis von 100 ccm ohne Schaden schon benutzt. Aber mit der Gabe von 80 ccm dürfte immer eine genügende Anästhesie selbst sehr dicker Glieder zu erzeugen sein. Wirkliche Vergiftungserscheinungen treten dabei nicht ein, selbst wenn man alle Vorsichtsmaassregeln ausser acht lässt. Bei Kindern wird diese Dosis dem Alter entsprechend herabgemindert.

Ich betone aber, dass auch geringere Dosen zur Anästhesierung selbst ganzer Beine genügen. (...)

Bekanntlich wirken Gifte, direkt in die Blutbahn eingespritzt, unendlich viel heftiger, als wenn sie subkutan oder intramuskulär einverleibt werden. Man könnte also auf den Gedanken kommen, dass die Venenanästhesie äusserst gefährlich sei, weil nach Lösung der Blutleerbinde auf einmal eine grosse Menge des Anästhetikums in den Kreislauf gerate und das Centralnervensystem vergifte. Diese Furcht ist unbegründet. Das Anästhetikum verlässt unter der Blutleere die Venen und wird durch die Gewebe, insonderheit durch die Nervensubstanz gebunden. Es ist deshalb nicht giftiger als bei subkutaner Anwendung unter gleichzeitigem Zusatz von Nebennierenpräparaten. So haben wir denn tatsächlich nur zweimal bei all unseren Operationen Erscheinungen auftreten sehen, die als ganz leichte Vergiftung zu deuten wären. (...) Wir haben deshalb auch Vorsichtsmaassregeln, um Vergiftung zu verhüten, die wir anfangs beobachteten, in letzter Zeit nur sehr selten und lediglich bei Kindern noch angewandt, wenn wir grössere Dosen verwandt hatten.

Diese Vorsichtsmaassregeln sind: 1. Wie das bei Schlangenbissen schon lange üblich und auch zur Verhütung von Cocainvergiftungen nach Operationen unter Lokalanästhesie und künstlicher Blutleere mehrfach empfohlen ist, löst man die abschnürende Binde für kurze Zeit und legt sie dann wieder an, um sie etwas später endgültig zu lösen. So tritt das Gift in zwei Zeiträumen in den Kreislauf. Da bei langsamer Abnahme der Blutleerbinde die Arterien sich früher öffnen als die Venen, so habe ich gewöhnlich vor Anlegen der Naht bei noch offener Wunde die Binde gelöst, um den Inhalt der Venen nach aussen zu spülen; das heisst also, ich habe die periphere Binde abgenommen und die centrale nur so weit abgewickelt, dass das Glied sich anfing zu röten und aus der Operationswunde eine beträchtliche Blutung erfolgte. Dann wurde die Binde, deren abgerollter Teil gleich wieder aufgewickelt war, wieder bis zur vollen Blutleere angezogen.

2. Das sicherste Verfahren, um eine Vergiftung zu verhüten, ist folgendes: Man lässt die durch ihren Hahn geschlossene Kanüle in der Hautvene so lange stecken, bis die Operation so weit vollendet ist, dass nur noch die Unterbindung der Gefässe und die Naht übrig bleibt und spült alsdann mittels der wieder auf die Kanüle gesetzten Spritze das ganze Gefässsystem mit erwärmter physiologischer Kochsalzlösung durch. Bei der direkten Anästhesie, wo die Wunde in dem durchspritzten Gliedabschnitt zwischen den beiden Binden liegt, sieht man überall aus der Wundfläche, von der Haut bis zum Knochenmark, die Lösung hervorquellen. Aber auch aus der Wunde, die im Gebiete der indirekten Anästhesie, weit von dem durchspritzten Gliedabschnitt entfernt, liegt, lässt sich der Gefässinhalt herausspülen, wenn man die periphere Binde entfernt hat. Sogar dann kann man das Verfahren gebrauchen, wenn man wegen einer unblutigen Operation die Anästhesie eingeleitet hat. Denn schon die enorme Verdünnung des Giftes, die alsdann die im Gliede verbleibende Kochsalzlösung hervorbringt, setzt die Giftigkeit des Anästhetikums bekanntlich ausserordentlich herab.

Bei Anwendung dieser Vorsichtsmaassregel kann man, wenigstens wenn man unter direkter Anästhesie operirt, meines Erachtens so unbegrenzte Mengen des Anästhetikums anwenden, wie das bei keiner anderen Lokalanästhesie erlaubt ist, da es nirgends gelingt, das Gift mit einer solchen Sicherheit vor Freigabe des Kreislaufes wieder zu entfernen wie hier. Indes kommen die bedenklichen Mengen des Anästhetikums kaum in Betracht. Wir kommen mit ungefährlichen Mengen aus und haben deshalb in letzter Zeit auf die beschriebenen Vorsichtsmaassregeln verzichtet. (...)

Die Anästhesie.

Bei der Beschreibung der Anästhesie wollen wir uns zunächst an die beigefügte Abbildung halten.

Das ganze wohl desinfizierte Glied war von den Fingerspitzen bis fast zur Mitte des Oberarms mit der Expulsionsbinde gut ausgewickelt. Die Blutleerbinde ist am Oberarm bei a b, die zweite Gummibinde bei c d angelegt. Bei + ist die Vene freigelegt, und 50 ccm einer 0,5 proz. Novocainlösung sind eingespritzt.

Unmittelbar nach der Einspritzung ist das zwischen den beiden Binden liegende Gebiet vollkommen anästhetisch bis auf die beschriebene ganz schmale Zone der Haut, unmittelbar unterhalb der oberen Gummibinde (in der Figur schraffiert). Bei dicken Beinen ist diese Zone grösser und auf der der Einspritzung entgegengesetzten Aussenseite breiter. Die Anästhesie geht durch die ganze Dicke des Gliedes. Das sehr schmerzhafte kontrakte Ellenbogengelenk kann unmittelbar nach der Injektion gebeugt und ebenso die Resektion des Gelenkes sofort angeschlossen werden, ohne dass der Kranke irgendwelche Schmerzen verspürt.

Diese zwischen den beiden Gummibinden im Gebiet des durchspritzten Gliedabschnittes erzeugte Anästhesie nenne ich die direkte Anästhesie. Sie ist nicht, wie man auf den ersten Blick glauben sollte, eine rein terminale Anästhesie. Zwar ist die sofortige Betäubung der Nervenendigungen wohl die Hauptsache, aber auch die kleineren und mittelgrossen Nervenstämme werden sofort gelähmt. Leitungsfähig bleiben nur die grossen Nervenstämme. Aber auch ihre direkte Empfindlichkeit ist bereits verschwunden, wenn die indirekte Anästhesie noch nicht eingetreten ist, und sie dementsprechend noch leitungsfähig sind. Denn häufig habe ich die Ellbogenresektion der Einspritzung des Anästhetikums sofort angeschlossen, dabei den Nervus ulnaris, allerdings mit den deckenden Weichteilen zusammen, stark beiseite gezogen, ohne dass der Kranke im mindesten über Schmerzen klagte. Und doch war das Gefühl unterhalb der peripheren Binde noch vollständig erhalten. (...)

6 Minuten nach der Einspritzung ist der ganze unterhalb der peripheren Binde gelegene Gliedabschnitt vollständig anästhetisch. 1 Minute später tritt auch motorische Lähmung und Verlust des Lagegefühles des Gliedes und seiner einzelnen Teile ein. Jetzt lässt sich von der oberen Blutleerbinde bis zu den Fingerspitzen jede beliebige Operation am Arme schmerzlos ausführen.

Diese unterhalb der peripheren Binde erzeugte Anästhesie nenne ich die indirekte Anästhesie. Sie ist eine ausgesprochene Leitungsanästhesie und entsteht, wenn die grossen Nervenstämme von dem ihrem Inneren auf dem Blutwege zugeführten Anästhetikum gelähmt sind. Sie tritt, wie das auch von anderen Leitungsanästhesien (z. B. der Oberst'schen) bekannt ist, von oben nach unten auf, so dass die peripheren Gliedabschnitte zuletzt ihr Gefühl verlieren. Ferner entsteht sie, wenigstens in der Haut, auf der Seite der Einspritzung schneller als auf der entgegengesetzten Seite. Im Verbreitungsgebiete kleiner sensibler Nervenstämmchen, die im Gebiete der direkten Anästhesie sofort leitungsunfähig wurden, erscheint sie am schnellsten.

Die Schnelligkeit, mit der die Anästhesie eintritt, hängt ausser von der genügenden Menge anästhesierender Lösung ab: 1. Von einer möglichst vollkommenen Blutleere. 2. von der Dicke des durchspritzten Gliedabschnittes. Ist dieser dick, so tritt besonders die direkte Anästhesie allmählich, meist im Verlaufe von 5 Minuten, ein, ist er dünn, sofort. Hat man die Kniegelenksgegend direkt anästhesiert, so ist die Innenseite, von der aus die Einspritzung erfolgt, meist sofort anästhetisch, die Aussenseite wird es erst allmählich. Man beschleunigt den Eintritt der Anästhesie an dieser Stelle, wenn man das Gelenk bewegt, und wenn man von der Innen- nach der Aussenseite mit der

Hand streicht. 3. Kommen Fälle vor, wo aus nicht erkennbaren Gründen die Anästhesie, besonders die indirekte, zuweilen sehr schnell, fast sofort nach der Einspritzung auftritt oder abnorm lange auf sich warten lässt.

Schließlich aber tritt sie, richtige Technik vorausgesetzt, unfehlbar ein. Man kann von ihr sagen, dass sie zuverlässiger und grossartiger ist als irgend eine andere Form der Lokalanästhesie.

Die direkte Anästhesie ist in der großen Mehrzahl der Fälle sofort da, so dass man z. B. Knie- und Ellbogengelenksresektionen unmittelbar nach der Einspritzung vornehmen kann. Besser ist es aber, besonders bei Beinen, einige (2–5) Minuten zu warten; diese Zeit füllen wir, wenn wir nicht ganz ausnahmsweise aus früher erörterten Gründen die Kanüle stecken lassen, mit der Versorgung der Wunde, aus, die wir zur Freilegung der Vene gesetzt haben.

Lässt die direkte Anästhesie länger als 5 Minuten auf sich warten, so liegen gewöhnlich technische Fehler vor, deren schlimmster die unvollständige Blutleere ist.

Die indirekte Anästhesie tritt sehr verschieden schnell auf. Zuweilen ist sie fast sofort nach der Einspritzung da, spätestens nach 20 Minuten; in den Armen in der Regel nach 6 bis 10 Minuten. (...)

Es bedarf noch einiger Worte über die motorische Lähmung, die, nachdem gleichzeitig mit der indirekten Anästhesie eine Schwäche der Muskulatur sich eingestellt hatte, bald darauf vollständig wird. Sie ist nichts Auffallendes. Denn es ist aus zahlreichen anderen Beobachtungen bekannt, dass unsere gebräuchlichen Anästhetika nicht nur die sensible, sondern auch die motorische Leitung des Nerven unterbrechen, nur die erstere viel früher und viel vollständiger. Sobald also die motorische Lähmung eingetreten ist, sind wir sicher, dass auch die sensible vollständig ist. Praktisch ziehen wir daraus die Regel, mit der Operation unter indirekter Anästhesie so lange zu warten, bis mindestens eine erhebliche motorische Parese eingetreten ist. Gewöhnlich warten wir sogar die vollständige Lähmung ab.

Nach Lösung der Blutleerbinde schwindet zuerst, in den meisten Fällen fast sofort, die motorische Lähmung. Sehr bald darauf – 2½ bis 7 Minuten nach Abnehmen der Binde – stellt sich auch die Sensibilität wieder her.

Diese ungemeine Flüchtigkeit der Anästhesie ist ihr schwächster Punkt in der praktischen Anwendung. Sie zwingt uns, Blutstillung und Naht im wesentlichen noch unter der künstlichen Blutleere auszuführen. Wenn dies für den geübten Chirurgen auch ohne sonderliche Schwierigkeiten ausführbar ist, so ist das doch für den weniger Geübten ein grosser Nachteil und setzt – wenigstens bei einzelnen Operationen – den Kranken der Gefahr der Nachblutung aus, wenn die Unterbindung der Gefässe mangelhaft ausgeführt war.

Wir haben deshalb versucht, die Anästhesie standhafter zu machen, so dass sie nicht sofort von dem freigegebenen Blutstrom hinweggeschwemmt wird. Stärkere Koncentrationen der Novocainlösung haben sich nicht bewährt. Die mit 1proz. Novocainlösung erzeugte Anästhesie ist ebenso oder fast so flüchtig wie die mit ½ prozentiger hergestellte.

Am nächsten lag es natürlich, die von Braun mit so grossem Erfolge in die chirurgische Lokalanästhesie eingeführten Nebennierenpräparate zuzusetzen. Ja, man konnte von ihnen noch mehr erhoffen als die blosse Verlängerung der Anästhesie

Uebersicht der unter Venenanästhesie ausgeführten Operationen und Erfolge der Anästhesie.

1. **Amputationen** **10**
   - Davon: des Unterschenkels 8
     - Pirogoff'sche Operation 1
     - Gritti'sche Operation 1
2. **Resektionen** **37**
   - Davon: des Ellbogengelenks 16
     - des Kniegelenks 18
     - des Handgelenks 1
     - des Metacarpo-Phalangealgelenks 2
3. **Arthrodesen** **4**
   - Davon: im Kniegelenk 3
     - am Daumen 1
4. **Arthrotomien** **3**
   - Davon: am Ellbogengelenk 2
     - am Kniegelenk 1
5. **Nekrotomien** **29**
   - Davon: an der Tibia 12
     - an der Fibula 2
     - am Femur 3
     - am Radius 5
     - an der Ulna 1
     - am Calcaneus 3
     - am Metacarpus 3
6. **Osteotomie** **1**
   - am Unterschenkel.
7. **Knochennähte** **12**
   - Davon: am Femur 1
     - an beiden Unterschenkelknochen 1
     - am Humerus 1
     - am Olecranon 3
     - an beiden Vorderarmknochen 1
     - am Radius 3
     - an der Patella 2
8. **Sehnenverpflanzungen** **8**
   - Davon: am Unterschenkel 6
     - am Vorderarm 2
9. **Andere Sehnenoperationen** **2**
   - Davon: Sehnenverlängerungen 1
     - Sehnennaht 1

10. Schwere Phlegmonen	**6**
Davon: am Arm	4
am Unterschenkel	1
diabetische Phlegmone am Arm	1
11. Ausgedehnte Varicenexstirpationen	**7**
12. Dupuytren'sche Kontraktionen	**2**
13. Verschiedenes	**13**
Davon: Schwierige Repositionen von Frakturen	3
Brisement forcé des Ellenbogengelenks	1
Neurofibrom der Kniekehle	1
Myxosarkom des Unterschenkels	1
Elephantiasis cruris	1
Knochenabmeisselung und Neurolyse des Nerv. ulnaris nach Fraktur am Ellenbogen	1
Chondrom der Kniekehle	1
Myositis ossificans	1
Exstirpation des Os cuboidum	1
Exstirpation des Os lunatum	1
Extose am Femur	1
	Zusammen: 134 Oper.

Der Erfolg der Anästhesie war in diesen 134 Fällen:

Gut	**115** mal
Befriedigend	**14** mal
Ungenügend	**5** mal

Hierbei sind mit gut solche Fälle bezeichnet, wo die Kranken von der Operation gar nichts bemerkten, beziehungsweise erklärten, dass sie, ausser vielleicht etwas Bindendruck, keine Spur von Schmerz gefühlt hätten; mit befriedigend solche, wo die Kranken hin und wieder über Schmerz klagten, die Operation sich aber trotzdem ohne Schwierigkeiten ausführen liess. Die Schmerzlosigkeit war derart, dass wir bei unseren üblichen Lokalanästhesien noch sehr zufrieden damit gewesen wären. (...)

nach Lösung der Blutleerbinde. Es war zu erwarten, dass sie, in das Gefässsystem eingespritzt, die lästige reaktive Hyperämie, die der v. Esmarch'schen Blutleere folgt, überhaupt nicht würden aufkommen lassen.

Schädigungen der Gefässe durch Suprarenin habe ich nicht gesehen. Die bekannten Beobachtungen von B. Fischer u. a., dass Einspritzung von Adrenalin in die Gefässe von Versuchstieren Arterionekrose und Aneurysmen hervorruft, brauchen uns nicht abzuschrecken. Denn um die Erkrankung der Gefässe zu erzielen, musste B. Fischer wiederholt so kolossale Dosen verabreichen (21 intravenöse Injektionen von 0,3–0,5 ccm Adrenalin 1:1000 beim Kaninchen), wie sie für uns nicht im entferntesten in Betracht kommen. Ausserdem gelang der Versuch nur beim Kaninchen.

Leider hat aber auch das Suprarenin, das wir häufig und in den verschiedensten Konzentrationen verwandt haben, im grossen und ganzen versagt, weil seine Wirkungen bei der Venenanästhesie nicht gleichmässig sind. Einmal erfüllte es alles, was wir von ihm erwarteten, in der vollkommensten Weise, dann liess es wieder vollständig im Stich, ohne dass es uns gelungen wäre, die Ursache dieser verschiedenen Wirkung aufzudecken. (...)

Wir dürfen indessen die Versuche, die Anästhesie auch nach Lösung der Blutleerbinde noch aufrecht zu erhalten, nicht aufgeben, und ich vermute, dass das auch vermittels des Zusatzes von Nebennierenpräparaten sich noch erreichen lässt. Es muss doch seine Ursache haben, dass ein und dasselbe Mittel das eine Mal ausgezeichnet, das andere Mal gar nicht wirkt. Diese Ursache wird sich wohl bei längeren Versuchen noch herausfinden lassen, so dass wir dann hoffentlich imstande sind, mit Sicherheit des Erfolges die Nebennierenpräparate zu verwenden.

Indikationen und Kontraindikationen.

Die Venenanästhesie ist nur da angezeigt, wo unsere bewährten Methoden der Lokalanästhesie nicht ausreichen, also in erster Linie bei den sogenannten »grösseren« Operationen an den Gliedern. Ich gestehe zu, dass wir in einigen wenigen unserer Fälle diese Indikationsgrenze überschritten haben, z. B. bei den beiden Operationen einer Dupuytren'schen Kontraktur, die sich unter Umspritzung mit Novocain absolut schmerzlos ausführen lassen.

Die Rückenmarksanästhesie ist mit einer gleich zu erwähnenden Einschränkung für alle Operationen an den Gliedmassen, die unter künstlicher Blutleere ausführbar sind, nicht mehr angezeigt, denn die Venenanästhesie leistet hier dasselbe und stellt den schonenderen und ungefährlicheren Eingriff dar.

Die Frage der Indikationsstellung: »Allgemeine Narkose oder Lokalanästhesie«, will ich hier nur kurz berühren. Ich könnte nur oft angeführte Gründe wiederholen. Ich für meinen Teil operiere unter Lokalanästhesie, wo ich nur kann. Denn sicherlich ist dies das für den Patienten weit ungefährlichere Verfahren.

Dies gilt auch für die Venenanästhesie. Ich habe niemals, ausser vielleicht bei den gleich zu erwähnenden Operationen wegen seniler und diabetischer Gangrän, einen Schaden von ihr gesehen. Und selbst wenn wir in der Folgezeit einmal die Erfahrung machen sollten, dass ihr in ihrer jetzigen Form und Dosierung noch Gefahren (Vergiftung) anhaften sollten, was ich nicht glaube, so haben wir Mittel in der Hand, diese mit absoluter Sicherheit zu vermeiden. (...)

Eine Kontraindikation gegen die Venenanästhesie scheint mir die Alters- und Diabetesgangrän der Glieder zu sein. Ich habe dreimal bei fortschreitender phlegmonöser diabetischer Gangrän die Amputation unter Venenanästhesie ausgeführt. Bei allen drei Patienten trat eine Phlegmone im Amputationsstumpf und eine Gangrän ein. (...)

Es ist ja höchst unsicher, ob in diesen Fällen die Venenanästhesie, beziehungsweise die damit verbundene Blutleere geschadet hat. Alle 3 Fälle wurden unter direkter Anästhesie ohne Zusatz von Nebennierenpräparaten völlig schmerzlos amputiert. Die Anästhesie war sofort da, und die Blutleerbinde lag bei allen etwa 15–20 Minuten. Es handelte sich aber bei allen 3 Patienten um die prognostisch schlechteste Form der diabetischen Gangrän, um die Komplikation mit fortschreitender Phlegmone, und noch dazu um sehr schwer kranke Diabetiker. Diese Fälle gehen nach meiner Erfahrung fast alle zugrunde, mag man sie operieren, wie man will. Trotzdem werde ich in

Zukunft weder bei diabetischer noch bei seniler Gangrän die Venenanästhesie wieder anwenden, sondern werde diese Fälle unter Rückenmarksanästhesie und ohne künstliche Blutleere operieren, wie ich das früher zu tun pflegte.

Indessen haben wir noch in letzter Zeit einen Mann wegen der Folgen (ausgedehnter Nekrosen und zahlreicher Fisteln) einer schweren diabetischen Phlegmone an Hand und Unterarm unter indirekter Venenanästhesie mit bestem Erfolge operiert. Allerdings hatten wir uns vorher vergewissert, dass der Puls an Arteria radialis und ulnaris gut zu fühlen war.

Kann die Venenanästhesie Schaden anrichten?

Die hier in Betracht kommende Hauptgefahr, die Gefahr der Vergiftung, habe ich schon ausführlich erörtert. Ebenso die mutmassliche Schädlichkeit der Venenanästhesie bei bestimmten Gangränformen. Ausser bei diesen letzteren Fällen habe ich aber niemals einen Schaden von dem Verfahren gesehen. (...)

Zweimal ist es uns passiert, dass trotz scheinbar genauer Entfernung der Luft aus der Spritze sich nachher zahlreiche Luftblasen in den Hautvenen fanden. Hier haben wir die Luft nach Möglichkeit wieder entfernt. Sicherlich aber hat dieser Vorfall häufiger sich ereignet als wir dachten. Die nach Freigabe des Kreislaufes vor sich gehende Luftembolie hat aber dem Kranken niemals etwas geschadet. Wie oft mag dieser Zufall wohl auch bei den intravenösen Kochsalzinfusionen eingetreten sein, ohne dass man auch hier jemals gefährliche Folgen bemerkt hätte! Offenbar verträgt der Mensch eine gewisse Luftembolie ohne Schaden, wie wir das auch schon aus anderen Beobachtungen wissen. Trotzdem müssen wir die Luft nach Möglichkeit aus Spritze und Schlauchleitung entfernen, wie ich das in einem früheren Kapitel schon geschildert habe.

Alles in allem glaube ich, dass wir mit der Venenanästhesie einen grossen Schritt auf dem Gebiete der lokalen Schmerzbetäubung vorwärts getan haben. Sicherlich ist noch manches in der Technik zu verbessern. Vielleicht lehren uns auch fernere Versuche, dass die Dosierung des anästhesierenden Mittels noch schärfer bestimmt werden muss. Aber schon jetzt ist die Venenanästhesie ein Verfahren, das, was Vollständigkeit und Grossartigkeit anlangt, alle anderen Methoden der Lokalanästhesie in den Schatten stellt.

Verzeichnis der Quellen

I. Allgemein- und Abdominalchirurgie

Braun, Wilhelm: Zur Behandlung der akut lebensgefährlichen Blutung bei Ulcus ventriculi. Dtsch. med. Wschr. *34* (1908) 326–329.

Hahn, Eugen: Eine neue Methode der Gastrostomie. Zbl. Chir. *17* (1890) 193–195.

Israel, James: Vorstellung eines Falls von Operation eines Leberechinococcus von der Brusthöhle aus. Verh. Dtsch. Ges. Chir. *8* (1879) I. 17–19.

Israel, James: Ein Fall von Exstirpation eines Lebercavernoms. Berliner klin. Wschr. *48* (1911) 662.

Kausch, Walter: Das Carcinom der Papilla duodeni und seine radikale Entfernung. Bruns' Beitr. klin. Chir. *78* (1912) 439–486.

Kehr, Hans: Zur Verbesserung der Hepaticusdrainage. Zbl. Chir. *39* (1912) 1017–1020.

Körte, Werner: Zur chirurgischen Behandlung der Pankreas-Eiterung und der Pankreas-Necrose. Verh. Dtsch. Ges. Chir. *23* (1894) II. 365–396.

Langenbuch, Carl: Ein Fall von Exstirpation der Gallenblase wegen chronischer Cholelithiasis. Heilung. Berliner klin. Wschr. *19* (1882) 725–727.

Langenbuch, Carl: Ein Fall von Resection eines linksseitigen Schnürlappens der Leber. Heilung. Berliner klin. Wschr. *25* (1888) 37–38.

Lexer, Erich: Myome des Mastdarmes. Verh. Dtsch. Ges. Chir. *31* (1902) II. 440–446.

Rosenstein, Paul: Ueber operative Anastomosenbildung zwischen Vena cava inferior und der Vena portarum (Eck'sche Fistel) bei Lebercirrhose. Berliner klin. Wschr. *49* (1912) 611–612.

Rosenstein, Paul: Ventilbildung an der Harnblase zur Ableitung der Ascitesflüssigkeit. Zbl. Chir. *41* (1914) 373–376.

Schüller, Max: Allgemeine acute Peritonitis in Folge von Perforation des Wurmfortsatzes, Laparotomie und Excision des Wurmfortsatzes. Verh. Dtsch. Ges. Chir. *18* (1889) II. 332–346.

II. Chirurgie der Thoraxorgane

Axhausen, Georg: Zur totalen Oesophagoplastik. Berliner klin. Wschr. *53* (1916) 54–58.

Bergmann, Ernst von: Ueber den Oesophagusdivertikel und seine Behandlung. Arch. klin. Chir., Berlin *43* (1892) 1–30.

Nissen, Rudolf: Exstirpation eines ganzen Lungenflügels. Zbl. Chir. *58* (1931) 3003–3006.

Trendelenburg, Friedrich: Die Tamponnade der Trachea. Berliner klin. Wschr. *7* (1870) 228–231.

III. Chirurgie der Gefäße und des Herzens

Brüning, Fritz: Die operative Behandlung der Angina pectoris durch Exstirpation des Halsbrustsympathicus und Bemerkungen über die operative Behandlung der abnormen Blutdrucksteigerung. Klin. Wschr. *2* (1923) 777–780.

Felix, Willi: Ueber die Möglichkeit, Insuffizienzzustände des Herzens mit extrakardialen Eingriffen chirurgisch zu beeinflussen. Münch. med. Wschr. *75* (1928) 851–852.

Forßmann, Werner: Ueber Kontrastdarstellung der Höhlen des lebenden rechten Herzens und der Lungenschlagader. Münch. med. Wschr. *78* (1931) 489–492.

Hahn, Eugen: Ueber Nierenaneurysma. Verh. Freien Vereinig. Chir. Berlins *7* (1894) II. 15–21.

Jeger, Ernst: Eine neue Klemme zur Herstellung von Seit-zu-Seitanastomosen zwischen Blutgefäßen ohne Unterbrechung des Blutstromes. Zbl. Chir. *39* (1912) 604–607.

Sauerbruch, Ferdinand: Erfolgreiche operative Beseitigung eines Aneurysma der rechten Herzkammer. Arch. klin. Chir., Berlin *167* (1931) 586–588.

IV. Plastische Chirurgie

Bier, August: Demonstration zur Krebsbehandlung. Zbl. Chir. *41* (1914) 1725.

Dieffenbach, Johann Friedrich: Beiträge zur Gaumennath. Litt. Ann. ges. Heilkunde (= Hecker's Annalen) *4* (1826) 145–165.

Dieffenbach, Johann Friedrich: Neue Methode der Lippenbildung, bereits durch die Erfahrung bewährt. Mag. ges. Heilkunde (= Rust's Magazin) N. F. *1* (1828) 383–384.

Graefe, Carl Ferdinand von: Die Gaumennath, ein neuentdecktes Mittel gegen angeborene Fehler der Sprache. J. Chir. Augen-Heilkunde *1* (1820) 1–54.

Joseph, Jacques: Ungewöhnlich große Gesichtsplastik. Dtsch. med. Wschr. *44* (1918) 465–466.

Krause, Fedor: Ersatz des Daumens aus der grossen Zehe. Berliner klin. Wschr. *43* (1906) 1527–1528.

Langenbeck, Bernhard von: Ueber eine neue Methode der totalen Rhinoplastik. Berliner klin. Wschr. *1* (1864) 13–14.

Langenbeck, Bernhard von: Ueber Zungenamputation mittelst des Thermocauters. Verh. Dtsch. Ges. Chir. *10* (1881) II. 176–193.

Rust, Johann Nepomuk: Neue Methode, verstümmelte und durchbrochene Nasen auszubessern. Ein Beitrag zur Geschichte der Nasen-Restaurationen. Mag. ges. Heilkunde *2* (1817) 351–384.

Wolff, Julius: Die Naht der Spalten und Defekte des Gaumensegels ohne Durchschneidung der Gaumenmuskeln. Zbl. Chir., *17* (1890) 457–463.

V. Chirurgie der Knochen und Gelenke

Block, Werner: Ein neuer Distraktionsapparat und Spannbügel für die Drahtextension. Zbl. Chir. *50* (1923) 1688–1692.

Kausch, Walter: Zur Technik der Amputation bei Gangrän und Phlegmone (Diabetes). Münch. med. Wschr. *57* (1910) 1784–1787.

Klapp, Rudolf: Die operative Erweiterung der Schultergelenkkapsel. Eine Methode zur blutigen Mobilisierung von Schultersteifigkeiten. Zbl. Chir. *43* (1916) 137–140.

VI. Neurochirurgie

Borchardt, Moritz: Zur Technik der Trepanation. Zbl. Chir. *33* (1906) 1031–1033.

Gluck, Themistokles: Ueber Neuroplastik auf dem Weg der Transplantation. Verh. Dtsch. Ges. Chir. *9* (1880) II. 22–32.

VII. Urologische Chirurgie

Joseph, Eugen: Eine neue Methode zur Behandlung der Blasengeschwülste. Zbl. Chir. *46* (1919) 931–934.

Israel, James: Beiträge zur Chirurgie des Harnleiters. I. Ersatz des Ureters. II. Extraperitoneale Einpflanzung des Ureters in die Blase. Dtsch. med. Wschr. *29* (1903) 8–10.

Koehler, Albert: Zur operativen Behandlung der Varicocele. Beschreibung eines neuen Verfahrens. Berliner klin. Wschr. *33* (1893) 1213–1214.

Unger, Ernst: Ueber Nierentransplantationen. Berliner klin. Wschr. *46* (1909) 1057–1060.

VIII. Anästhesiologie

Bier, August: Ueber Venenanästhesie. Berliner klin. Wschr. *46* (1909) 477–489.

Schimmelbusch, Curt: Maske für Chloroform- und Aethernarkosen. Illus. Mschr. ärztl. Polytechn. *12* (1890) 203–204.

Schleich, Carl Ludwig: Die Infiltrationsanästhesie (locale Anästhesie) und ihr Verhältnis zur allgemeinen Narcose (Inhalationsanästhesie). Verh. Dtsch. Ges. Chir. *21* (1892) I. 121–127.

Bildnachweis

Porträts: Institut für Geschichte der Medizin der Freien Universität Berlin

Porträt Walter Kausch: Privatbesitz

Weiterführende Literatur

Allaines, Claude: Histoire de la chirurgie. Paris 1961.

Altmeier, Guenter: Von der Wahrsagekunst zur modernen Chirurgie der Gallenwege. Ein historischer Rückblick auf ein bedeutendes Kapitel der Bauchchirurgie von den alten Hochkulturen bis heute (= Studien zur Medizin-, Kunst- und Literaturgeschichte, 15). Herzogenrath 1987.

Atkinson, Richard S. und Thomas B. Boulton (Hrsg.): The History of Anaesthesia (International congress and symposium series, no. 134). Proceedings of the Second International Symposium on the History of Anaesthesia, London, July 1987. London/New York 1989.

Bishop, W. J.: The early History of Surgery. Worcester/London 1960.

Fischer, Georg: Chirurgie vor hundert Jahren. Leipzig 1876. Reprint Berlin/Heidelberg/New York 1978.

Franke, Herbert W. (Hrsg.): Triumph der Herzchirurgie. Von Sauerbruch bis Barnard. München 1968.

Gabka, Joachim und Ekkehard Vaubel: Plastic Surgery. Past and Present. Origin and History of modern Lines of Incision. Basel/München etc. 1983.

Gonzalez-Ulloa, Mario (Hrsg.): The Creation of Plastic Surgery. Berlin/Heidelberg/New York 1985.

Gurlt, Ernst-Julius: Geschichte der Chirurgie und ihrer Ausübung. Volkschirurgie – Altertum – Mittelalter – Renaissance, 3 Bde. Berlin 1898.

Haeser, Heinrich: Uebersicht der Geschichte der Chirurgie und des chirurgischen Standes. Stuttgart 1879.

Hauben, Daniel Josef: Die Geschichte der plastischen Chirurgie, Diss. med. Zürich 1981.

Janowskaja, M. I.: Vom Aderlaß zur Herzverpflanzung. Leipzig/Jena/Berlin 1980.

Johnson, Stephen L.: The History of Cardiac Surgery 1896–1955. Baltimore/London 1970.

Karger-Decker, Bernt: Besiegter Schmerz. Geschichte der Narkose und Lokalanästhesie. Leipzig 1984.

Keys, Thomas: The History of Surgical Anaesthesia. New York 1963.

Killian, H. und G. Krämer: Meister der Chirurgie und die Chirurgenschulen im deutschen Raum. Stuttgart 1951.

Meade, Richard Hardaway: An Introduction to the History of General Surgery. Philadelphia/London/Toronto 1968.

Moulin, Daniel de: A History of Surgery with emphasis on the Netherlands. Dordrecht/Boston/Lancaster 1988.

Murphy, Leonard J. T.: The History of Urology. Springfield 1972.

Pagel, Julius Leopold: Die Entwicklung der Medizin in Berlin von den ältesten Zeiten bis auf die Gegenwart. Wiesbaden 1897.

Sailer, F. X. und F. W. Gierhake (Hrsg.): Chirurgie historisch gesehen. Anfang, Entwicklung, Differenzierung. Deisenhofen bei München 1973.

Scharizer, E.: Die Entwicklung der modernen Unfallchirurgie. Ein mediko-historischer Überblick (= Hefte zur Unfallkunde, 79). Göttingen/Heidelberg/Berlin 1964.

Valentin, Bruno: Die Geschichte des Gipsverbandes (= Beilageheft zur Zschr. Orthop. 87 (1956)). Stuttgart 1956.

Winau, Rolf: Medizin in Berlin. Berlin/New York 1987.

Zimmermann Leo M. und Ilza Veith: Great Ideas in the History of Surgery. Baltimore 1961.

Zinganell, Klaus (Hrsg.): Anaesthesie – historisch gesehen (= Anaesthesiologie und Intensivmedizin, 197). Berlin/Heidelberg/New York 1987.

Biographische Literatur

Bergmann, Ernst von: Zur Erinnerung an Bernhard von Langenbeck. Berlin 1888.

Biographisches Lexikon der hervorragenden Ärzte aller Zeiten und Völker, hrsg. von August Hirsch, durchgesehen und ergänzt von Wilhelm Haberling, Franz Hübotter und Hermann Vierordt, 3. unveränderte Aufl., 5 Bde. München/Berlin 1962.

Biographisches Lexikon der hervorragenden Ärzte der letzten fünfzig Jahre, hrsg. und bearbeitet von Isidor Fischer, 2. und 3. unveränderte Aufl., 2 Bde. München/Berlin 1962.

Biographisches Lexikon hervorragender Ärzte des 19. Jahrhunderts. Mit einer historischen Einleitung, hrsg. von Julius Pagel. Berlin/Wien 1901.

Bloch, Peter: Erinnerungen an James Israel. In: Winau, Rolf (Hrsg.): James Israel 1848–1926, S. 7–95. Wiesbaden 1983.

Buchholtz, Arend: Ernst von Bergmann. Mit Bergmanns Kriegsbriefen 1866, 1870/71 und 1877. 2. Aufl. Leipzig 1911.

Felix, Willi: Ernst von Bergmann, August Bier und Ferdinand Sauerbruch. Zur 250-Jahrfeier der Charité in Berlin, Ser. 3, 4/5, S. 234–247. Leopoldina 1958/59.

Forßmann, Werner: Selbstversuch. Düsseldorf 1972.

Genschorek, Wolfgang: Wegbereiter der Chirurgie. Johann Friedrich Dieffenbach. Theodor Billroth (=Humanisten der Tat). Leipzig 1982.

Genschorek, Wolfgang: Ferdinand Sauerbruch (= Humanisten der Tat), 5. Aufl., Leipzig 1983.

Genschorek, Wolfgang: Wegbereiter der Chirurgie. Joseph Lister. Ernst von Bergmann (= Humanisten der Tat). Leipzig 1984.

Goerke, Heinz: Berliner Ärzte. Selbstzeugnisse, Berlin 1965, 2. Aufl. Berlin 1984.

Goerke, Heinz: Ernst von Bergmann. In: Berlinische Lebensbilder. Mediziner, hrsg. von Wilhelm Treue und Rolf Winau (= Einzelveröffentlichungen der Historischen Kommission zu Berlin, 60), S. 191–202. Berlin 1987.

Habluetzel, Nikolaus: Carl Ludwig Schleich und seine Gedanken über die Neurologie (= Zürcher medizingeschichtliche Abhandlungen N. R., 35). Zürich 1966.

Handschug, Werner und Ingeborg Handschug: Die Bedeutung Georg Axhausens für die Entwicklung der Kieferchirurgie in Deutschland. Berlin (DDR) 1981.

Kudlien, Fridolf und Christian Andree: Sauerbruch und der Nationalsozialismus. Medizinhist. J. *15* (1980) 201–222.

Kümmerle, Fritz: Ferdinand Sauerbruch. In: Berlinische Lebensbilder. Mediziner, hrsg. von Wilhelm Treue und Rolf Winau (= Einzelveröffentlichungen der Historischen Kommission zu Berlin, 60), S. 359–366. Berlin 1987.

Lammel, H. U. und Franck Elmar Zemke: Schließung der Bierschen Klinik in der Ziegelstraße im Jahre 1932, Dipl. Arbeit Humboldt-Univ. Berlin (DDR) 1979.

Lampe, Richard: Dieffenbach. Leipzig 1934.

Massler, Paul: Die Forschungen von Carl Ludwig Schleich und das religiöse Erleben des modernen Menschen. Berlin 1921.

Michaelis, S.: C. F. von Gräfe in seinem dreissigjährigen Wirken für Staat und Wissenschaft. Berlin 1840.

Natvig, Paul: Jacques Joseph. Surgical Sculptor. Philadelphia/London/Toronto 1982.

Nissen, Rudolf: Helle Blätter – dunkle Blätter. Erinnerungen eines Chirurgen. Stuttgart 1969.

Rosenstein, Paul: Narben bleiben zurück. München 1954.

Schleich, Carl Ludwig: Besonnte Vergangenheit. Lebenserinnerungen 1859–1919. Berlin 1930.

Schultze-Seemann, Fritz: Das medizinische Werk James Israels. In: Winau, Rolf (Hrsg.): James Israel 1848–1926, S. 217–254. Wiesbaden 1983.

Stürzbecher, Manfred: Bernhard von Langenbeck. In: Berlinische Lebensbilder. Mediziner, hrsg. von Wilhelm Treue und Rolf Winau (= Einzelveröffentlichungen der Historischen Kommission zu Berlin, 60), S. 87–108. Berlin 1987.

Thorwald, Jürgen: Das Jahrhundert der Chirurgen. Nach den Papieren meines Großvaters, des Chirurgen H. St. Hartmann. Stuttgart 1956.

Thorwald, Jürgen: Das Weltreich der Chirurgen. Nach den Papieren meines Großvaters, des Chirurgen Henry Steven Hartmann, 4. Aufl. Stuttgart 1967.

Thorwald, Jürgen: Die Entlassung. Das Ende des Chirurgen Ferdinand Sauerbruch. München/Zürich 1960.

Vogeler, Kurt: August Bier. Leben und Werk. München/Berlin 1942.

Winau, Rolf und Ekkehard Vaubel: Chirurgen in Berlin. 100 Porträts. Berlin/New York 1983.

Winau, Rolf: August Bier. In: Berlinische Lebensbilder. Mediziner, hrsg. von Wilhelm Treue und Rolf Winau (= Einzelveröffentlichungen der Historischen Kommission zu Berlin, 60), S. 287–301. Berlin 1987.

Winau, Rolf: James Israel, in: Berlinische Lebensbilder. Mediziner, S. 251–263. Berlin 1987.

Winckelmann, Otto: Die Freie Vereinigung der Chirurgen Berlins (1886–1912) und ihre Gründer. Berliner Med. *14* (1963) 496–501.

Winkler, Enno A.: Ernst Unger (1875–1938). Eine Biobibliographie, Diss. med. Berlin 1975.

Namenregister

Aetius 207, 212
Altenstein 135
Andree 107
Antyllus 71, 99, 180
Archigenes 99, 179
Armstrong 111
Arndt 139
Aronson 41
Aschoff 77
Avicenna 181
Axhausen 74 f., 88

Banti 15
Bardeleben 207, 228 f., 237
Bardenheuer 182, 227
Battle 10
Baum 71
Béclard 11
Behring 73
Behse 84
Benary 166
Benassi 126
Benda 220, 222
Bennet 212
Berg 56, 58
Bergmann 12, 72 f., 81, 119, 139, 195 f., 204, 209, 227
Bernard 7, 105
Bernstein 133
Bickel 101, 112, 221
Bier 15, 66, 102, 107, 138–140, 174, 180–182, 210, 229 f., 238
Billroth 3, 102, 135 f., 166, 170, 195
Bircher 74
Blasius 179
Bleichröder 104 f.
Block 75
Block, W. 182 f., 191
Blondlot 1
Boehm 133
Borchardt 192, 195–197, 204
Bouchardat 7
Branca 131
Brauer 102
Braun, H. 229, 238 f., 245

Braun, W. 4, 20
Brenner 41
Breschet 211
Briau 100
Bribram 115
Bright 14
Brosse 145
Brown, G. 27
Brugsch 124
Brüning 102–104, 117
Bruns 13, 179
Burckhardt 72

Capelle 32, 217
Carey 211
Carleier 56
Caro 56
Carrel 100 f., 114, 208, 217, 221 f.
Caspersohn 38
Celsus 1, 131, 179, 181
Chareau 105
Chiari 38
Chopart 184
Conti 105 f.
Cooper 211
Cotte 43
Cruveilhier 3
Cumans 211
Cunéo 51
Curling 211
Cuttler 115
Czerny 26, 41, 43, 73, 223 f.

Dahlgren 204
Danis 181
Davat 211
Davy 228
Dehio 84
Delorme 102
Delpech 212
Desault 71, 180
Diaz-Cuenca 123
Dieffenbach 11, 71, 132–136, 156, 161 f., 181, 212
Du Bois-Reymond 217

Ebel 156
Eberle 7
Eberth 227
Eck 15, 65 f., 68, 112, 114
Egebert 1
Ehrlich 202
Eiselsberg 14, 16 f., 26, 64, 101, 191
Enderlen 74, 217
Esmarch 99, 139, 239, 247
Exner 208, 217

Fabricius 180
Faraday 228
Felix 102 f., 115–117
Fenger 18
Fiedler 27
Fischer 247
Fitz 10, 36, 38
Floresco 217
Forßmann 104–106, 122
Francois-Frank 104, 117
Franke 15, 65–67, 112, 114
Fränkel 195
Frerichs 27, 29
Freud 229
Fricke 22
Friedberg 83
Friedrich III. 73

Galen 1, 7, 99, 131, 181, 207, 212
Garré 217
Gaylord 205
Gerhardi 38
Gibbon 104
Gilbert 15
Gluck 73, 75, 174, 195 f., 198
Goerke 73
Götze 192
Gould 39
Goursaud 72
Graefe 131–133, 135 f., 146, 156, 162
Gurlt 135
Gussenbauer 3, 7, 35
Guthrie 100, 217, 222
Guy de Chauliac 181

Hackenbruch 191 f.
Hacker 13, 61
Haendly 221

Hagenbach 38
Hahn 2, 18, 100, 109
Hallopeau 102
Halsted 42, 229
Hansen 38
Hartmann 228
Harvey 99, 101
Heineke 3, 212
Heister 232
Heurtaux 56
Hildebrand 74, 103 f.
Hildebrandt 229
Hindenburg 9
Hippokrates 1, 15, 99
Hirschberg 38, 138
Hitler 107
Hofmann 7
Holtz 41
Homer 99
Höpfner 217
Horner, W. 13, 121
Houllier 133
Hufeland 133
Hüter 190

Israel 14, 16 f., 62, 64, 101, 135, 174, 208, 213

Jaboulay 100
Jassinowski 100
Jeger, Ernst 100 f., 112
Jerusalem 66, 100
Jones 99
Jonnesco 104
Jonnescu 117–119, 121
Joseph, E. 210, 223
Joseph, J. 140 f., 175
Jüngken 133, 135

Kader 2
Käfer 191
Kappis 118, 121
Karewski 209
Karewsky 233 f.
Kausch 8 f., 40, 50, 68, 179, 184
Kehr 6 f., 32
Key 211
Kirschner 74, 191
Klapp 180–182, 189
Klein 123, 125
Klug 143, 145

Koch 73, 138
Kocher 22, 27, 45, 167, 190, 212, 216
Koehler 207, 211
Koller 229
König 27, 56
Körte 7 f., 10, 35, 43, 50, 195
Kraske 56
Kraus 121
Krause 4, 137 f., 171
Krönig 20
Krönlein 10, 75
Kudlien 107
Kühne 7
Kümmerle 106
Küntscher 181
Küster 35

La Faye 148
Lambret 191
Landouzy 211
Langenbeck 71 f., 134–136, 162, 165, 181, 190, 195 f.
Langenbuch 5, 13, 27, 59
Langerhans 7
Larrey 102
Lembert 11
Lenhartz 21
Lenoir 66
Leriche 118
Létiévant 195, 198
Levine 115
Lewin 233 f.
Lexer 12, 55, 74, 88, 100, 216
Liebreich 233 f.
Lisfranc 11
Lister 1, 62
Liston 134
Lius 13
Locke 219
Loeb 104
Long 228
Longuet 56

Mac Cosch 56, 58
MacEwen 97
Makkas 222
Malpighi 99
Marey 105
Mathysen 181
Matthieu 191

Mayo 43, 50
McBurney 10
Meade 13
Merhaut 191
Mering 7
Merrem 2
Meyer 29
Michaelis 133
Middeldorpf 73
Mikulicz-Radecki 3, 8 f., 47, 51, 74, 76, 106 f., 212
Minkowski 7
Miodowski 41
Monastirski 6
Morgagni 11
Morton 228
Müller, Fr. 120
Müller, W. 189
Murphy 100

Napoleon 102
Nelaton 211
Nicoladoni 88, 137, 171 f.
Niehans 72
Nissen 76 f., 95, 102, 107, 116
Nordmann 7

Oberst 229, 244
Oestreich 111
Ohsawa 74
Ollier 162, 190
Orfila 228
Osler 15

Paquelin 87, 167
Paré 99 f., 132, 179
Paschoud 192
Passavant 71
Pasteur 1
Payr 216
Péan 3
Petit 5, 27, 180
Pfannenstiel 58
Pollnow 223
Ponfick 13
Pott 180

Quénu 191

Ravoth 211
Reclus 229
Regnoli 166
Rehn, E. 102, 104
Rehn, L. 10, 104
Reiche 217, 221
Richter 133
Ricord 211
Riedel 6, 10, 43
Riolan 101
Robson 25
Rokitansky 28, 72, 82
Romero 102
Rosenbach 38
Rosenstein 16 f., 65, 68
Rosenthal 134
Roser 14, 71
Roux 25, 74, 88, 133
Rudolphi 133
Rust 131 f., 134 f., 142

Santorio 71
Sauerbruch 12, 74, 76 f., 97, 102, 103–108, 115, 127
Savariaud 23, 24
Saville 38
Scarpa 109
Schaudinn 73
Schede 100
Schimmelbusch 73, 175, 227 f., 231
Schittenhelm 124
Schleich 73, 228 f., 233, 237, 241
Schlossberger 38
Schmidt 125 f., 165, 167
Schmieden 102
Schönborn 134
Schrauth 181
Schuh 102
Schüller 10 f., 51, 125
Schulz 139
Schüppel 27
Scoutetten 179
Sédillot 1
Seitz 38
Semmelweis 1
Senn 7, 35, 38, 58
Seou 74
Simon 208
Sims 27
Slajmer 42 f., 51

Smith-Petersen 181
Sonnenburg 10
Sontlar 115
Soranus 181
Steiner 58
Steinmann 182, 191
Stich 217, 222
Strauß 106
Sudeck 204
Sulger 116
Symonds 9

Tagliacozzi 131
Tait 27
Talma 65, 68
Tansini 15, 66
Tédenat 56
Thannhauser 120
Thiersch 176, 178
Thudichum 27
Torek 74
Trafayer 38
Traube 14
Trendelenburg 71 f., 78
Tuffler 117, 119

Ullmann 208, 217
Umbreit 22
Unger 6, 104 f., 208 f., 216

Valentin 7
Vaubel 100
Verhoogen 43
Verneuil 2
Vidius 71
Vineberg 104
Virchow 73, 83, 195
Völcker 43, 47, 51
Volkmann 13, 138

Walther 157
Warren 134
Weigert 138
Weiss 120
Wells 228
Westermark 58
Wheeler 72
Whipple 9
Whitehead 167, 168
Wilms 2, 5, 7, 8

Windler 35
Winiwarter 3, 6
Wirsung 7, 46–48
Witzel 2, 25, 215
Wolff, J. 136 f., 140, 169
Wrede 216
Wullstein 74

Zaaijer 217
Zahn 38
Zeis 131
Zenker 72, 81
Ziemssen 72, 81

Winau
Medizin in Berlin

Mit einem Geleitwort des Regierenden Bürgermeisters von Berlin, Eberhard Diepgen

17 x 24 cm. X, 370 Seiten. Mit 277 Abbildungen. 1987. Gebunden **DM 128,–**
ISBN 3 11 010476 8

„Medizin in Berlin" schildert die Entwicklung der Medizin in Berlin von den Anfängen bis zur Gegenwart. Ausgehend von den ersten Leibärzten der Kurfürsten und den Stadtphysici über Versuche des Großen Kurfürsten, Berlin zu einem Zentrum der Wissenschaften zu machen, und die Etablierung medizinischer Einrichtungen im 18. Jahrhundert – Theatrum anatomicum, Collegium medico-chirurgicum, Charité und Pépinière – spannt sich der Bogen über die Blütezeit des späten 19. Jahrhunderts, in dem die Berliner Universitätsmedizin Weltgeltung besaß, bis zum Niedergang im Dritten Reich und dem Wiederaufbau danach.

Winau · Vaubel
Chirurgen in Berlin

100 Porträts

17 x 24 cm. 108 Seiten. Mit 100 Abbildungen. 1983. Broschiert
DM 29,80   ISBN 3 11 009798 2

Die Chirurgie und Berliner Chirurgen – das ist ein Teil Historie und Gegenwart dieser Stadt. Vor etwa 100 Jahren besaß Berlin eine weltweit anerkannte zentrale Position in der Medizin. Hier wurde die Reinheit der chirurgischen Lehre bewahrt, hier wurden viele Pionierleistungen mitgeteilt, hier war einmal der Umschlagplatz der chirurgischen Welt.

Die Autoren machen diese vielfältig interessante Geschichte lebendig in den Porträts von 100 hervorragenden chirurgischen Persönlichkeiten, die durch richtungweisende Arbeiten die Entwicklung der Chirurgie gefördert haben.

de Gruyter

Viele Probleme

- ☐ Volumenersatz bei Blutverlust
- ☐ Volumenersatz bei blutsparenden Maßnahmen

eine Lösung:
HAES-steril®

Volumenersatz – Hämodilution

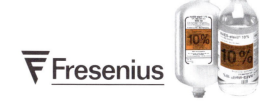

Fresenius

Basisinformation

HAES-steril® 10% kochsalzarm. Zusammensetzung: 1 Liter Infusionslösung enthält: Poly(0-2-hydroxy-ethyl)stärke 100,0 g, (Hydroxyethylstärke: HES), (Substitutionsgrad 0,40–0,55), (Durchschnittsmolekulargewicht M_w 200 000), Natriumchlorid 3,506 g, Sorbit 50,0 g, Na+ 60 mmol/l, Cl− 60 mmol/l, Osmolarität: 394 mosm/l. **Anwendungsgebiete:** 1. Therapie und Prophylaxe von Volumenmangel (Hypovolämie) und Schock im Zusammenhang mit: Operationen (hämorrhagischer Schock), Verletzungen (traumatischer Schock), Infektionen (septischer Schock), Verbrennungen (Verbrennungsschock). 2. Therapeutische Blutverdünnung (isovolämische Hämodilution). **Gegenanzeigen:** 1. Schwere Blutungsdefekte, 2. Schwere stauungsbedingte Herzinsuffizienz, 3. Nierenversagen mit Oligurie und Anurie, 4. Stärkeallergie, 5. Hyperhydratationszustände, 6. Kontraindikationen für Sorbit/Fructose. Bei Patienten mit schweren Blutgerinnungsstörungen, stauungsbedingtem Herzversagen oder Nierenversagen ist HAES-steril® 10% kochsalzarm kontraindiziert. Bei Fibrinogenmangel sollte HAES-steril® 10% kochsalzarm nur in lebensbedrohlichen Notfällen verabreicht werden, bis Blut zur Substitution bereitsteht. Obwohl Teratogenstudien keine embryotoxische Wirkung erbrachten, sollte HAES-steril® 10% kochsalzarm in der frühen Schwangerschaft nicht eingesetzt werden. Wegen des Sorbitanteils sollte HAES-steril® 10% kochsalzarm im pädiatrischen Bereich nur nach strenger Indikationsstellung zur Anwendung kommen. Erfahrungen über den Einsatz von HAES-steril® 10% kochsalzarm bei Kindern liegen nicht vor. **Nebenwirkungen:** Auch HAES-steril® 10% kochsalzarm kann zu anaphylaktoiden Nebenwirkungen führen, wie sie in den letzten Jahren nach kolloidalen Volumenersatzmitteln berichtet wurden. Das klinische Bild kann dabei von leichten subjektiven Beschwerden über Kreislaufstörungen, Schock und Bronchospasmus bis hin zu Atem- und Herzstillstand reichen. Bei Unverträglichkeitsreaktionen ist die Infusion sofort zu stoppen, und es müssen die üblichen Sofortmaßnahmen eingeleitet werden: a) Bei subjektiven Beschwerden (Rückenschmerzen, Übelkeit usw.) Absetzen der Infusion. b) Bei Hauterscheinungen Verabreichung von Antihistaminika (H_1- und H_2-Antagonisten). c) Bei Herzfrequenzanstieg und systolischem Blutdruckabfall unter 90 mm Hg Verabreichung von Kortikosteroiden i.v. (z.B. 100 mg Prednisolon). d) Bei Atembeschwerden und Schock Verabreichung von Kortikosteroiden hochdosiert (z.B. 1 g Prednisolon) Sauerstoff, Adrenalin (Tropf) und Volumenauffüllung unter Wechsel des Volumenersatzmittels. e) Bei Atem- oder Herzstillstand Reanimationsmaßnahmen. HAES-steril® 10% kochsalzarm kann in steigender Dosierung den Gerinnungsmechanismus beeinflussen. Klinische Blutungen werden nicht ausgelöst. Jedoch sollte der Arzt bei Verabreichung großer Dosen die Möglichkeit einer Verlängerung der Blutungszeit berücksichtigen. Auch auf den Abfall des Hämatokrit und die Verdünnung der Plasmaproteine ist zu achten. **Hinweise:** Eine Erhöhung der Serumamylase ist möglich. Regelmäßige Kontrollen des Serumionogramms und der Wasserbilanz sind erforderlich. **Wechselwirkungen mit anderen Mitteln:** Ist eine Mischung mit anderen Medikamenten notwendig, so sollte auf hygienisch einwandfreies Zuspritzen, gute Durchmischung und vor allem Kompatibilität geachtet werden. Die Ergebnisse von Kompatibilitätsprüfungen werden auf Anfrage zur Verfügung gestellt. **Dosierungsanleitung und Art der Anwendung:** Zur intravenösen Infusion. Wegen möglicher anaphylaktoider Reaktionen sind die ersten 10–20 ml HAES-steril® 10% kochsalzarm langsam und unter sorgfältiger Beobachtung des Patienten zu infundieren. Das Risiko einer Kreislaufüberlastung durch zu schnelle und zu hohe Dosierung muß beachtet werden. Besondere Vorsicht wird empfohlen bei Patienten mit Blutgerinnungsstörungen, Herzinsuffizienz und Lungenödem, Niereninsuffizienz oder chronischen Lebererkrankungen. Die Tagesdosis und Infusionsgeschwindigkeit richten sich nach Blutverlust und Hämokonzentration. Ein Hämatokrit von 30% soll unter klinischen Bedingungen nicht unterschritten werden. **Dosierungsempfehlung zur Therapie und Prophylaxe von Volumenmangel und Schock (Volumenersatztherapie):** Soweit nicht anders verordnet, **Tagesdosis:** Bis 20 ml/kg KG/Tag (= 2,0 g HES/kg KG/Tag), (=1500 ml/75 kg KG/Tag), gewöhnlich 500 bis 1000 ml/Tag. **Infusionsrate:** Bis 5 ml/kg KG/Stunde (= 375 ml/75 kg KG/Stunde). **Dosierungsempfehlung zur therapeutischen Blutverdünnung (Hämodilutionstherapie):** Soweit nicht anders verordnet, **Tagesdosis:** 1 x 500 ml/Tag (mittlere Dosierung), 2 x 500 ml/Tag (hohe Dosierung). **Infusionsraten:** 1 x 500 ml in 4–6 Stunden (125–83 ml/Stunde), 2 x 500 ml in 8–12 Stunden (125–83 ml/Stunde). **Dauer der Anwendung: Therapie und Prophylaxe von Volumenmangel und Schock:** Gegen eine wiederholte Anwendung bestehen aus der Sicht der pharmakologischen und klinischen Erfahrungen keine Bedenken. Dauer und Ausmaß der Behandlung richten sich nach Dauer und Ausmaß der Hypovolämie. **Therapeutische Blutverdünnung:** Die Hämodilutionstherapie mit HAES-steril® 10% kochsalzarm wird in Analogie zu 10% Dextran 40 täglich über einen Zeitraum von 7–10 Tagen empfohlen, die Durchführung kann hypervolämisch (ohne Blutentzug) oder isovolämisch (mit Blutentzug) erfolgen. HAES-steril® 10% kochsalzarm soll nach Ablauf des Verfalldatums nicht mehr angewendet werden. Nur verwenden, wenn Lösung klar und Behältnis unbeschädigt. Arzneimittel für Kinder unzugänglich aufbewahren! **Handelsformen:** 250 ml/500 ml Glas; 250 ml/500 ml Medipur Infusionslösungsbeutel; 500 ml Plastik; AP zu 10.

Fresenius AG, Bad Homburg, Verwaltung Borkenberg 14, 6370 Oberursel/Ts. 1, Tel.: 06171-60-0, Österreich: Fresenius Pharmazeutika Ges. mbH + Co. KG, Lundenburgergasse 5, A-1210 Wien, Tel.: 0222-39 35 01, Schweiz: Fresenius AG, CH-6370 Stans, Tel.: 041-63 50 50

FUNKTION IM SINNE DER NATUR.

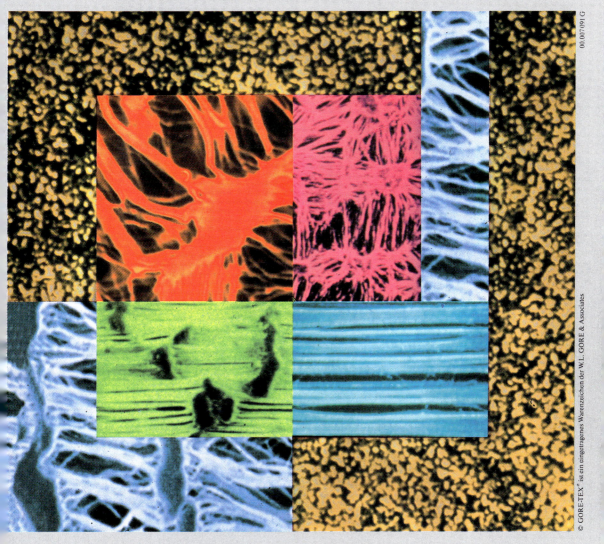

Die Natur ist das Vorbild. Dem Original so nahe wie möglich zu kommen, ist unser Ziel. Eine perfekte Kopie der Natur zu schaffen, bleibt Utopie. Doch „Fortschritt ist die Verwirklichung von Utopien" (Oscar Wilde).

GORE-TEX®-Implantate haben sich in der Medizin millionenfach bewährt. Als Gefäßprothesen, als chirurgisches Patch-Material, als Kreuzbandersatz, als Periodontal-Material und als chirurgisches Nahtmaterial. GORE-TEX® ist inert und verbindet sich dank seiner hochporösen Mikrostruktur in idealer Weise mit dem menschlichen Körper. GORE-TEX® widersteht hohen Belastungen, läßt sich mühelos handhaben und mehrmals sterilisieren. GORE-TEX®: Ein außergewöhnliches und zukunftsweisendes Material in der Hand des Arztes. Für schnelle und ausführliche Information:

BRD: GORE-Hotline-Service 0130/7271 (Ortstarif). A: GORE-Hotline-Service 0660/401 (Ortstarif). Bestell- und Infoservice.

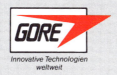

Innovative Technologien weltweit

Liquidität. Rentabilität. Zukunftssicherung.

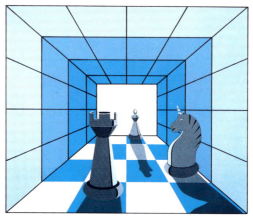

Wir analysieren die 100 finanziellen Risiken für Ihre Praxis.

Mit WISA©.

Als Arzt und Unternehmer in eigener Praxis sind Sie von mehr als 100 Risiken umgeben, von denen manches einzelne bereits empfindliche Auswirkungen auf Ihr persönliches Leben und Ihre Praxis haben kann.

Mit unserer computergestützten Wirtschafts- und Sicherheitsanalyse (WISA©) erkennen Sie über Jahre voraus mögliche Fehlentwicklungen und Schwachpunkte Ihrer Liquidität, der Rentabilität Ihrer Praxis und damit Ihrer persönlichen Zukunftssicherung. Und parallel zu „WISA" überprüfen unsere Experten alle Risikomöglichkeiten, die Ihnen zum Beispiel durch Schäden, Haftungsansprüche, Berufsunfähigkeit oder Entwicklungen im privaten Bereich entstehen können.

Was wir für Sie tun, vereinbaren wir vorher schriftlich. Im Rahmen eines befristeten Beratervertrages. Damit Ihnen auch diese Investition transparent bleibt.

Ihre Gesprächspartner: Unser Fachmann vor Ort und die DÄV Wirtschafts-Beratung GmbH. Das Beratungs-Unternehmen der Deutschen Ärzte-Versicherung.

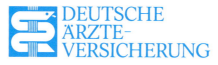

---

u.A.w.g.

Ja, mich interessiert, wie meine Liquidität, Rentabilität, Zukunftssicherung aussehen.

☐ *Ich möchte mich näher informieren und bitte um Ihren Informations-Prospekt zu WISA©.*

☐ *Bitte vereinbaren Sie mit mir einen Gesprächstermin.*

Name

Straße

PLZ/Ort

Praxis   Telefon

Bitte einsenden an: Deutsche Ärzte-Versicherung, Geschäftsleitung, Colonia-Allee 16, 5000 Köln 80, Telefon: (02 21) 6 90 27 00

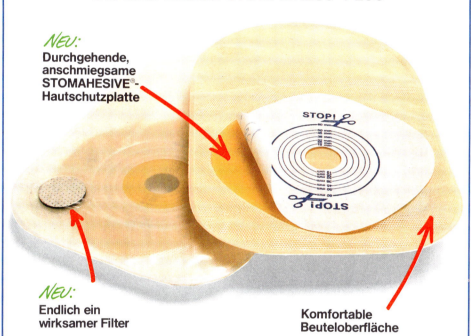

Das Medizinlexikon der 90er Jahre

Pschyrembel
Klinisches Wörterbuch

mit klinischen Syndromen und Nomina Anatomica

256., neu bearbeitete Auflage. Bearbeitet von der Wörterbuchredaktion des Verlages unter der Leitung von Christoph Zink.

14 x 21,5 cm. XXI, 1876 Seiten. Mit 2670 Abbildungen, davon 952 farbig, und 265 Tabellen. 1990. Gebunden **DM 68,–**   ISBN 3 11 010881 X

Das am **weitesten verbreitete klinische Nachschlagewerk** wurde für die 256. Auflage erneut in vielfacher Hinsicht verbessert:

- völlig neu verfaßte Texte in weiten Bereichen der klinischen Medizin und der Grundlagenfächer
- ca. 1600 neue Begriffe, besonders aus den Bereichen Krankenpflege und medizinische Assistenzberufe
- verstärkte Berücksichtigung der Randgebiete der klinischen Medizin und der „alternativen" Heilverfahren
- erheblich erweiterte etymologische und biographische Informationen
- wesentlich vermehrte Tabellen, Übersichten und farbige Abbildungen

Der **unentbehrliche klinische Ratgeber**

- erläutert alle wichtigen Körperfunktionen und Krankheitsbilder
- erleichtert Diagnose und Differentialdiagnose
- beschreibt diagnostische und therapeutische Verfahren
- gibt eine Übersicht über Grundstoffe und Wirkungsweise gängiger Medikamente
- informiert auch über Grundlagen und Grenzgebiete der klinischen Medizin
- erklärt Wortbedeutungen und
- ist grundlegende Rechtschreibhilfe.

de Gruyter